高等卫生职业教育新形态实验(训)教材

口腔执业医师技能考试指导用书(含助理)

主　编　杨　旭　梁　源
副主编　邵建民　吴泽秀　熊均平　赵树娟
编　者　（排名不分先后）

万　兵	漯河医学高等专科学校	王新波	漯河医学高等专科学校
孙绪高	漯河医学高等专科学校	冯　洁	漯河医学高等专科学校
刘彦杰	漯河医学高等专科学校	林振梅	漯河医学高等专科学校
李聚慧	漯河医学高等专科学校	李永清	漯河医学高等专科学校
吕云鹏	漯河医学高等专科学校	杨　旭	漯河医学高等专科学校
邵建民	漯河医学高等专科学校	吴泽秀	漯河医学高等专科学校
陈凤金	漯河医学高等专科学校	岳萌萌	漯河医学高等专科学校
赵树娟	漯河医学高等专科学校	赵　鑫	漯河医学高等专科学校
赵明君	漯河医学高等专科学校	郭金辉	漯河医学高等专科学校
梁　源	漯河医学高等专科学校	黄小丽	漯河医学高等专科学校
康春勤	漯河医学高等专科学校	熊均平	漯河医学高等专科学校

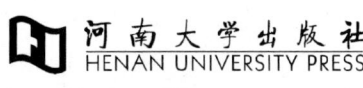

·郑州·

图书在版编目(CIP)数据

口腔执业医师技能考试指导用书：含助理 / 杨旭,梁源主编. —郑州：河南大学出版社，2023.8
ISBN 978-7-5649-5573-1

Ⅰ.①口… Ⅱ.①杨… Ⅲ.①口腔科学-资格考试-自学参考资料 Ⅳ.①R78

中国国家版本馆 CIP 数据核字(2023)第 156533 号

策划编辑	阮林要
责任编辑	林方丽　韩璐
责任校对	张雪彩
封面设计	史林英

出版发行　河南大学出版社
　　　　　地址：郑州市郑东新区商务外环中华大厦 2401 号　邮编：450046
　　　　　电话：0371-86059750（高等教育与职业教育分公司）
　　　　　　　　0371-86059701（营销部）
　　　　　网址：hupress.henu.edu.cn
排　　版　郑州宁昌印务有限公司
印　　刷　郑州市今日文教印制有限公司
版　　次　2023 年 8 月第 1 版　　　　　印　次　2023 年 8 月第 1 次印刷
开　　本　787 mm×1092 mm　1/16　　印　张　18.75
字　　数　410 千字　　　　　　　　　定　价　56.00 元

本书如有印装质量问题，请与本社联系调换。

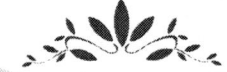

前 言

实践技能考试是国家口腔执业(助理)医师资格考试的重要组成部分,应试者须先通过实践技能考试才能获得参加医学综合考试的资格。口腔执业(助理)医师实践技能考试的重点是考查应试者对口腔医学基本临床技能的掌握情况、实际动手操作的水平以及综合运用所学理论和知识分析、解决临床实际问题的能力。

一、指导思想

以习近平新时代中国特色社会主义思想为指导,深入贯彻党的二十大精神,坚持党的领导,坚持正确办学方向,坚持立德树人、德技并修,推动思想政治教育与技术技能培养融合统一,建设技能型社会,弘扬工匠精神,培养更多高素质技术技能人才、能工巧匠、大国工匠,为全面建设社会主义现代化国家提供有力人才和技能支撑。

二、编写特点

2019年2月,国务院《国家职业教育改革实施方案》中提出"倡导使用新型活页式、工作手册式教材并配套开发信息化资源"的教材建设思路。为了进一步深化医学教育改革,加强校院合作,全面提升高职高专教育教材质量,本教材具备以下三个特点。

1. 还原临床情境

口腔执业(助理)医师实践技能考试以多站式考试进行,六个考站分别为:第一考站口腔检查和无菌操作、第二考站口腔基本治疗技术、第三考站急救技术、第四考站病史采集、第五考站病例分析、第六考站口腔健康教育。本书真实还原各个考站情境,书中包含的六个情境分别对应六个考站的内容。

2. 内容系统灵活

本教材依据教学大纲,紧扣口腔执业(助理)医师实践技能考试要点,将各个考站融入不同情境,每个情境的内容又分解为多个不同项目和任务,然后按照项目和任务的逻辑递进关系确定教材的目录,每个任务的设置在内容上又相对独立,这样就实现了教材在使用过程中可以结合需要灵活拆解,做到真正的"活"页。

3.知识清晰全面

为了提高学生的学习效率,在每个情境的开始部分设置"情境还原"和"任务引领",方便学生查找准备,知道自己要学什么,如何去学。情境一、情境二、情境三和情境六考核应试者的实际动手操作能力。这些情境的每个项目设置有"学习情景介绍""目的和要求""任务准备""任务实施",有的项目还有"任务拓展",在"任务实施"里还设置有"失分陷阱"。情境四和情境五考核应试者的临床思辨能力,这些情境的每个任务设置有"任务介绍""任务实施"和"任务实战"。

此外,本书将医患沟通、人文关怀等医学人文素养知识融入到各个情境,旨在培养德技双修的口腔医学人才。

本教材由本校长期从事口腔医学教学和临床工作的老师编写而成,编委们以认真负责的态度,查阅了大量文献资料,对稿件进行了精益求精的互审,力求使本教材成为公认的精品教材。

虽然编者们尽了最大努力,力求精益求精,但书中一定还有诸多不足之处,敬请读者批评指正。

目 录

情境一　口腔检查和无菌操作 1
　任务一　职业素质 2
　任务二　医院感染控制基本方法 4
　任务三　口腔一般检查 12
　任务四　口腔特殊检查 20

情境二　口腔基本治疗技术 37
　任务一　窝沟封闭术 38
　任务二　口腔局部麻醉术 41
　任务三　橡皮障隔离术 46
　任务四　G.V.Black Ⅱ 类洞制备术 53
　任务五　磨牙开髓术 56
　任务六　龈上洁治术 60
　任务七　牙槽脓肿切开引流术 64
　任务八　牙拔除术 67
　任务九　口内缝合术 71
　任务十　颌面部绷带包扎技术 75
　任务十一　牙列印模制取 80
　任务十二　磨牙铸造金属全冠的牙体预备 83
　任务十三　磨牙邻拾面合金嵌体的牙体预备 87

情境三　急救技术 91
　任务一　血压测量 91
　任务二　吸氧术 94
　任务三　人工呼吸 98

任务四　胸外心脏按压 …………………………………………………… 101
情境四　病史采集 …………………………………………………………………… 104
　　　任务一　牙痛 ……………………………………………………………… 105
　　　任务二　牙松动 …………………………………………………………… 110
　　　任务三　牙龈出血 ………………………………………………………… 116
　　　任务四　牙龈肥大 ………………………………………………………… 120
　　　任务五　牙龈肿痛 ………………………………………………………… 124
　　　任务六　颌面部肿痛 ……………………………………………………… 128
　　　任务七　口腔黏膜溃疡 …………………………………………………… 131
　　　任务八　口腔黏膜及皮肤窦道和瘘管 …………………………………… 136
　　　任务九　修复后疼痛 ……………………………………………………… 141
　　　任务十　口腔黏膜白色斑纹(助理不考) ………………………………… 144
　　　任务十一　口腔异味(助理不考) ………………………………………… 148
　　　任务十二　口干(助理不考) ……………………………………………… 153
　　　任务十三　颌面部包块(助理不考) ……………………………………… 157
　　　任务十四　开口受限(助理不考) ………………………………………… 160
情境五　病例分析 …………………………………………………………………… 164
　　　任务一　龋病 ……………………………………………………………… 165
　　　任务二　牙本质敏感症(助理不考) ……………………………………… 171
　　　任务三　牙髓病 …………………………………………………………… 175
　　　任务四　根尖周炎 ………………………………………………………… 184
　　　任务五　慢性龈炎 ………………………………………………………… 192
　　　任务六　药物性牙龈肥大(助理不考) …………………………………… 195
　　　任务七　妊娠期龈炎(助理不考) ………………………………………… 197
　　　任务八　慢性牙周炎(助理不考) ………………………………………… 200
　　　任务九　侵袭性牙周炎 …………………………………………………… 203
　　　任务十　牙周脓肿 ………………………………………………………… 205
　　　任务十一　牙周-牙髓联合病变(助理不考) …………………………… 207
　　　任务十二　复发性阿弗他溃疡 …………………………………………… 213
　　　任务十三　口腔念珠菌病 ………………………………………………… 220
　　　任务十四　口腔白斑病(助理不考) ……………………………………… 228
　　　任务十五　口腔扁平苔藓(助理不考) …………………………………… 234
　　　任务十六　牙外伤 ………………………………………………………… 239

任务十七　干槽症 …… 246
　　任务十八　智齿冠周炎 …… 250
　　任务十九　口腔颌面部间隙感染 …… 253
　　任务二十　口腔颌面部创伤 …… 259
　　任务二十一　口腔颌面部囊性病变(助理不考) …… 264
　　任务二十二　口腔癌(助理不考) …… 271
　　任务二十三　三叉神经痛(助理不考) …… 275
　　任务二十四　牙体缺损、牙列缺损、牙列缺失 …… 278
情境六　口腔健康教育 …… 282
　　任务一　刷牙指导 …… 282
　　任务二　牙线使用指导 …… 285

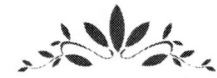

情境一
口腔检查和无菌操作

情境还原

本情境共计 24 分,时长 20 min,需要考生按顺序完成下列操作:调节牙科椅位、洗手、戴手套、口腔黏膜消毒、口腔一般检查、口腔特殊检查[牙髓活力测试、牙周探诊检查、咬合关系检查、颞下颌关节检查、下颌下腺检查和改良社区牙周指数改良(CPI)检查与记录六项随机抽取一项],最后将检查结果记录到检查表内。在操作过程中应注意医德医风、无菌观念和爱伤意识。

任务引领

项目名称	任务点		分值
项目一 职业素质	任务一 仪表、仪态和着装 任务二 交叉感染的控制 任务三 爱伤意识		3分
项目二 医院感染控制基本方法	任务一 洗手、戴手套 任务二 口腔黏膜消毒		4分
项目三 口腔一般检查	任务一 一般检查方法	1.医患体位 2.探诊 3.叩诊 4.扪诊 5.松动度检查 6.口镜的正确使用	9分
	任务二 填写口腔检查表		4分
项目四 口腔特殊检查(六项随机抽取一项)	任务一 牙髓活力测试 任务二 牙周探诊检查 任务三 咬合关系检查 任务四 颞下颌关节检查 任务五 下颌下腺检查 任务六 改良社区牙周指数改良(CPI)检查与记录		4分

情境一	口腔检查和无菌操作		任务一	职业素质	日期	
姓名		班级		学号		

任务一　职业素质

学习情景介绍

执业医师的医学人文素养是指与职业要求相应的素养,体现在从业者所应具有的医学道德和风尚、良好的医患关系及爱伤意识三个方面。

医德医风是指执业医师应具有的医学道德和风尚,它属于医学职业道德的范畴。医生作为一种特殊职业,面对的是有思想、有感情的人。执业医师担负着维护和促进人类健康的使命,其工作关系到人的健康和生命。因此,执业医师在执业活动中,不仅在医疗技术上要达到精良,而且面对每一个患者还需要有亲切的语言、和蔼的态度、高度的责任感和高尚的医学道德情操。实践技能考试在这部分考查的主要内容是仪表、仪态和着装。

医患沟通可使医患双方更好地相互了解和理解,有利于诊疗过程的开展,也可以消除双方的误解,减轻医患的紧张程度,减少医患矛盾或纠纷的发生,有利于建立和谐的医患关系,进而使医疗质量和服务水平得以提高。

人文关怀是医学的本质特征,也是医学的核心理念。实践技能考试主要考查考生的爱伤意识。爱伤意识指做检查或者做治疗前和患者应进行有效沟通,家属、患者有知情权,给予患者人文关怀,动作轻柔。

目的和要求

(1)掌握医院感染控制的原则。
(2)具备无菌观念和爱伤意识。

任务准备

白大衣、口罩、帽子、手套、口腔一般检查器械和口腔特殊检查器械。

任务实施

一、仪表、仪态和着装

医师在操作过程中应着装整洁、得体、大方,穿工作服(白大衣),戴口罩、帽子,头发不要露出帽子,不戴戒指及其他首饰。操作中,医师应举止大方得体、仪态端庄(图1-1-1),文明礼貌、态度和蔼。

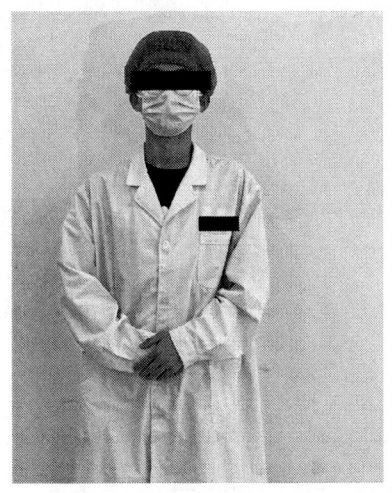

图1-1-1　仪表、仪态和着装

二、交叉感染的控制

在整个操作中,应注意无菌原则,时刻谨记无菌观念,防止交叉感染,不得在无任何防护设施下随意调节椅位和灯光。

(1)戴手套前,调节好椅位和灯光(图1-1-2)。

(2)戴手套后,不随意触碰无防护设施的非操作区。

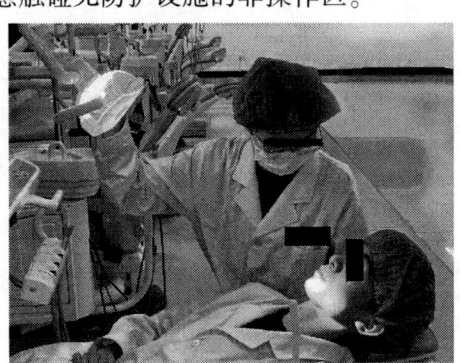

图1-1-2　调节椅位和灯光

三、爱伤意识

人文关怀是医学的本质特征,也是医学的核心理念。实践技能考试主要考查考生的爱伤意识。爱伤意识是指在检查或者做治疗前应和患者进行有效的沟通,因为患者及其家属有知情权,且要给予患者人文关怀,动作轻柔。

(1)术前、检查前医嘱(图1-1-3)。

(2)动作轻柔,不引起患者不适。

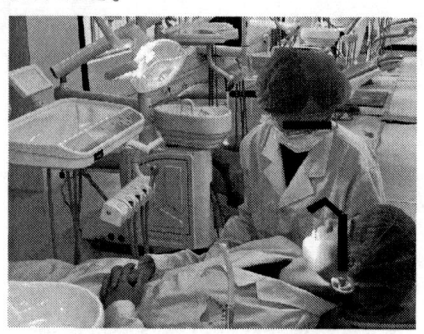

图 1-1-3　术前、检查前医嘱

四、任务评价(表 1-1-1)

表 1-1-1　任务评价表

评价内容		具体分值	得分	教师评价
仪表、仪态和着装	仪表端庄,仪态稳重;工作衣、口罩、帽子和手套整洁,穿戴正确			
交叉感染的控制	戴手套后避免交叉感染,不得在无任何防护设施下随意调节椅位和灯光			
爱伤意识	实行每一项操作前,向被检查者做适当说明。检查动作轻柔,不能引起被检查者的不适和损伤。			

情境一　口腔检查和无菌操作		任务二　医院感染控制基本方法		日期	
姓名		班级		学号	

任务二　医院感染控制基本方法

学习情景介绍

2006 年 9 月 1 日原卫生部颁布实施《医院感染管理办法》,要求各级各类医疗机构应当建立医院感染管理责任制,制定并落实医院感染管理的规章制度、工作规范,严格执行有关技术操作规范和工作标准,有效预防和控制医院感染,防止传染病病原体、耐药菌、条件致病菌及其他病原微生物的传播。对于口腔医学从业人员来说,防止医院内的交叉感染显得尤为重要,要求临床工作者必须掌握手部卫生、基本的消毒以及自我防护的基本知识和具体操作。

目的和要求

(1)掌握正确的洗手方法和步骤。
(2)掌握正确的戴手套方法和步骤。
(3)掌握正确的黏膜消毒的方法和步骤。
(4)具备无菌观念和爱伤意识。

任务准备

洗手、戴手套和口腔黏膜消毒是必考项目,在洗手前要按照口腔检查的要求进行物品准备。需要在操作前调节椅位、灯光,同时准备一次性器械盘、洗手液(肥皂)、手套、消毒剂、无菌棉球(棉签)。

任务实施

一、洗手、戴手套

(一)物品准备
指甲剪、洗手液(肥皂)、消毒毛巾(或洁净纸巾)、外科手套。

(二)教师示教洗手的正确方法和步骤
按照教师示教步骤,观察每个洗手步骤的图片,同学们分组进行洗手练习。

(三)操作要点

1.洗手
(1)修剪指甲。
洗手前去除双手所有饰物,如手表、手链、戒指等,修剪指甲并清除甲沟污垢(图1-2-1)。

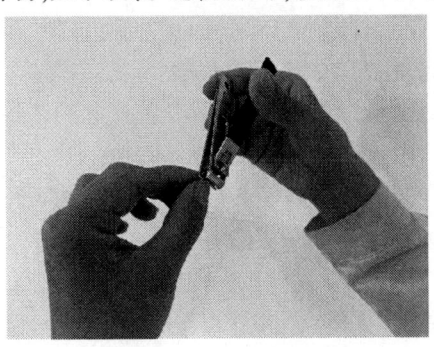

图1-2-1 修剪指甲

(2)在流动水下冲洗双手,使双手充分淋湿(图1-2-2)。

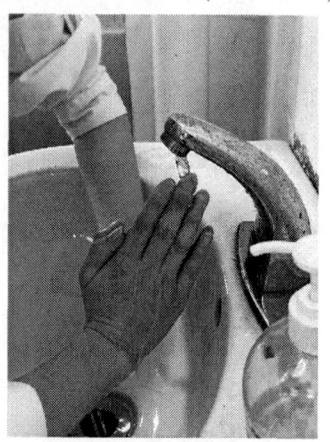

图1-2-2　淋湿双手

(3)取适量肥皂或洗手液均匀涂抹双手(图1-2-3)。

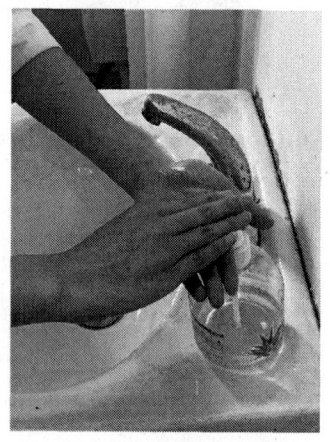

图1-2-3　涂适量皂液或洗手液

(4)双手开始揉搓,洗手至少进行15 s(七步洗手法)。

①掌心相对,手指并拢,相互揉搓(图1-2-4)。

②手心对手背,手指交叉沿指缝相互揉搓,交换进行(图1-2-5)。

③掌心相对,双手交叉沿指缝相互揉搓(图1-2-6)。

④弯曲手指,使关节在另一手掌心旋转揉搓,交换进行(图1-2-7)。

⑤一手握另一手大拇指旋转揉搓,交换进行(图1-2-8)。

⑥将五个手指尖并拢放于另一手掌心旋转揉搓,交换进行(图1-2-9)。

⑦一手握另一手手腕旋转揉搓,交换进行(图1-2-10)。

(5)在流动水下将双手彻底冲洗干净,用洁净纸巾或消毒毛巾擦干,注意将手指指尖朝上,呈拱手位(图1-2-11)。

情境一 口腔检查和无菌操作

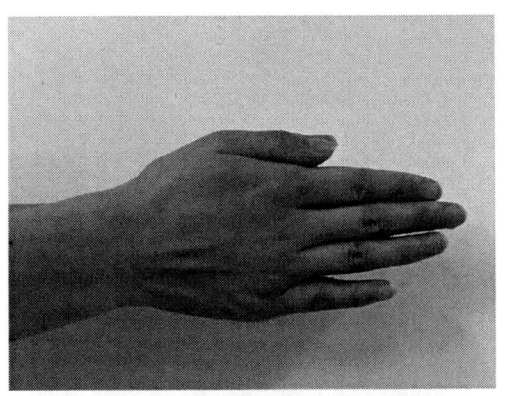

图 1-2-4 掌心相对双手并拢,相互揉搓

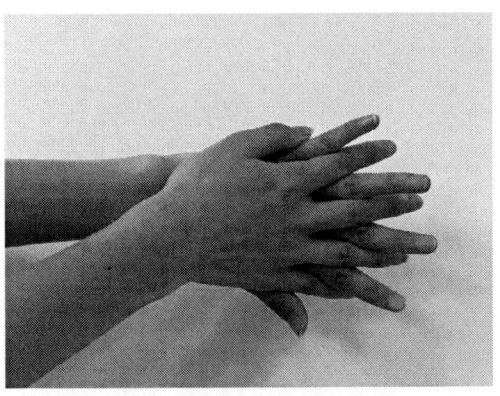

图 1-2-5 手心对手背,相互揉搓,交换进行

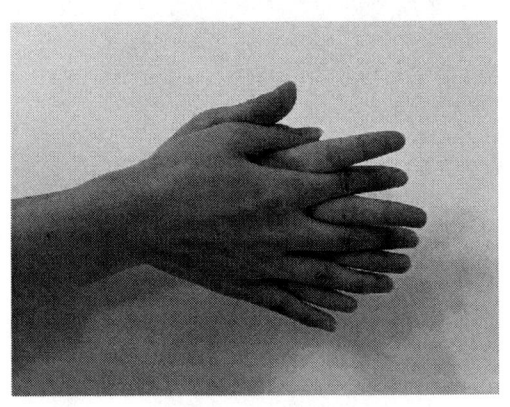

图 1-2-6 掌心相对,手指交叉沿指缝相互揉搓

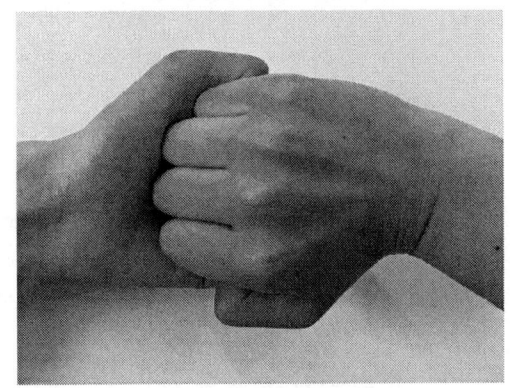

图 1-2-7 弯曲手指,使关节在另一手掌心旋转揉搓,交换进行

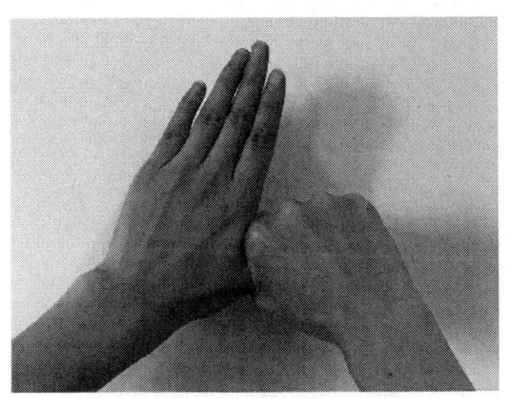

图 1-2-8 一手握另一手大拇指旋转揉搓,交换进行

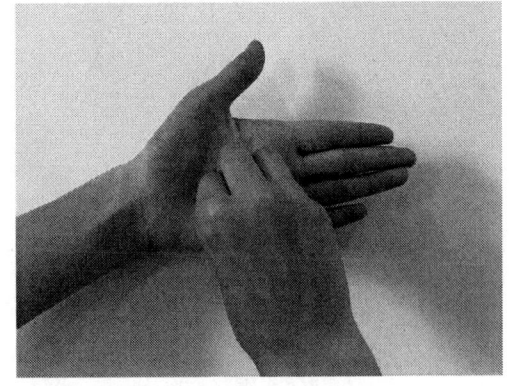

图 1-2-9 指尖并拢,在另一手掌心旋转揉搓,交换进行

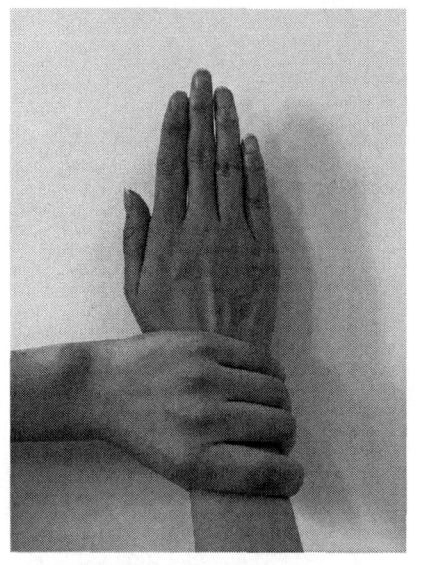 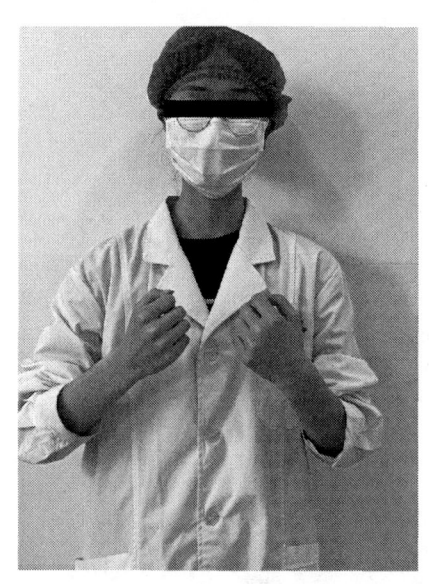

图 1-2-10　一手握另一手手腕旋转揉搓,交换进行　　图 1-2-11　流动水冲洗干净,保持拱手位

2.戴手套

操作原则:手和手套外面不接触,手套外面不能和内面接触。

操作步骤:

(1)将左右两只手套相对(图 1-2-12),用一只手(如右手)的食指和大拇指夹持两只手套的内侧面,另一只手(如左手)五指分开,伸入左手手套的五指套中(图 1-2-13)。

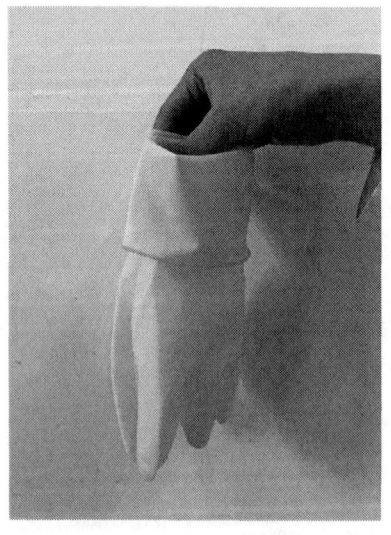 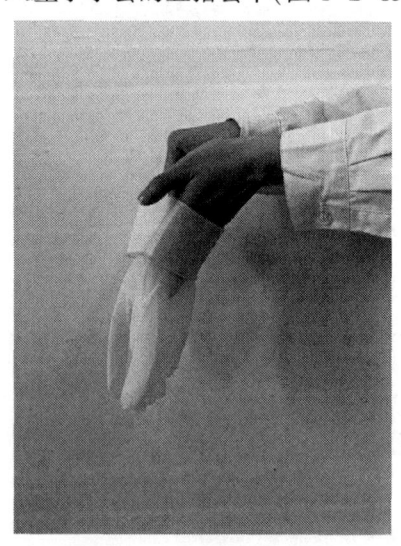

图 1-2-12　手套相对　　图 1-2-13　戴入左手

（2）再用左手插入右手手套反折处，协助右手五指插入手套的指套中（图1-2-14）。

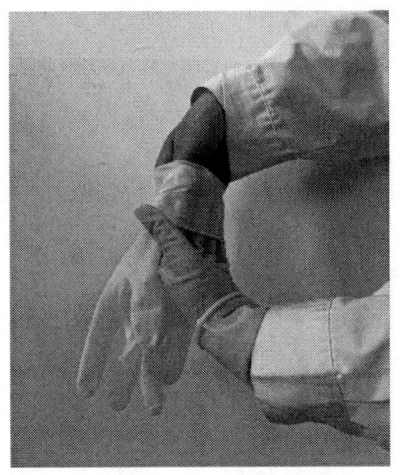

图1-2-14　戴入右手

（3）将手套边缘翻转，分别盖过双侧工作服袖口（图1-2-15，图1-2-16）。

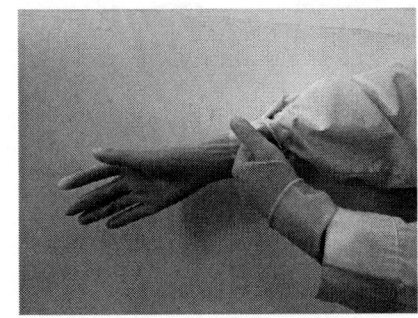 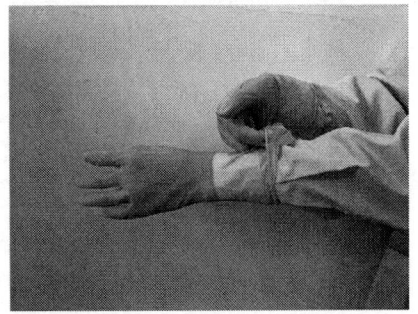

图1-2-15　整理右手手套　　　　图1-2-16　整理左手手套

（4）用戴好手套的双手持手套外侧面调整手指在指套中的位置，注意不要碰到衣袖或其他未消毒物品，保持拱手位（图1-2-17）。

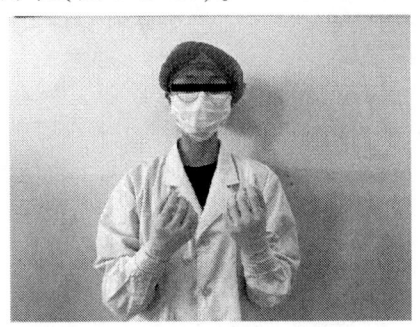

图1-2-17　戴好手套，保持拱手位

(四)失分陷阱

(1)洗手前未先进行物品准备。

(2)洗手后未用消毒纸巾或消毒毛巾擦干。

(3)洗完手后未呈拱手姿势。

(4)洗手时间不足 15 s。

(5)戴手套时,未戴手套的手触碰手套的外侧面,已戴手套的手触碰手套的内侧面。

(6)戴好手套后,未保持拱手位。

(五)任务评价(表 1-2-1)

表 1-2-1 任务评价表

	评价内容		具体分值	得分	教师评价
洗手	修剪指甲,去除甲垢				
	流动水冲洗、涂适量皂液				
	双手揉搓顺序	掌心相对,相互揉搓			
		手心对手背,手指交叉沿指缝相互揉搓相互揉搓			
		掌心相对,双手交叉沿指缝相互揉搓相互揉搓			
		弯曲手指,使关节在另一手掌心旋转揉搓			
		一手握另一双大拇指旋转揉搓,交换进行			
		五个指尖并拢放于另一手掌心旋转揉搓,交换进行			
		一手握另一手手腕旋转揉搓,交换进行			
	冲净双手,消毒毛巾擦干,呈拱手位				
戴手套	一手(如右手)提着两只手套的袖口,先将另一手(左手)插入手套内,戴上手套,再协助拿手套的手(右手)插入手套内,将手套边缘分别盖过双侧工作服袖口				

二、口腔黏膜消毒

(一)物品准备

操作前选择合适的消毒剂,如 0.5%碘伏、1%碘酊和 75%酒精或 0.1%氯己定,消毒棉签或棉球(图 1-2-18)。

情境一　口腔检查和无菌操作

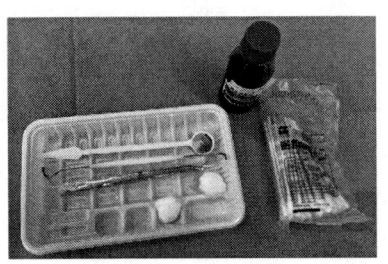

图 1-2-18　消毒物品

(二)教师示教口腔黏膜消毒的正确方法和步骤

按照教师示教步骤,观察口腔黏膜消毒步骤的图片,请同学们分组进行口腔黏膜消毒练习。

(三)操作要点

1.选择合适的消毒剂

在进行口腔黏膜消毒前,根据提供的消毒剂,先选择合适的消毒剂,如选择1%碘酊时,需用75%酒精脱碘,碘过敏者禁用。

2.医嘱

体现爱伤意识和人文关怀。

3.擦干术区

嘱患者张口,左手持口镜牵拉口角,暴露术区;右手用镊子夹住准备好的干棉球擦干局部黏膜(指定部位),防止唾液稀释消毒剂(图1-2-19)。

4.消毒黏膜

消毒棉签或棉球蘸取适量消毒剂(图1-2-20),从手术中心区开始,由内向外涂擦(图1-2-21),不可遗留空白,消毒的范围应超过手术区域。消毒的原则是:无污染区,由中心向四周;污染区,由四周向中心。

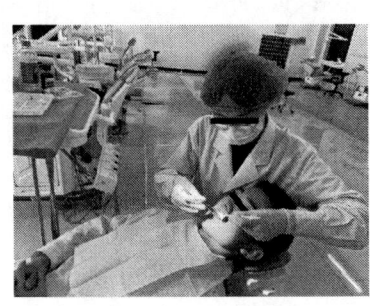
图 1-2-19　擦干术区

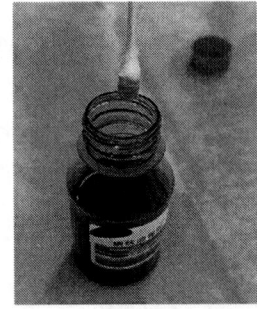
图 1-2-20　蘸取适量消毒剂

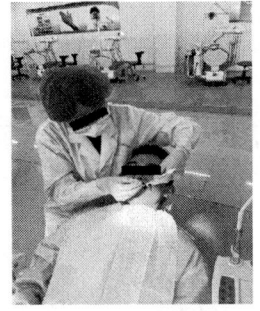
图 1-2-21　消毒黏膜

(四)失分陷阱

(1)术区在使用消毒剂前,未用干棉球擦干。

(2)消毒剂涂擦方式错误,如由外向内涂擦或者无规则涂擦。

(3)消毒剂蘸取太多,涂擦时流淌至黏膜表面。

(4)选择1%碘酊时,未用75%酒精脱碘。

(5)术前未行医嘱,动作不轻柔。

(6)感染伤口的消毒顺序错误,应由外向内进行。

(五)任务评价(1-2-2)

表1-2-2 任务评价表

评价内容		具体分值	得分	教师评价
口腔黏膜消毒	选择消毒剂	含有效碘0.5%碘伏、1%碘酊和75%酒精或0.1%氯己定		
	干棉球擦干术区	用干棉球擦干术区(指定消毒部位)		
	消毒剂擦拭方式	无污染区:由中心向四周 污染区:由四周向中心		

情境一 口腔检查和无菌操作	任务三 口腔一般检查	日期
姓名	班级	学号

任务三 口腔一般检查

学习情景介绍

口腔一般检查是使用常规器械即可完成的检查,包括探诊、叩诊、扪诊、牙齿松动度检查等。口腔检查过程既是病史采集的过程,也是医患交流的过程。检查时要思想集中、细心热情,以医患平等的姿态做好解释工作。医师应有爱伤观念、无菌观念和整体观念,操作要轻柔,避免引起患者不必要的痛苦和损伤。在检查实施后,告知被检查者检查结果,并给予必要的防治指导。

目的和要求

(1)掌握正确的探诊、叩诊、扪诊的方法和步骤。

(2)掌握正确的检查牙齿松动度的方法和步骤。

(3)掌握正确的口镜使用方法。

(4)具备无菌观念和爱伤意识。

任务准备

口腔一般检查是必考项目,检查时应首先检查主诉部位,然后按照一定顺序,如右上象限→左上象限→左下象限→右下象限依次进行全口牙的检查,以免遗漏。在操作前要按照一般检查的要求进行物品准备。需要在操作前调节椅位、灯光,同时准备一次性器械盘、手套。

任务实施

一、一般检查方法

(一)检查前准备

1.医师准备

医师应仪表端庄、着装整洁、仪态稳重,检查前剪指甲去甲垢,穿白大衣,戴帽子、口罩和眼罩,调整好椅位和灯光,洗手、戴手套。注意戴手套后避免交叉感染。

(1)体位调节。

医师体位:医师位于牙科椅的右前方或右后方,取坐位,脚底平放于地面,大腿下缘和双肩与地面平行,背部挺直,头略微前倾,肘关节与患者口腔在同一水平面上。

患者体位:调节治疗椅,患者仰卧位,患者头部与医师肘部平行。上颌牙检查时,患者咬合平面与地面成45°~90°角;下颌牙检查时,咬合平面尽量与地面平行。戴有眼镜的患者最好将眼镜摘下。

(2)灯光调节。

检查前调节好牙科椅的椅位和灯光,保证检查时光线充足和视野清晰。调节灯光时,应将灯光由下向上逐渐移至口腔,将光线集中照射至口腔,避免直射患者眼部。

2.患者准备

口腔检查时患者口腔应保持清洁。如患者口腔内软垢或牙石过多,可以用3%过氧化氢溶液含漱或擦洗口腔,可要求患者刷牙或洁净后再进行口腔检查。

3.器械准备

一般检查需用口镜、探针、镊子,叩诊检查时用平头金属器械的末端柄部。

(二)教师示教一般检查的正确方法和步骤

按照教师示教步骤,观察每个操作步骤的图片,同学们互相进行一般检查练习。

(三)操作要点

1.探诊

(1)工具。

普通探针(5号镰形探针):大弯端用于检查咬合面、唇(颊)舌(腭)面(图1-3-1、图1-3-2、图1-3-3),三弯端用于检查邻面(图1-3-4)。

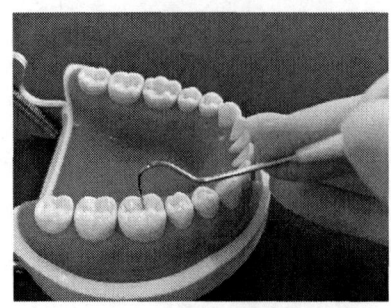
图 1-3-1　𬌗面探诊

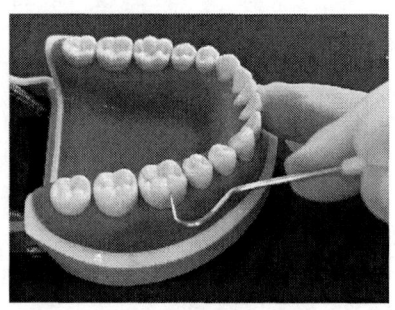
图 1-3-2　颊面探诊

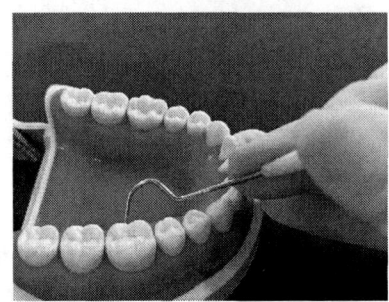
图 1-3-3　舌面探诊

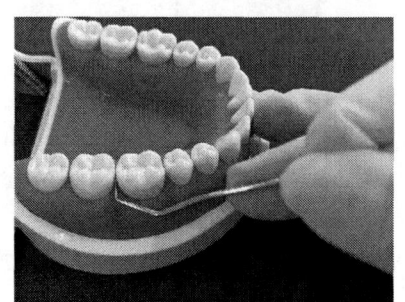
图 1-3-4　邻面探诊

(2) 探查内容。

探查全口牙位，探查过程中观察口腔软组织和牙及牙列情况。

1) 观察牙龈是否充血肿胀以及肿胀的程度和范围，是否存在窦道。

2) 黏膜色泽是否正常，有无水肿、溃疡、肿物等。

3) 观察牙的颜色、形态和质地变化，如龋损、着色、牙体缺损、畸形、隐裂以及磨耗等。

4) 观察牙排列及数目是否正常、有无发育异常、牙列是否完整、有无缺失牙。

5) 探查龋或缺损的范围、深浅、质地、是否敏感及是否露髓；有无邻面龋坏；充填体边缘的密合程度，有无继发龋及悬突；牙本质敏感的部位和敏感程度。

(3) 探诊方法。

探诊时采用执笔式握持探针，一定要有支点，动作轻柔，不可用力探入深龋近髓处或可疑露髓孔，以免引起患者不必要的疼痛。先探𬌗面，再颊舌，后邻面。

2. 叩诊

(1) 工具。

金属手持器械的平头末端，如银汞充填器的柄端、金属口镜柄、牙周探针柄等，但是不能用尖头镊子柄作叩诊工具。

(2) 叩诊方法。

执毛笔式握持器械，垂直向叩击𬌗面或切缘（检查根尖部炎症）（图 1-3-5），水平向叩击牙冠唇舌面中部（检查牙周组织炎症）（图 1-3-6）。

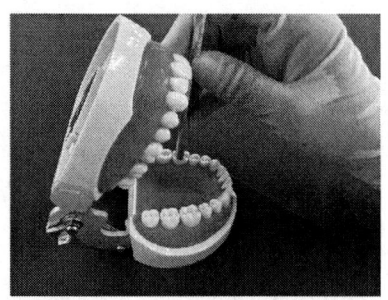 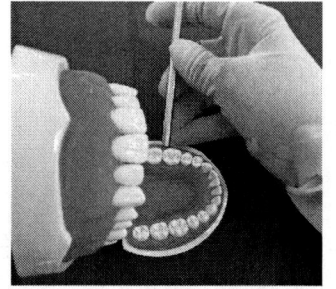

图 1-3-5　垂直向叩诊牙齿　　　　图 1-3-6　水平向叩诊牙齿

(3)叩诊顺序。

先叩击对照牙(一般为正常邻牙),逐渐过渡到可疑患牙。

(4)叩诊力度。

力量由小到大,以叩诊对照牙不痛的最大力度为上限。

(5)叩诊结果的表述和记录。

叩痛(-):用适宜力量叩诊患牙反应同正常牙。

叩痛(±):用适宜力量叩诊患牙感觉不适。

叩痛(+):重于适宜力量叩诊,引起患牙轻疼,属于重叩轻疼。

叩痛(+++):轻于适宜力量叩诊,引起患牙剧烈疼痛,属于轻叩重疼。

叩痛(++):患牙的叩痛反应介于叩痛(+)和叩痛(+++)之间。

3.扪诊

扪诊是医师用手指指腹触扪可疑病变部位,观察患者的反应,了解病变部位、范围、有无扪痛、有无波动感等。

(1)根尖部扪诊。

用食指指腹于可疑患牙的邻牙唇(颊)侧或舌(腭)侧牙龈的根尖部开始扪压,慢慢向可疑患牙根尖部移动,观察是否有压痛。如有压痛则提示根尖周组织有炎症存在(图 1-3-7)。

(2)脓肿波动感扪诊。

若根尖周已形成脓肿,应以食指和中指双指轻放在脓肿部位,分别用两指交替上下推压按动,用指腹扪及波动感(图 1-3-8)。

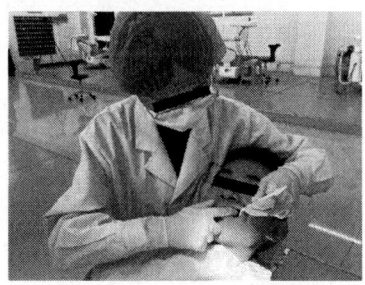 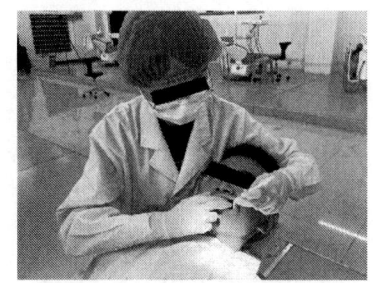

图 1-3-7　根尖部扪诊　　　　图 1-3-8　脓肿波动感扪诊

4.松动度检查

（1）方法。

用镊子夹持前牙切端（图1-3-9），或将镊子并拢抵住后牙咬合面的中央窝（图1-3-10），做唇（颊）舌（腭）向、近远中向和𬌗（切）龈向摇动牙，观察牙齿松动的程度。

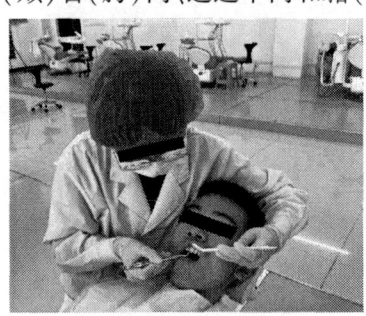 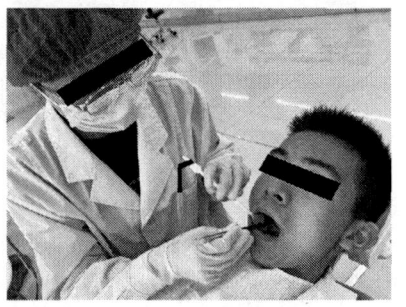

图1-3-9　前牙松动度检查　　　　图1-3-10　后牙松动度检查

（2）结果。

结果记录见表1-3-1。

表1-3-1　牙松动度的结果及意义

松动程度	意义
Ⅰ度松动	仅唇（颊）舌（腭）向松动，或松动幅度<1 mm
Ⅱ度松动	唇（颊）舌（腭）向松动和近远中向松动，或松动幅度在1~2 mm
Ⅲ度松动	唇（颊）舌（腭）向松动、近远中向及垂直方向均有松动，或松动幅度>2 mm

5.口镜的正确使用

（1）握持。

左手拇指、食指和中指握持口镜，使用适当力量，用口镜镜面部位牵拉口角。

（2）检查方法。

让口镜反射，使光线集中于被查部位，转动口镜至合适位置，使被检查部位被观察到。用口镜反映上颌牙和下颌牙游离的远中面或舌面，推压舌体。

（四）失分陷阱

（1）未使用口镜或者使用口镜牵拉患者口角时用力过大。

（2）探诊时，探针握持方法不准确，没有支点或支点不稳；对深龋近髓处或可疑露髓孔用力探入，引起患者不适；普通探针不能用于牙周袋的探诊，以免刺伤牙周组织。探查时还要注意邻面的探诊，不要遗漏。

（3）叩诊时工具选择不正确，比如选择尖头镊子进行叩诊。

（4）叩诊顺序和方法不正确，仅进行垂直向或水平向一个方向的叩诊，或者叩诊时没有选择对照牙，直接进行患牙的叩诊，叩诊力量过大等。

（5）叩诊结果记录不正确，比如将叩诊结果记录为疼痛、不痛等，或记为叩（-）、叩（+）等。

（6）扪诊时，未按照扪诊顺序操作，遗漏扪诊内容；在进行脓肿扪诊时，未体现手指交替按压的动作，未用另一手指感知波动感。

（7）松动度检查时，后牙检查使用镊子夹持牙冠，而非抵住咬合面；结果仅记录为松动或不松动。

（五）任务评价（表1-3-2）

表1-3-2　任务评价表

	评价内容		具体分值	得分	教师评价
医患体位	椅位调节	正确调节牙科治疗椅和照明灯			
	医师体位	取坐位于牙椅的右前方或右后方，肘关节与患者口腔在同一平面高度			
	患者体位	取仰卧位。检查上颌牙时，患者咬合平面与地面呈45°~90°角；检查下颌牙时，咬合平面与地面平行			
探诊	选择探针及检查顺序	应选择5号镰形探针。探诊顺序依次为右上象限、左上象限、左下象限、右下象限，行全口牙的检查			
	器械握持方式及支点	左手持口镜，右手拿探针，右手无名指为支点			
	探针的使用	探针三弯端检查牙齿邻面，大弯端检查牙齿其他面			
叩诊	器械选择	选择带有平头末端的手持金属器械，如银汞充填器柄			
	叩诊方法	用器械平头垂直和水平向叩击牙，了解患牙反应（指定牙位），力量由轻到重			
	叩诊顺序	先叩正常牙，后叩患牙			
扪诊	根尖部扪诊	用右手食指指腹扪压根尖部牙龈。检查龈沟内有无炎性渗出，根尖部有无压痛（指定牙位）			
	脓肿扪诊	用两指轻轻交替按压脓肿可能发生的部位，检查是否有波动感（指定牙位）			

续表

评价内容			具体分值	得分	教师评价
松动度检查	器械选择	镊子			
	器械放置部位	用镊子夹持前牙牙冠或抵住后牙𬌗面窝沟(指定一颗前牙和一颗后牙)			
	检查动作	做唇(颊)舌向、近远中向和𬌗(切)龈向摇动牙,观察牙松动度			
口镜的使用	握持和牵拉	左手拇指、食指和中指握持口镜,使用适当力量,用口镜镜面部位牵拉口角			
	观察	让口镜反射,使光线集中于被查部位,转动口镜至合适位置,使检查部位被观察到			
		用口镜反映不能直视的检查部位			

二、填写口腔检查记录表

口腔检查记录表

检查者：

姓名：　　　　　性别：　　　　　检查日期：

1.全口牙列检查结果。

(1)牙体视诊和探诊检查结果填表。

牙体情况符号：	0 无异常	4 牙缺失
	1 有龋	5 牙体损伤
	2 有充填体无龋(包括窝沟封闭)	6 牙发育异常
	3 有充填体有龋	

牙位

18	17	16	15	14	13	12	11	21	22	23	24	25	26	27	28
48	47	46	45	44	43	42	41	31	32	33	34	35	36	37	38

牙位

(2)指定部位的检查结果(在牙列式上写出牙位,并在结果相应处画"○")。

叩痛:　　　　　　牙位　+　　　　　结果:-、±、+、++、+++
松动度:　　　　　前牙　+　　　　　结果:0°、Ⅰ°、Ⅱ°、Ⅲ°
　　　　　　　　　后牙　+　　　　　结果:0°、Ⅰ°、Ⅱ°、Ⅲ°
根尖部扪痛:　　　 牙位　+　　　　　结果:无、有

2.口腔其他情况结果。

如未见异常,在相应处用"√"表示;如有异常,请记录异常所见。

(1)口腔颌面部情况:　　未见异常□;　　异常表现_____
(2)口腔软组织情况:　　未见异常□;　　异常表现_____
(3)牙列:　　　　　　　未见异常□;　　异常表现_____
(4)阻生牙:　　　　　　无□;　　　　　有(牙位、类型)_____
(5)修复体:　　　　　　无□;　　　　　有(牙位、类型)_____

记录表中,通过视诊、探诊将牙体情况分为7类。

0:无异常。

1:有龋。

2:有充填体无龋(包括窝沟封闭)。

3:有充填体有龋。

4:牙缺失,包括种植牙。

5:牙体损伤,指非龋、非发育异常的牙体疾患,包括牙体缺损、桩核冠、变色、隐裂、牙本质敏感症等。

6:牙发育异常,如畸形中央尖、畸形根面沟、畸形舌侧窝等。

按照上述牙体分类表现,将相应代表数字填入牙位方格内。对考官指定部位的检查,在牙列式上写出牙位,并在结果相应处画"○"。

未在表格内列出的项目可以在检查表后的口腔其他情况的视诊结果中体现。如未见异常,在相应"□"处用"√"表示;如有异常,请用牙列式和/或文字记录异常所见,包括颌面部情况、软组织、牙列、阻生牙、修复体情况。

特殊说明:

关于智齿:如未萌出或已拔除或先天缺失,记为4,牙缺失。

　　　　　智齿已萌出,位置正常,无龋坏,记为0;有龋坏,记为1。

　　　　　智齿萌出,位置不正,即阻生,记为6。

情境一　口腔检查和无菌操作		任务四　口腔特殊检查		日期
姓名	班级		学号	

任务四　口腔特殊检查

学习情景介绍

虽然口腔特殊检查在口腔执业（助理）医师实践技能考试中是六项随机抽取一项，但是在临床上，它们却有非常重要的意义，可以辅助医生进行疾病的诊断，做最终的确诊，因此每一项特殊检查都需要考生正确掌握。

目的和要求

（1）掌握牙髓活力测试的方法和步骤。
（2）掌握正确的牙周探诊检查的方法和步骤。
（3）掌握正确的咬合关系检查的方法和步骤。
（4）掌握正确的颞下颌关节检查的方法和步骤。
（5）掌握正确的下颌下腺检查的方法和步骤。
（6）掌握正确的改良社区牙周指数（CPI）检查与记录的方法和步骤。

任务准备

口腔特殊检查是抽考项目。需要在操作前调节椅位、灯光，同时准备一次性器械盘、手套。冷测用小冰棒；热测用牙胶棒、酒精灯、火柴或打火机；牙周探诊用牙周探针，普通尖探针；改良社区牙周指数改良（CPI）检查用 CPI 探针等。

任务实施

任务一　牙髓活力测试

牙髓活力测试是诊断牙髓病的一个非常重要的手段，包括牙髓温度测试和牙髓电活力测试，牙髓温度测试又分为牙髓活力冷测和热测。

一、物品准备

1.冷测

自制小冰棒。小冰棒的制作方法为：取直径约为 0.5 cm、长约 5 cm 的聚乙烯小管，将一端加热封闭，由另一端注入清水。把小管直立放于冰箱内冷冻，冻结后备用。

2.热测

牙胶棒、酒精灯、火柴或打火机，凡士林。

3.其他物品

棉纱卷,一次性器械盘。

二、教师示教牙髓活力测试的正确方法和步骤

按照教师示教步骤,观察每个步骤的图片,同学们分组进行练习。

三、操作要点

(一)医嘱说明

告知受试者牙髓活力测试的目的和受试牙可能出现的反应,如凉、热、疼痛等,有疼痛时举左手示意。

(二)操作步骤(考试热测冷测二选一)

1.牙齿选择

先测健康对照牙,再测可疑牙。对照牙选择的顺序:同颌同名牙为首选,如果该牙缺失或有病变,选对颌对侧同名牙,或对侧同名牙的邻牙(如46是测试牙,对照牙首选36,其次是26)。

2.隔湿

将干棉纱卷放置于测试牙的颊、舌侧,隔离唾液。

3.冷测

从冰箱中取出小冰棒放于手中稍加捂化,慢慢挤出冰棒头贴放在测试牙唇(颊)面或舌(腭)面中1/3处,观察牙的反应,询问患者的感觉,也可用小棉球蘸化学挥发剂放在牙唇(颊)面或舌(腭)面中1/3上测试(如图1-4-1)。

4.热测

在牙面上均匀涂布一层凡士林,将牙胶棒一端置于酒精灯火焰上加热,使之变软(65~70 ℃),但不要冒烟燃烧,立即贴放在湿润的测试牙唇(颊)面或舌(腭)面中1/3处,观察牙的反应(如图1-4-2)。

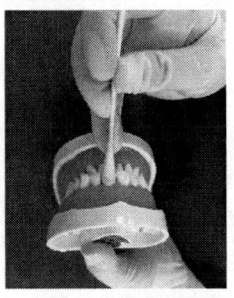
图1-4-1 牙髓活力冷测验

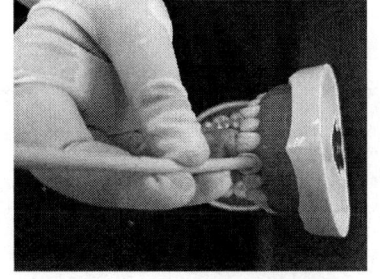
图1-4-2 牙髓活力热测验

四、测验结果的描述

(一)牙髓温度测验的结果(表1-4-1)

1.正常

测试牙出现短暂的轻度感觉反应(如凉、热刺激传入等),该反应随刺激源的撤除而

立即消失，反应程度和时间与对照牙相同。

2. 敏感

测试牙的反应速度快，疼痛程度强，持续时间长；比敏感反应稍轻者可表现为"一过性敏感"，指测试牙对温度刺激（尤其是冷刺激）反应迅速，有疼痛感觉，持续时间极短暂，一般为可复性牙髓炎的反应；比敏感反应程度更重者表现为"激发痛"，指测试时诱发剧烈疼痛，且持续时间较长，一般为急性牙髓炎；急性化脓性牙髓炎的患牙，热刺激有时可引起剧痛，冷刺激反而使疼痛缓解，又称热痛冷缓解。

3. 迟钝

测试牙在温度刺激去除片刻后才出现反应，或施加强烈刺激时才有微弱的感觉；有时在测试片刻后感觉一阵较为剧烈的疼痛，称为迟缓反应性痛，多发生在慢性牙髓炎或部分牙髓已坏死的患牙。

4. 无反应

反复测试或加大刺激强度，测试牙均无反应，一般发生在失去牙髓活力的死髓牙或经过牙髓治疗的无髓牙。

表 1-4-1　牙髓温度测验结果及临床意义

温度测试	结果	临床意义
正常	反应与对照牙相同	牙髓活力正常
敏感	迅速疼痛，持续时间极短暂	可复性牙髓炎
	迅速疼痛，持续时间长	急性牙髓炎
	热痛冷缓解	急性化脓性牙髓炎
迟钝	冷热诊试验迟钝	慢性牙髓炎或牙髓部分坏死
无反应	冷热诊试验均无感觉	牙髓全部坏死

（二）注意事项

（1）牙齿对温度的反应受年龄、病变等的影响，个体差异也大，没有可供参考的恒定量化指标。临床测试时，必须以患者自身的正常牙作为对照，从两牙对温度刺激的反应对比中判断牙髓的状态。

（2）冰棒冷测时，如有多个可疑牙，应从牙列后部向前逐个测验，以免冰水流入后牙，影响反应的客观性和准确性。

（3）用牙胶热测时，牙面应保持湿润，也可涂少量凡士林，以防止牙胶粘于牙面。

五、失分陷阱

（1）检查前未做必要的医嘱说明。

（2）测试时未隔湿。

（30 未选对照牙，对照牙选择错误，或测试顺序颠倒。

(4)测试部位有病损或充填体。
(5)冷测用三用枪的气或水。
(6)牙胶热测时烫伤口腔软组织(热牙胶烤的温度过高)。
(7)牙髓活力温度测验的结果用(+)、(-),或疼痛、不痛等表示。

六、任务评价(表1-4-2)

表1-4-2 任务评价表

评价内容		具体分值	得分	教师评价
医嘱说明	向患者说明可能出现的感觉,并请患者在有感觉时示意			
测试牙隔离	棉纱卷隔离测试牙区域,棉球擦干待测牙面			
刺激源选择	冷测用小冰棒;热测用牙胶棒			
测试位置	刺激源放置在牙的正常唇(颊)面中1/3处			
对照牙选择及测试顺序	首选同颌同名正常牙作为对照牙,先测对照牙,再测测试牙			
测试反应描述(测试牙与对照牙比较)	正常:反应程度和时间相同。 敏感:反应速度快,疼痛程度强,持续时间较长。 迟缓:测试后片刻才有反应,或施加强刺激时才有微弱的感觉;还可包括迟缓反应性痛。 无反应:反复测试,加大刺激强度均无反应者。			

任务拓展

牙髓活力电测验:在被测牙面上放少许导电剂或湿润的小纸片,将电测仪工作端放于牙面导电处,请患者一手持工作端的金属杆部或将挂钩挂于口角以构成电流回路。随着电流逐渐增大,对测试牙造成刺激,示意测试牙有感觉即应将工作端撤离牙面,记录表盘显示的读数。每牙测2~3次,取平均数值作为结果。

牙髓活力电测验的结果用于反映测试牙有无牙髓活力,但不能指示牙髓的不同病理状态。在相同的电流输出档位下,测试牙与对照牙的电测值之差大于10时,表示测试牙的牙髓活力与正常有差异。如电测值达到最大时测试牙仍无反应,表示牙髓已无活力。因此,临床上对电测反应的描述仅为牙髓有活力和无反应两个指标。

任务二 牙周探诊检查

一、物品准备

1.牙周探针

其顶端为钝头,顶端直径约 0.5 mm,探针上有刻度,检查牙周袋深度、附着丧失、探诊出血。

2.普通尖探针

根面牙石的探查和根分叉病变的探查使用。

3.口镜

牵拉口角、反光。

二、教师示教牙周探诊的正确方法和步骤

按照教师示教步骤,观察牙周探诊步骤的图片,同学们分组进行练习。

三、操作要点

（一）牙周探诊检查的技术

1.器械选择

带刻度的钝头牙周探针,普通探针,口镜(图1-4-3)。

2.握持方式及支点

改良握笔式,有支点：口内支点或口外支点(图1-4-4)。

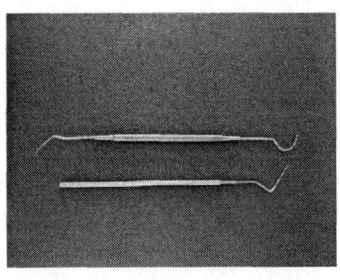　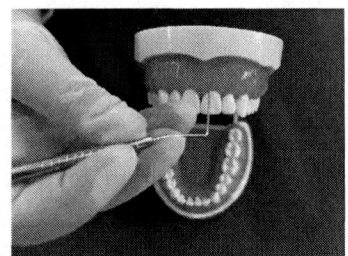

图1-4-3　牙周探针、尖探针　　　图1-4-4　改良握笔式、支点

3.探查动作及位点

（1）探入时探针应与牙体长轴平行,探针顶端紧贴牙面,沿根面深入牙周袋或龈沟,注意探入时若遇到牙石要避开,直达袋底(图1-4-5)。

（2）在探查邻面时,要紧靠接触区处探入,探针可稍倾斜,以便能探入接触点下方的龈谷处(图1-4-6)。

（3）探入力量要轻,相当于20~25 g。

（4）以提插方式移动探针,如"走步"样(图1-4-7)。围绕每个牙的每个牙面进行探查,以发现牙周袋最深的部位及袋的形态。

(5)对多颗牙或全口牙探诊时,要按一定顺序进行。每颗牙的探查要包括6个位点:颊侧远中、中央、近中位点及舌(腭)侧远中、中央、近中位点(图1-4-8)。

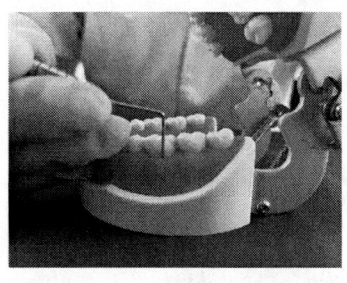
图1-4-5　与牙体长轴平行

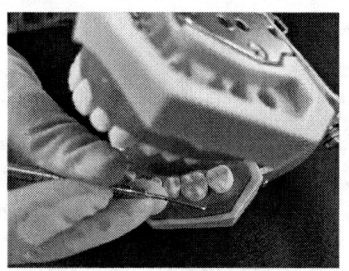
图1-4-6　探查邻面

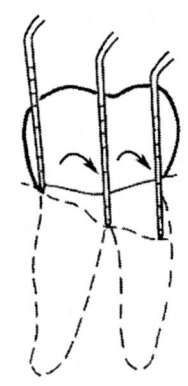
图1-4-7　上下提插

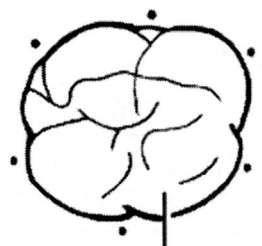
图1-4-8　6个位点

4.结果记录

记录每个位点的探诊深度(probing depth,PD),即袋底至龈缘的距离,以mm为单位记录。

(二)探诊检查的内容

用上述方法可检查牙周袋探诊深度、附着水平、探诊后出血情况。除此之外,还应使用普通探针探查根面牙石情况,并探查后牙有无根分叉病变。

四、失分陷阱

(1)探针选择错误,用尖探针探牙周袋深度。牙周探诊检查使用的探针是牙周探针,而探根面牙石使用的是普通尖探针。

(2)牙周探诊时无支点,注意探诊检查时要有支点。

(3)探诊时探针的角度和方向错误,应注意探针与牙体长轴一致。

(4)探诊力量过大,注意探入时力量要轻,力量过大会导致探入过深,并引起疼痛。

(5)移动探针时探针在龈沟或牙周袋内水平划过,牙周探诊过程中探针的移动要提插式移动。

(6)邻面探诊只在轴角处探查,未探入龈谷最深部位,应注意采用邻面探诊的方法,以便能探入邻面最深部位。

五、任务评价(表1-4-3)

表1-4-3 任务评价表

评价内容		具体分值	得分	教师评价
器械选择	牙周探诊用牙周探针,探查根面牙石和根分叉病变时用普通探针			
握持方式及支点	改良握笔式握持,口内或口外支点。			
探查动作	探诊力量轻,20~25 g,探针与牙体长轴平行,沿根面探入牙周袋或龈沟,提插方式移动探针;探邻面时紧贴接触点探入,略向龈谷方向倾斜,有一定顺序。			
探查位点	探诊必须包括6个位点:近中颊、颊面、远中颊、近中舌、舌面、远中舌 探诊顺序:远中→近中。			
探查内容结果描述	牙周袋探诊深度、附着水平、探诊后出血情况、根面牙石情况、有无根分叉病变。			

任务三 咬合关系检查

一、物品准备

器械准备:一次性口腔器械盒、标有刻度的牙周探针。

二、教师示教咬合关系检查的正确方法和步骤

按照教师所示教的检查步骤,同学们分组进行操作练习。

三、操作要点

医师嘱患者坐于治疗椅上,调整患者体位和照明灯角度,使其𬌗平面与地面呈0°到45°角。医师坐于患者右前方,手持口镜牵拉患者口角,嘱其做正中咬合,观察两侧磨牙的咬合关系、前牙咬合关系和中线关系并进行记录。

(一)磨牙咬合关系

以上下颌第一恒磨牙的关系为参考依据,记录患者处于牙尖交错𬌗时,上下颌第一恒磨牙的近远中向咬合关系。

1.中性关系

上颌第一恒磨牙的近中颊尖正对着下颌第一恒磨牙的颊沟,上颌第一恒磨牙的近中

舌尖则咬在下颌第一恒磨牙的中央窝内(图1-4-9)。

2.远中关系

上颌第一恒磨牙的近中颊尖咬合在下颌第一恒磨牙颊沟的近中(图1-4-10)。

3.近中关系

上颌第一恒磨牙的近中颊尖咬合在下颌第一恒磨牙颊沟的远中(图1-4-11)。

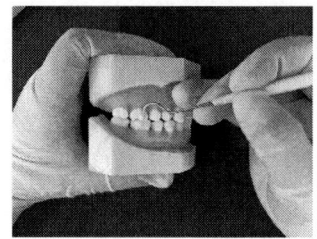 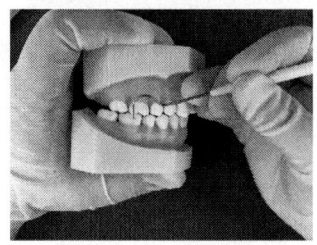 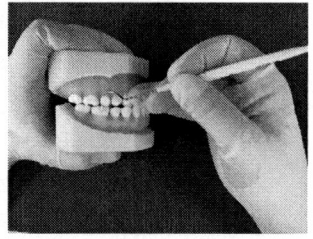

图1-4-9　中性关系　　　图1-4-10　远中关系　　　图1-4-11　近中关系

(二)前牙咬合关系

检查上下前牙是否有接触，它们的覆𬌗、覆盖关系是否正常。

1.覆𬌗

覆𬌗指上前牙切端盖过下前牙唇面的垂直距离(图1-4-12)。上前牙切端盖过下前牙唇面切1/3以内，且下前牙切缘咬在上前牙舌面切1/3以内者为正常覆𬌗，超过者为深覆𬌗。深覆𬌗可分为三度。

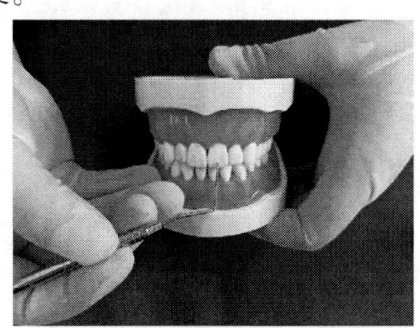

图1-4-12　覆𬌗

(1)Ⅰ度深覆𬌗：上前牙切端覆盖至下前牙唇面中1/3以内者。

(2)Ⅱ度深覆𬌗：上前牙切端覆盖至下前牙唇面颈1/3以内者。

(3)Ⅲ度深覆𬌗：上前牙切端覆盖至下前牙唇面颈1/3以上，下前牙切端咬在上前牙腭侧牙龈组织上者。

开𬌗：正中𬌗时，上下前牙切端垂直向无覆𬌗关系，存在一定垂直向间隙。

反覆𬌗：正中𬌗时，下前牙舌面覆盖上前牙牙冠的唇面。

2.覆盖

覆盖指上前牙切端至下前牙唇面的水平距离(图1-4-13)。距离在3 mm以内者为正常覆盖,超过者为深覆盖。深覆盖可分为三度。

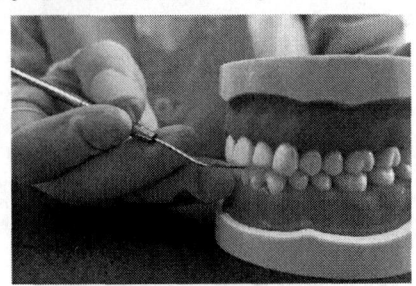

图 1-4-13 覆盖

(1) Ⅰ度深覆盖:上前牙切端至下前牙唇面的水平距离在 3~5 mm。
(2) Ⅱ度深覆盖:上前牙切端至下前牙唇面的水平距离在 5~7 mm。
(3) Ⅲ度深覆盖:上前牙切端至下前牙唇面的水平距离>7 mm。
对刃关系(对刃𬌗):上、下颌前牙切端相对。
反覆盖:下前牙切端位于上前牙切端之唇侧。

(三)中线关系

牙列中线是指通过左右中切牙近中接触点的垂线(图 1-4-14)。正常者,上、下颌牙列中线应重叠一致,而且应该与面部中线一致。对于牙列中线偏移者,应记录上、下颌中线之间与面部中线之间的左右偏移程度。

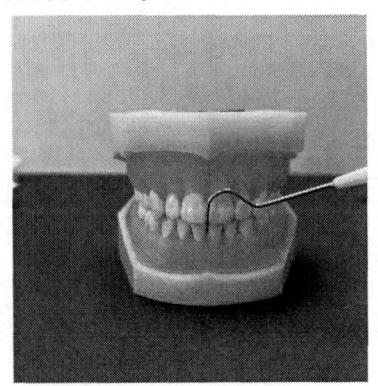

图 1-4-14 牙列中线

四、失分陷阱

(1)咬合关系检查的前提是,患者必须咬在正中𬌗的位置,即处于牙尖交错位,否则会导致检查结果不准确。
(2)第一恒磨牙关系的描述应准确。
(3)前牙咬合关系的描述应准确。
(4)中线关系的描述应准确。

五、任务评价(表1-4-4)

表1-4-4　任务评价表

评价内容			具体分值	得分	教师评价
磨牙咬合关系描述	中性𬌗:正中咬合时,上颌第一磨牙近中颊尖位于下颌第一磨牙的颊沟				
	近中𬌗:正中咬合时,上颌第一磨牙近中颊尖位于下颌第一磨牙的颊沟远中				
	远中𬌗:正中咬合时,上颌第一磨牙近中颊尖咬合时位于下颌第一磨牙的颊沟近中				
前牙咬合关系描述	覆𬌗	正常覆𬌗:上前牙覆盖过下前牙唇面切不超过1/3,且下前牙切缘咬在上前牙舌面切1/3以内			
		深覆𬌗:覆𬌗超过牙冠高度的1/3			
		开𬌗:上下前牙切端无覆𬌗关系,垂直向呈现间隙			
		反覆𬌗:咬合时,下前牙舌面覆盖上前牙牙冠的唇面			
	覆盖	正常覆盖:上前牙切端至下前牙唇面的水平距离在3 mm以内			
		深覆盖:上前牙切端至下前牙唇面的水平距离超过3 mm			
		反覆盖:下前牙切端位于上前牙切端之唇侧			
中线关系描述	上下牙列中线是否一致,与面部中线是否一致。				

任务四　颞下颌关节检查

一、物品准备

无菌手套或指套。

二、教师示教检查的正确方法和步骤

按照教师示教步骤,观察颞下颌关节检查步骤的图片,同学们分组进行检查练习。

三、操作要点

检查时,患者取坐位,医师位于患者前方。检查需从以下几个方面进行。

(一)面型与髁突活动度

1.观察面型

面部是否左右对称,包括关节区、下颌角、下颌支以及下颌体的大小和长度是否正常、两侧是否对称;颏点是否居中,面下1/3比例是否正常。

2.检查髁突活动度

主要有两种检查方法。

(1)耳屏前扪诊:用双手食指或中指分别放于两侧的耳屏前方、髁突外侧,嘱患者进行开闭口运动,感受髁突的动度(图1-4-15)。

(2)外耳道指诊:将两手小指分别置于双侧外耳道内,紧贴外耳道前壁进行触诊检查(图1-4-16)。

检查时应注意两侧对比,运动是否对称,两侧髁突运动度以及对外耳道的冲击强度是否一致。

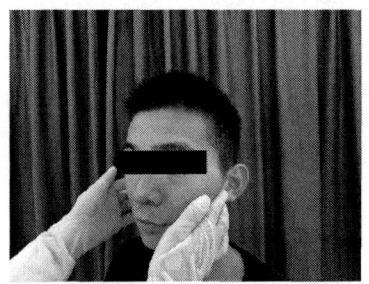

图1-4-15 耳屏前扪诊

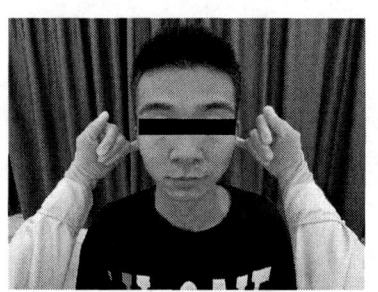

图1-4-16 外耳道指诊

(二)下颌运动检查

1.开口度与开口型

嘱患者做开闭口运动,检查开口型是否正常,开口时应垂直向下,闭口时应恢复原位。检查开口度是否在正常范围内,以患者的食指、中指、无名指三指为标准(图1-4-17)。

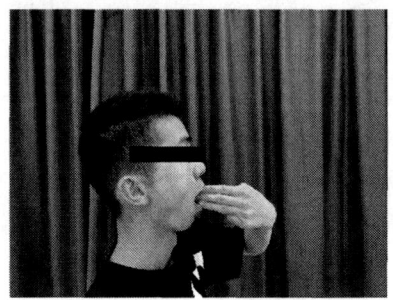

图1-4-17 开口度检查

2.弹响与杂音

患者开闭口运动时,注意观察有无弹响、杂音,并观察弹响发生的时间、次数、性质与响度。患者开闭口时是否发生关节绞锁。

(三)关节区与咀嚼肌触诊检查

1.关节区

检查髁突后区和髁突外侧是否有压痛。

2.咀嚼肌

检查颞肌、咬肌、翼内肌、翼外肌等咀嚼肌群的收缩力,是否有压痛,双侧对称与否。口内检查时,主要检查颞肌前份(下颌支前缘向上)、翼外肌下头(上颌结节上方)和翼内肌下部(下颌磨牙舌侧后下方与下颌支内侧面)。

四、失分陷阱

(1)检查髁突动度时注意两种检查手法,选择其中一种即可。
(2)外耳道指诊法,应注意小指指腹朝前,紧贴外耳道前壁。
(3)不要遗漏检查项目,如咀嚼肌检查。
(4)注意双侧对比。

五、任务评价(表1-4-5)

表1-4-5 任务评价表

评价内容			具体分值	得分	教师评价
颞下颌关节检查	面型检查	面部是否左右对称。			
	下颌运动检查	检查开口型、开口度,有无弹响、有无疼痛。			
	关节动度检查	双手食指或中指分别放于双侧耳屏前方、髁突外侧或将两手小指置于外耳道内贴外耳道前壁,检查患者开闭口运动时的髁突动度。			
	咀嚼肌及关节区触诊检查	检查髁突后侧和髁突外侧是否有压痛;检查颞肌、咬肌、翼外肌等咀嚼肌群的收缩力,是否有压痛,双侧对称与否。口内检查颞肌前份(下颌支前缘向上)、翼外肌下头(上颌结节上方)、翼内肌下部(下颌磨牙舌侧后下方和下颌支内侧面)。操作时应戴手套或指套。			

任务拓展

颞下颌关节主要由髁突及颞骨关节面、关节囊、关节盘和关节韧带组成。颞下颌关节的运动需要整体的协调才能正常运行。因此,在进行颞下颌关节检查时,除关注髁突与咀嚼肌外,还应注意观察弹响发生的时间,发生在开口初期还是末期,以确定病变的性质。同时还应在开闭口运动时观察疼痛的部位,以确定疾病病变的部位。综合起来进行检查,既能减少患者多次张闭口运动的痛苦,也能准确地为患者进行诊断,对症治疗。

任务五　下颌下腺检查

一、物品准备
无菌手套。

二、教师示教检查的正确方法和步骤
按照教师示教步骤，观察下颌下腺检查步骤的图片，同学们分组进行检查练习。

三、操作要点
下颌下腺检查是口腔颌面外科学中的一项基本检查方法，是临床工作者必须掌握的临床技能，因此应准确掌握其操作方法。

（一）体位

患者取坐位，检查者位于患者右前方（图1-4-18），使患者头稍低并偏向患侧，利于患侧皮肤、肌肉松弛进行触诊。

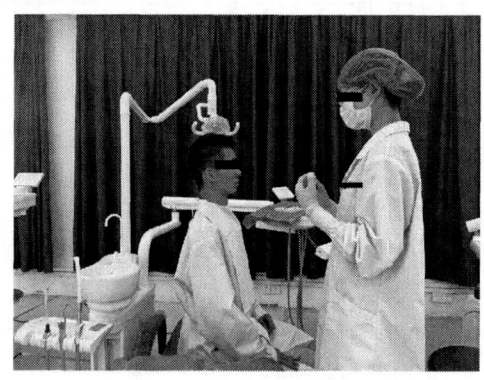

图1-4-18　患者体位

（二）检查内容及方法

1.视诊

正面观，平视或患者仰头位，观察其双侧下颌下区是否对称；开口位时，检查双侧口底是否对称，口底下颌下腺导管开口处唾液分泌情况、有无异常分泌物以及黏膜是否红肿、溃疡等。

2.触诊

检查者应进行健、患侧对比。首先将手指紧贴下颌下区皮肤，检查下颌下腺的大小、质地、活动度，并注意有无异常包块及触压痛。

进一步对下颌下区进行双手双合诊（图1-4-19），复查以上口外触诊内容。嘱患者张口，抬舌头，头偏向检查侧，一手托住下颌下区，一手将食指放入舌下区，由后向前检查口内下颌下腺导管质地、有无结石等。同时，口外挤压腺体，观察口内导管口的分泌情况。注意口内检查时应戴手套。

情境一　口腔检查和无菌操作

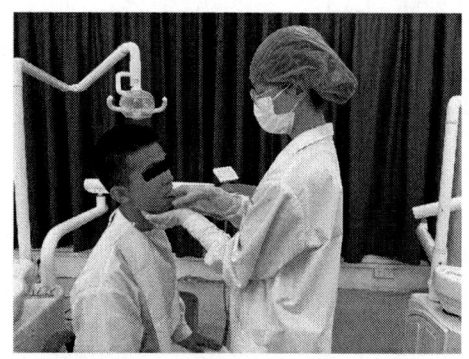

图 1-4-19　双手双合诊

四、失分陷阱

(1) 口内检查应戴手套,在进行口内检查时,检查者需进行无菌操作,洗手,戴手套。
(2) 检查方法应采取双手双合诊,避免出错。
(3) 健、患侧对比。
(4) 患者体位取坐位,头稍低并偏向检查侧。
(5) 操作过程中应动作轻柔,避免患者出现恶心等不适。

五、任务评价(表 1-4-6)

表 1-4-6　任务评价表

	评价内容		具体分值	得分	教师评价
下颌下腺检查	检查体位	患者取坐位,检查者位于患者右前方			
	扪诊手法	双手双合诊:一手托住下颌下区,一手将食指放入舌下区,由后向前检查。操作时应戴手套或指套。			
	下颌下腺检查内容	下颌下腺腺体和导管质地,有无包块、结石;导管口是否红肿;挤压腺体后,唾液的分泌情况。			

任务六　改良社区牙周指数(改良 CPI)检查与记录

一、物品准备

器械准备:一次性口腔器械盒,CPI 探针。

改良社区牙周指数检查器械使用世界卫生组织推荐的 CPI 探针。探针前端为一直径 0.5 mm 的小球,距探针顶端 3.5 mm-5.5 mm 处为黑色涂抹的区域,距顶端 8.5 mm 和 11.5 mm 处有两条环线(图 1-4-20)。

CPI 探针的作用:

1. 检查牙龈出血情况

探针前端的小球可避免探针头部过于尖锐刺伤牙龈组织，导致牙龈出血而误诊为龈炎。

2. 探测牙龈沟或牙周袋的深度

探针 3.5 mmz 至 5.5 mm 处的刻度便于测定牙周袋的深度。

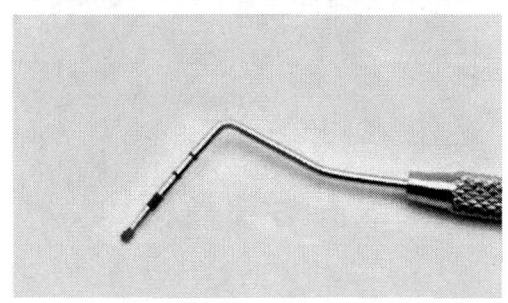

图 1-4-20 CPI 探针

二、教师示教改良社区牙周指数（改良 CPI）检查与记录的正确方法和步骤

按照教师所示教的检查步骤，同学们分组进行操作练习并做好记录。

三、操作要点

1. 体位调节

医师嘱患者坐于治疗椅上，调整患者体位，使其牙平面与地面呈 0°~45°角。医师位于患者右前方或右后方。

2. 检查内容

以探诊为主，结合视诊，对全部牙齿进行牙龈出血和牙周袋深度两项内容的检查。

3. 检查方法

以改良握笔式握持 CPI 探针，以无名指做支点，支于受检牙附近的硬组织之上。将探针轻缓地插入龈沟或牙周袋内，探针与牙长轴平行，紧贴牙根。沿牙齿唇（颊）舌（腭）面龈沟或牙周袋内，从远中向近中短距离轻轻上下提插移动探针，查看牙龈出血情况，并根据探针上的刻度观察牙周袋深度。CPI 探针使用时所用的力不超过 20 g，过分用力会引起患者疼痛，有时还会刺破牙龈。

（四）记分标准

1. 牙龈出血记分

0 = 牙龈健康

1 = 探诊后出血

9 = 除外

X = 牙齿缺失

2. 牙周袋记分

0 = 袋深不超过 3 mm

1 = 袋深在 4-5 mm

2 = 袋深在 6 mm 或以上

9 = 除外

X = 牙齿缺失

检查结束,按照以上记分标准对全部牙齿进行记分,并将记分填入改良 CPI 检查记分表,每个牙位需要同时填写牙龈出血记分和牙周袋记分两个分数。

改良 CPI 检查记分表

上颌牙位	17	16	15	14	13	12	11	21	22	23	24	25	26	27
牙龈出血记分														
牙周袋记分														
下颌牙位	47	46	45	44	43	42	41	31	32	33	34	35	36	37
牙龈出血记分														
牙周袋记分														

四、失分陷阱

(1) 要对全部牙齿进行检查,切勿遗漏。

(2) 检查工具应选择正确,正确使用 CPI 探针。

(3) 握持器械方法应正确,握持器械有支点。

(4) 操作过程应规范、有爱伤意识。

(5) 正确进行每个牙位的分数记录。

五、任务评价(表 1-4-7)

表 1-4-7 任务评价表

	评价内容	任务分值	得分
握持(CPI)探针	以改良握笔式握持(CPI)探针。		
放置(CPI)探针	将探针轻缓插入龈沟或牙周袋内,探针与牙长轴平行进入,紧贴牙根,探针使用时所用的力不超过 20 g		
探测牙周情况	将探针探入指数牙唇(颊)舌(腭)面龈沟,从远中向近中做提插式移动查看牙龈出血情况,并根据探针上的刻度观察牙周袋深度		
检查牙面无遗漏	应检查全部牙的唇(颊)、舌(腭)面		
牙位计分	依据计分标准,对每个牙位进行牙龈出血记分和牙周袋记分,并在改良 CPI 检查记分表中记录这两部分内容的分数		

任务拓展

执笔式与改良执笔式的区别：

执笔式：就是普通的握笔式操作，像平时拿笔那样进行握持即可。改良握笔式：将操作器械颈部紧贴中指指腹（而不是中指的侧面），食指弯曲，位于中指上方，握持器械柄部，拇指指腹紧贴柄的另一侧，并位于中指和食指指端之间约1/2处，拇指、食指、中指三指构成一个三角形力点，CPI探针的握持方法采用的就是改良握笔式。

情境二
口腔基本治疗技术

情境还原

本情境共计40分,时长36 min,需要考生随机抽取并完成2~3项合计分值为40分的项目操作,包含窝沟封闭术、口腔局部麻醉术、橡皮障隔离术、G.V.Black Ⅱ类洞制备术、磨牙开髓术、龈上洁治术、牙槽脓肿切开引流术、牙拔除术、口内缝合术、颌面部绷带包扎技术(助理不考)、牙列印模制取、磨牙铸造金属全冠的牙体预备、磨牙邻𬌗面合金嵌体的牙体预备(助理不考)共13项。考生完成后由监考老师对项目完成度进行评价,请大家注意时间分配。在操作过程中应注意医德医风、无菌观念和爱伤意识。

任务引领

项目名称	任务点
项目一	窝沟封闭术
项目二	口腔局部麻醉术
项目三	橡皮障隔离术
项目四	G.V.Black Ⅱ类洞制备术
项目五	磨牙开髓术
项目六	龈上洁治术
项目七	牙槽脓肿切开引流术
项目八	牙拔除术
项目九	口内缝合术
项目十	颌面部绷带包扎技术(助理不考)
项目十一	牙列印模制取
项目十二	磨牙铸造金属全冠的牙体预备
项目十三	磨牙邻𬌗面合金嵌体的牙体预备(助理不考)

情境二	口腔基本治疗技术	任务一	窝沟封闭术		日期	
姓名		班级		学号		

任务一　窝沟封闭术

学习情景介绍

窝沟封闭是指不去除牙体组织,在𬌗面、颊面和舌面的点隙裂沟涂布一层粘结性树脂,保护釉质不受细菌及其代谢产物侵蚀,达到预防龋病发生的一种有效防龋措施。窝沟龋在儿童生命的早期即可发生,同时发病率较高。氟化物防龋对于减少牙齿平滑面龋有很大的效果,但是对于窝沟龋效果不理想,因此采用窝沟封闭进一步防止窝沟龋的发生,是预防龋病的重要措施。

目的和要求

(1)掌握正确的窝沟封闭术的方法和步骤。
(2)掌握窝沟封闭术的适应证与禁忌证。
(3)具有爱伤意识和良好的医患沟通能力。

任务准备

窝沟封闭术是口腔基本治疗操作中的抽考项目,在操作前要按照项目要求进行物品准备。需要在操作前调节椅位、灯光,方式同一般检查,同时准备一次性器械盘、三用枪、洗手液(肥皂)、手套。

任务实施

一、物品准备

低速手机、小毛刷、清洁剂(不含氟)、酸蚀剂、塑料小棉棒、窝沟封闭剂、光固化灯、咬合纸、棉球。

二、教师示教窝沟封闭的正确方法和步骤

按照教师示教步骤,观察窝沟封闭的操作方法和步骤,同学们分组进行窝沟封闭的练习。

三、操作要点

1.清洁牙面

低速手机上安装小毛刷,蘸清洁剂进行牙面清洁。清洁剂可以用浮石粉或不含氟的

牙膏,不要使用含有油脂的清洁剂或过细磨料。彻底清洁牙面后漱口,除去清洁剂,再用尖锐探针清除窝沟中残余的清洁剂(图2-1-1)。

2.酸蚀

棉球隔湿后,吹干牙面,用塑料小棉签蘸适量的酸蚀剂放在拟酸蚀的牙面上。酸蚀剂的涂布范围为牙尖斜面的2/3,酸蚀时间为:恒牙30 s,乳牙60 s(图2-1-2)。

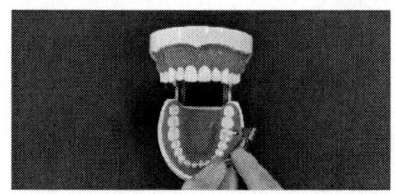 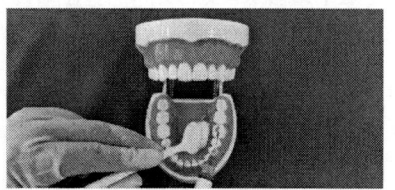

图2-1-1　清洁牙面　　　　　　图2-1-2　酸蚀

3.冲洗和干燥

通常高压水枪冲洗牙面10~15 s,边冲洗边用吸唾器吸干。如用含磷酸的凝胶酸蚀,冲洗时间应当加倍。冲洗后更换干棉卷隔湿,随后用无水无油的压缩空气吹干牙面,吹干后牙面呈白垩色。若白垩色面没出现或被唾液污染,需要重新酸蚀(图2-1-3)。

4.涂布窝沟封闭剂

涂布范围应完全覆盖酸蚀范围。注意,不得用探针搔刮已经酸蚀的牙面,可用小毛刷引导封闭剂进入窝沟,排出窝沟内的空气(图2-1-4)。

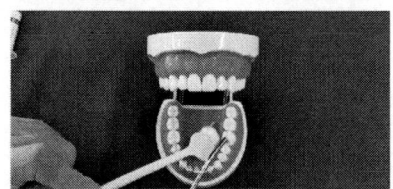 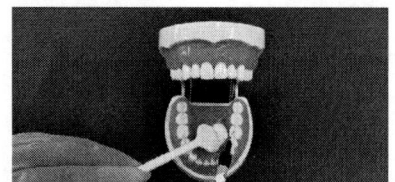

图2-1-3　冲洗和干燥　　　　　　图2-1-4　涂布窝沟封闭剂

5.光固化

光固化灯应距离牙尖1 mm,照射时间一般为20~40 s,具体要由采用的产品类型和可见光源性能决定。照射部位要大于封闭剂涂布的范围(图2-1-5)。

6.检查

探针检查封闭剂的固化程度、粘结情况、有无气泡、有无遗漏,观察有无过多封闭材料和是否需要去除,使用咬合纸检查有无咬合高点,若有则需进行调𬌗(图2-1-6)。

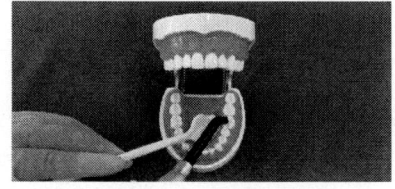 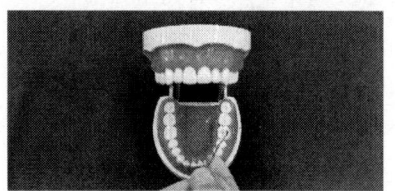

图2-1-5　光固化　　　　　　图2-1-6　检查

7.医嘱

3个月、6个月、1年、2年后进行复查。如果封闭剂脱落,需要重新进行封闭。

四、失分陷阱

(1)牙面清洁的时候不蘸清洁剂进行干刷。
(2)酸蚀中以及酸蚀后期不可用探针搔刮牙面。
(3)隔湿不严引起的唾液污染是造成窝沟封闭失败的主要原因。

五、任务评价(表2-1-1)

表2-1-1 任务评价表

评价内容	具体分值	得分	教师评价
调节椅位和灯光			
牙面清洁			
涂布酸蚀剂			
冲洗和干燥			
涂布窝沟封闭剂			
光固化			
检查			
医嘱			

任务拓展

一、窝沟封闭的适应证
1.深的窝沟,特别是可以插入或卡住探针的窝沟(包括可疑龋)。
2.对侧同名牙患龋或有患龋倾向的牙。
3.萌出达到咬合平面即可做窝沟封闭。
4.一般在牙萌出后4年之内。

二、窝沟封闭的非适应证
1.牙面无深的点隙裂沟,自洁作用好。
2.患者不能配合正常操作。
3.牙尚未完全萌出。

三、窝沟封闭的时间
乳磨牙一般在3~4岁,第一恒磨牙在6~7岁,第二恒磨牙11~13岁为最适宜的年龄。

情境二　口腔基本治疗技术		任务二　口腔局部麻醉术		日期	
姓名		班级		学号	

任务二　口腔局部麻醉术

学习情景介绍

口腔局部麻醉术简称局麻,是指用局部麻醉药物暂时阻断机体一定区域内神经末梢和纤维的感觉传导,从而使该区疼痛消失,确保患者在无痛的情况下接受手术治疗。这既体现了人文关怀,更有利于手术的顺利进行。在口腔局部麻醉过程中,术者应严格遵循无菌原则,既要清楚三叉神经走行分布,还需要与患者建立有效沟通,消除患者紧张情绪,取得患者信任与配合,并检查患者局部是否有炎症以及注射器械质量和局麻药名称、毒性、安全剂量、禁忌证等。

目的和要求

(1)掌握正确的口腔局部麻醉的操作方法和步骤。
(2)掌握口腔局部麻醉的适应证。
(3)掌握口腔局部麻醉的注意事项。

任务准备

口腔局部麻醉术是口腔基本治疗操作中的抽考项目,在操作前要按照项目要求进行物品准备。需在操作前调节椅位、灯光,同时准备消毒剂、口腔器械盘、手套、注射器和药品。

任务实施

任务一　口腔浸润麻醉

一、物品准备

一次性口腔器械盒、口腔黏膜消毒药物、棉签、干棉球、注射器(图2-2-1)。

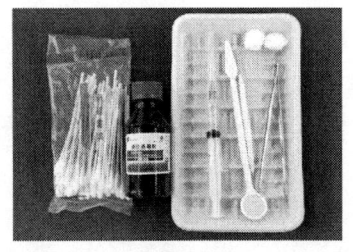

图2-2-1　浸润麻醉物品准备

二、教师示教口腔浸润麻醉的正确方法和步骤

按照教师示教步骤,观察浸润麻醉术的操作方法和步骤,同学们分组进行练习。

三、操作要点

浸润麻醉是将局麻药物注射到术区组织内,作用于术区的神经末梢,阻碍神经痛觉传导,进而产生无痛效果。浸润麻醉一般多用于上颌牙槽突与下颌前牙区的手术操作,包括两种方法:骨膜上浸润麻醉与黏膜下浸润麻醉。

1.骨膜上浸润麻醉

(1)椅位调整:患者上颌平面与地面成45°角或下颌平面与地面平行,术者肘部与患者口裂在同一水平高度。

(2)术区消毒:用棉签蘸取适量1%的碘酊或0.5%的碘伏,以术区为中心,逐步向四周环绕涂抹。

(3)操作方法:口镜牵引注射区黏膜,使之绷紧,以利于穿刺时减少疼痛,并告知患者注射可能造成轻微疼痛,防止患者突然移位,造成注射针折断或黏膜撕裂。一般在拔除牙唇颊侧前庭沟进针。当注射针达到根尖平面的骨膜上后,注射麻药约0.5~1 ml。2~4 min后,探针轻刺牙龈,痛觉消失。

2.黏膜下浸润麻醉

(1)椅位调整:患者上颌平面与地面成45°角或下颌平面与地面平行;术者肘部与患者口裂在同一水平高度。

(2)术区消毒:用棉签蘸取适量1%的碘酊或0.5%的碘伏,以术区为中心,逐步向四周环绕涂抹。

(3)操作方法:消毒后,先在术区注射少量局麻药形成一个小皮丘,后从此沿手术切口线,由浅入深注射到术区组织中。2~4 min后,探针轻刺术区,痛觉消失。

四、失分陷阱

(1)消毒剂浓度选择和消毒方法错误。

(2)骨膜上浸润麻醉触及骨壁应退针少许,以免造成骨膜分离,产生剧痛。

(3)黏膜下浸润麻醉忽略了小皮丘的形成,造成注射区疼痛。

五、任务评价(表2-2-1)

表2-2-1 任务评价表

	评价内容	具体分值	得分	教师评价
步骤	器械准备			
	消毒			
	操作方法			
结果	消毒区域无空白			
	麻醉效果良好			

情境二 口腔基本治疗技术

任务二 口腔阻滞麻醉

一、物品准备
一次性口腔器械盒、口腔黏膜消毒药物、棉签、干棉球、注射器。

二、教师示教口腔浸润麻醉的正确方法和步骤
按照教师示教步骤,观察阻滞麻醉术的操作方法和步骤,请同学们分组进行练习。

三、操作要点
阻滞麻醉是将局麻药物注射到神经主干或主要分支附近,以阻断神经末梢传入的刺激,使神经分布区域产生麻醉效果的方法。

1. 上牙槽后神经阻滞麻醉(又称上颌结节注射法)(图2-2-2)

(1) 调整体位:患者坐位,头微后仰,半张口,上颌平面与地面成45°角;术者肘部与患者口裂在同一水平高度。

(2) 确定进针点:一般以上颌第二磨牙远中颊侧根部前庭沟作为进针点;上颌第二磨牙尚未萌出的儿童则以第一磨牙的远中颊侧根部的前庭沟作为进针点;上颌磨牙缺失的患者,则以颧牙槽嵴部的前庭沟为进针点。

(3) 术区消毒:对注射点区的口腔黏膜用1%碘酊或0.5%碘伏规范消毒。

(4) 进针方向及注药:将注射针与上颌牙的长轴成40°角,向上后内方刺入,进针时针尖沿着上颌结节弧形表面滑动,深15~16 mm,回抽无血时即可注入麻药1.5~2.0 ml。

(5) 麻醉效果检测:3~5 min后,用探针轻刺患者上颌磨牙颊侧牙龈,同侧上颌第一磨牙远颊根、腭侧根、第二磨牙和第三磨牙牙髓、牙周膜、牙槽骨以及颊侧牙龈、骨膜痛觉消失。

(6) 注意事项:①麻醉注射时,进针深度不宜深,防止翼静脉丛被刺破而形成血肿;②上颌第一磨牙的近中颊根是上牙槽中神经控制的,所以,拔除上颌第一磨牙时,需要在近中颊根前庭沟处做浸润麻醉。

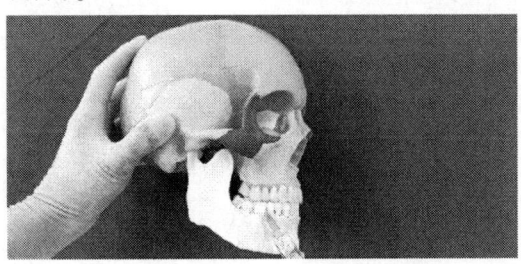

图2-2-2 上牙槽后神经阻滞麻醉

2. 腭前神经阻滞麻醉(又称腭大孔麻醉)(图2-2-3)

(1) 调整体位:患者坐位,头后仰,大张口,上颌平面与地面成60°角;术者肘部与患者口裂在同一水平高度。

(2)确定进针点:腭大孔位于上颌第三磨牙腭侧龈缘至腭中线弓形凹面连线的中点,覆盖其上的黏膜可见小凹陷,即进针标志。如第三磨牙尚未萌出,则应在第二磨牙腭侧进针。

(3)术区消毒:对注射点区的口腔黏膜用1%碘酊或0.5%碘伏规范消毒。

(4)进针方向及注药:注射针在腭大孔的表面标志稍前处刺入腭黏膜,往上后方推进至腭大孔,注入麻醉药液0.3~0.5 ml。

(5)麻醉效果检测:3~5 min后,上颌同侧3-8牙腭侧牙龈、腭侧黏骨膜、牙槽骨痛觉消失。

(6)注意事项:进针点不宜偏后,防止腭小神经被麻醉出现恶心、呕吐。

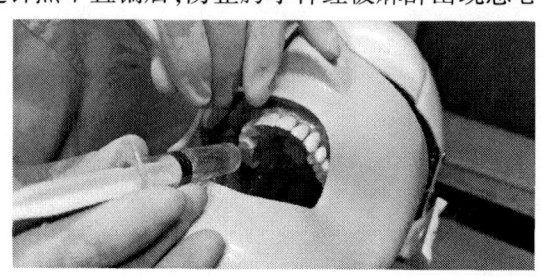

图2-2-3　腭前神经阻滞麻醉

3.鼻腭神经阻滞麻醉(又称腭前孔注射法)(图2-2-4)

(1)调整体位:嘱患者头后仰,大张口,上颌平面与地面近似垂直。

(2)确定进针点:腭前孔位于左右尖牙连线与腭中线的交点上,表面腭乳头覆盖;前牙缺失时,以上唇系带为标志,向后越过牙槽嵴0.5 cm即为腭乳头。

(3)术区消毒:对注射点区的口腔黏膜用1%碘酊或0.5%碘伏规范消毒。

(4)进针方向及注药:注射针自腭乳头侧缘刺入黏膜,然后将针摆向正中,使之与中切牙长轴平行,向后上方推进约0.5 cm,可进入腭前孔。注入麻醉药液量为0.25~0.5 ml。

(5)麻醉效果检测:3~5 min后,上颌3-3腭侧牙龈、腭侧黏骨膜、牙槽骨痛觉消失。

(6)注意事项:鼻腭神经在上颌3牙腭侧与腭前神经有吻合。

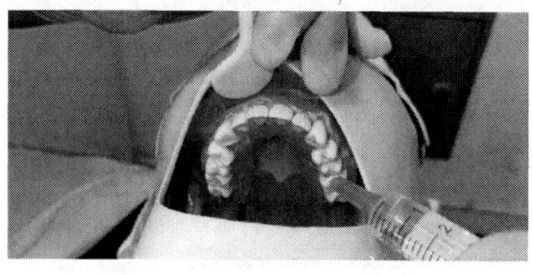

图2-2-4　鼻腭神经阻滞麻醉

4.下牙槽神经阻滞麻醉(又称翼下颌注射法)(图2-2-5)

(1)调整体位:嘱患者大张口,下颌平面与地面近似平行。

(2)确定进针点:患者大张口时,可见磨牙后方、舌腭弓(前柱)之前有一索条样的翼下颌皱襞。同时亦可见颊部的三角形颊脂垫,其尖端正对应翼下颌韧带中点稍外侧。此二者均为重要标志。或在大张口时以上下颌牙槽嵴相距的中线上与翼下颌韧带外侧 3~4 mm 的交点作为注射标志。

(3)术区消毒:对注射点区的口腔黏膜用 1%碘酊或 0.5%碘伏规范消毒。

(4)进针方向及注药:将注射器放在对侧口角即第一、第二前磨牙之间,与中线成 45°角。注射针应高于下颌殆面 1 cm 并与之平行。按此标志点进针 2~2.5 cm,可达下颌骨内侧面的下牙槽神经沟。回抽无血,即可注入麻醉药液 1~1.5 mL。

(5)麻醉效果检测:3~5 min 后,下颌同侧 1-8 的牙髓、牙周膜、牙槽骨,1-4 牙唇颊侧牙龈以及下唇痛觉消失。以同侧下唇麻木为注射成功标志。

(6)注意事项:操作过程中应根据患者下颌骨形态做适当调整,即下颌角变大,适当增加进针高度;下颌骨升支变宽,适当增加进针深度;下颌骨弓变宽,适当增加进针角度。

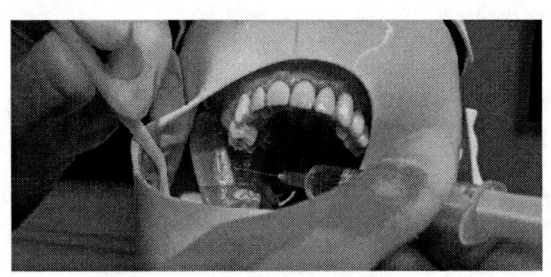

图 2-2-5 下牙槽神经阻滞麻醉

5.舌神经阻滞麻醉

在行下牙槽神经麻醉口内注射后,将注射针退出 1 cm,此时注射麻醉药液 0.5~1.0 ml,即可麻醉舌神经;或在退针时,边退针边注射麻醉药,直到针尖退至黏膜下为止。

6.颊神经阻滞麻醉

(1)在下牙槽神经阻滞麻醉过程中,针尖退至肌层和黏膜下时注射麻醉药 0.5~1.0 ml,即可以麻醉颊神经。

(2)也可以下颌磨牙面的水平线与下颌支前缘交界点的颊黏膜(大致在腮腺导管口下、后约 1 cm 处)作为注射标志,进针后在黏膜下注射麻醉药液 0.5~1.5 ml。还可以在要拔除磨牙的远中根颊侧黏膜转折处行局部浸润麻醉。

四、失分陷阱

(1)患者体位调整,尤其是颌平面与地面的角度与张口状态。

(2)注射点的确认需要有扎实的解剖基础和对临床情况清晰的认识。

(3)操作方法细节繁多,特别要注意进针方向和深度。

(4)坚持回抽无血,防止造成血肿或中毒。

（5）注意事项需要在操作过程中交代，避免遗漏。

五、任务评价（表2-2-2）

表2-2-2 任务评价表

	评价内容	具体分值	得分	教师评价
步骤	器械准备			
	消毒			
	确认进针点			
	进针方向与注射			
	麻醉效果检测			
	注意事项			
结果	消毒区域无空白			
	麻醉效果及区域描述			

情境二	口腔基本治疗技术	任务三	橡皮障隔离术	日期	
姓名		班级		学号	

任务三　橡皮障隔离术

学习情景介绍

口腔是一个潮湿且有菌的环境，在口腔治疗过程中需要尽可能达到无菌，同时尽可能地隔离口腔内的唾液与龈沟液。橡皮障隔离术是利用橡皮布的弹性，打孔后套在牙颈部作为屏障，使接受治疗的患牙牙冠（有时包含邻牙）与口腔隔离的一种方法。在口腔治疗过程中合理应用橡皮障既可以隔湿唾液，减少操作过程中的细菌，同时还能防止造成器械的误吞等，临床应用效果良好。

目的和要求

（1）掌握正确的橡皮障隔离术的操作方法和步骤。
（2）掌握橡皮障隔离术的禁忌证。
（3）掌握橡皮障隔离术的优点。

任务准备

橡皮障隔离术是口腔基本治疗操作中的抽考项目,在操作前要按照项目要求进行物品准备。需要在操作前调节椅位、灯光,同时准备一次性器械盘、手套。

任务实施

一、物品准备

橡皮布、打孔器、橡皮障夹、橡皮障夹钳、橡皮障支架。辅助工具有打孔模板、牙线、润滑剂、暂封材料等(图2-3-1)。

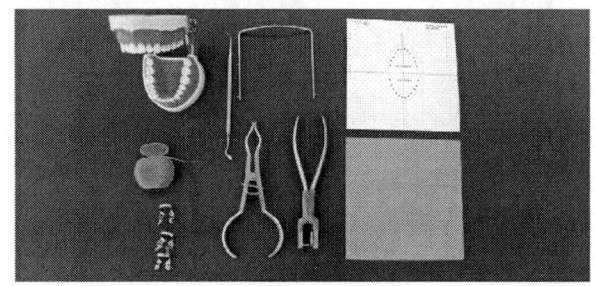

图2-3-1 物品准备

1.橡皮布

橡皮布一般由橡胶制成,对橡胶过敏者慎用,此类患者可选择非橡胶类的橡皮布。橡皮布为方形,边长有150 mm和125 mm两种尺寸,临床一般用较小尺寸的橡皮布即可满足要求。橡皮布的厚度分为薄型(0.15 mm)、中型(0.20 mm)、厚型(0.25 mm)、超厚型(0.30 mm)。橡皮布越薄,抗撕裂性能越下降,但进入牙间隙的阻力越小。橡皮布颜色有黑、绿、黄、灰、蓝等多种,深色橡皮布可以增加手术视野的对比度,但容易造成视觉疲劳。浅色橡皮布的半透明性则便于术中X线胶片的放置(图2-3-2)。

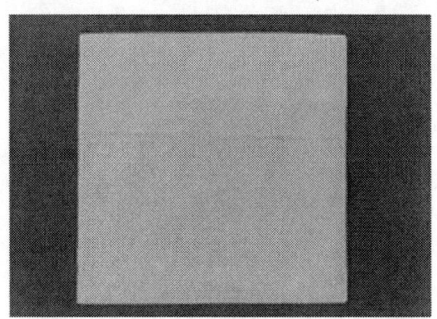

图2-3-2 橡皮布

2.打孔器

打孔器由打孔盘和打孔针组成,分为单孔径型和多孔径型两种。后者可以打出不同直径的孔,较为常用。打孔器大小根据牙的大小决定。最小孔径 0.5 mm,为下切牙孔;其次是次小孔,孔径 1 mm,为上切牙孔;再次是中孔,孔径 1.5 mm,为双尖牙或尖牙孔;而后是大孔,孔径 2 mm,为磨牙孔;最后是超大孔,孔径 2.5 mm,为超大牙孔。打孔器边缘应锐利,打出的孔边缘应连续光滑,避免孔边缘的微小撕裂或打孔不完全,否则容易在安装时撕裂(图 2-3-3)。

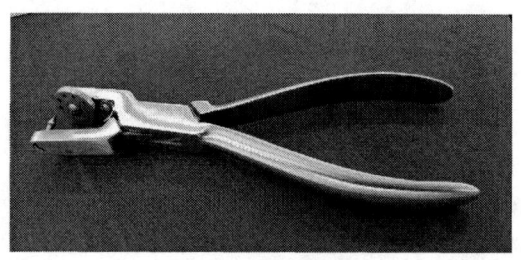

图 2-3-3　打孔器

3.橡皮障夹

橡皮障夹用于将套在隔离牙上的橡皮布固定在牙颈部,由夹臂和弓部构成(图 2-3-4)。夹臂向两侧伸展的部分称为翼,根据有无翼结构可以将橡皮障夹分为有翼夹和无翼夹两类。有翼的橡皮障夹有利于牵拉软组织,更好地暴露视野。翼又可分为前臂和中央臂,夹臂卡抱牙的部分称为喙,夹臂上有孔,便于安放橡皮障夹钳进行夹持。有翼夹和无翼夹的安装方式有所不同。按照橡皮障夹所适用的牙位,其又分为前牙夹、前磨牙夹和磨牙夹。前牙夹有两个弓,形似蝴蝶,故又称为蝴蝶夹。前磨牙夹和磨牙夹外形相似,但后者的喙较长,与所夹持牙的颈部尺寸相适应。此外,还有一些特殊类型的橡皮障夹,例如喙部呈锯齿状的橡皮障夹或喙缘凹向根方的橡皮障夹,用于隔离残冠、残根的橡皮布固位。目前国际上关于橡皮障夹尚无统一的编号,一般厂家将自定义的编号刻在弓上,便于识别。以 Hygenic(Colten/Whaldent Ine.)为例,9#为蝴蝶夹,用于前牙;2#用于前磨牙;8#为上磨牙通用夹,7#为下磨牙通用夹。号码前加 W,表示该橡皮障夹为无翼夹;号码后加 A,表示该橡皮障夹的喙部朝牙根方弯曲,与喙部水平者相区别。

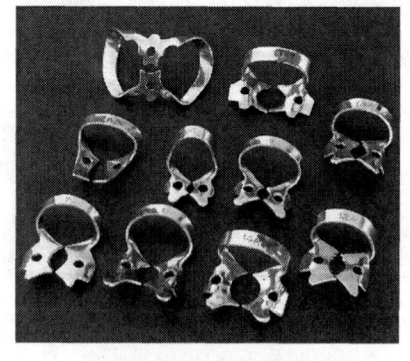

图 2-3-4　橡皮障夹

4.橡皮障夹钳

橡皮障夹钳用于安装或拆除时撑开橡皮障夹,由喙、柄和定位器组成。其喙部可以伸入有翼夹的翼部孔中,撑开夹子。手柄中部有定位装置,可以控制橡皮障夹撑开的程度并锁定,方便握持和安装,并且方便器械在医师和助手间的传递(图2-3-5)。

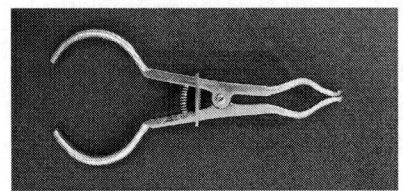

图 2-3-5　橡皮障夹钳

5.橡皮障支架

橡皮障支架用于口外支撑并固定橡皮布,同时抬高橡皮布,防止紧贴面部影响呼吸。支架形状有U形和环形两种,材质又可分为不锈钢和塑料两类。不锈钢支架上有小钉突(塑料支架上为三角突起),用于均匀撑开橡皮布。不锈钢支架结构轻巧,较为常用(图2-3-6)。

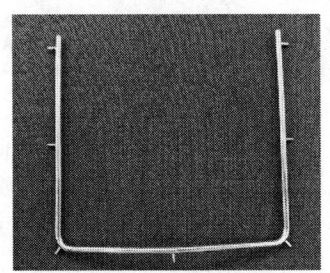

图 2-3-6　不锈钢支架

二、教师示教橡皮障的正确方法和步骤

按照教师示教步骤,观察橡皮障隔离术的操作方法和步骤,请同学们分组进行练习。

三、操作要点

1.准备术区

根据治疗需要和患者口腔条件选择固位牙的牙位和数目,使视野清楚、固位可靠。除去牙结石,清洁需隔离的牙。用牙线检查接触点,并使邻面光滑。若牙间隙过紧,牙线不能通过时,应先分离牙获得间隙。锐利的牙边缘应适当调磨,防止导致橡皮布撕裂(图2-3-7)。

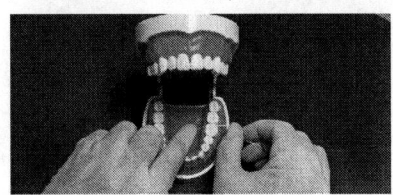

图 2-3-7　检查邻接

2.选择橡皮布

根据牙位和治疗内容选择橡皮布:牙髓病治疗时间较长且所用器械锐利,多选用不易撕裂的中、厚型橡皮布;前牙或刚萌出的牙则宜用薄型橡皮布。浅色为半透明,便于在橡皮布下放置X线胶片;深色易造成术者视觉疲劳,但可以增加手术视野的对比度。橡皮布暗面朝向术者,以减少炫光。橡皮布的大小应能完全盖住口腔。

3.打孔

根据所需隔离的牙位,可利用打孔模板,在橡皮布上标记打孔的位置进行打孔。也可将橡皮布分为四个象限,依照上下颌牙的排列,确定患牙所在位置并作记号。须留出足够橡皮布边缘,患牙越位于远中,打孔越靠近橡皮布的水平中线。打孔应边缘整齐,防止撕裂且大小合适(图2-3-8)。

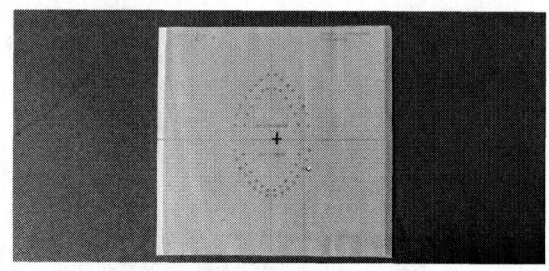

图2-3-8 打孔

(1)打孔的范围:上颌切牙约在橡皮布上缘以下2.5 cm处,上颌余牙由正中按牙位向下向外略成弧形。下颌切牙约在橡皮布下缘以上5 cm处,下颌余牙由正中按牙位向上向外略成弧形。

(2)打孔的大小:多孔打孔器工作端转盘上的孔直径为0.5~2 mm,应按照牙的大小选择合适的打孔直径。

(3)孔间距离:取决于牙间隙的宽度,一般间隔2~3 mm为宜。

(4)打孔的数目:按牙位治疗的牙数和缺损的部位决定打孔的数目。如治疗咬合面洞打一个孔;治疗Ⅱ类洞或两个患牙时打2~3个孔;治疗两个以上患牙,则要比治疗牙数多打1~2个孔;前牙易滑脱,有时治疗一颗牙需打多个孔。

(5)将橡皮布的组织面在打孔区周围及患者的口角处涂上一层润滑剂,方便橡皮布进入牙间隙,同时以减小橡皮布对口角处的摩擦。

4.选择橡皮障夹

首先根据牙位选择前牙夹、前磨牙夹或磨牙夹,其次根据安装方式选择有翼或无翼(有W或无W)的橡皮障夹,再次根据剩余牙体组织的多少选择喙的形态(有A或无A标识)。

5.放置橡皮障

根据不同的橡皮障夹或橡皮布打孔方法,分别可采取翼法、橡皮布优先法、弓法、橡皮障夹优先法等橡皮障放置方法。翼法是在口内操作时间最短的方法,最适合只隔离一颗牙的操作,因此是必须熟练掌握的橡皮障放置方法。以下介绍翼法和橡皮布优先法。

(1) 翼法：常用于单颗牙的隔离。①将有翼橡皮障夹的翼部套入橡皮布孔中，露出橡皮障夹的其余部分（图 2-3-9）；②用橡皮障夹钳撑开橡皮障夹，连同橡皮布一起夹在牙颈部，夹的弓部位于牙的远中（图 2-3-10）；③用水门汀充填器的扁铲端或手指将翼上方的橡皮布推至翼下牙颈部，暴露翼部（图 2-3-11）。

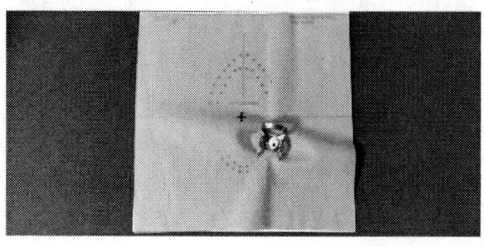 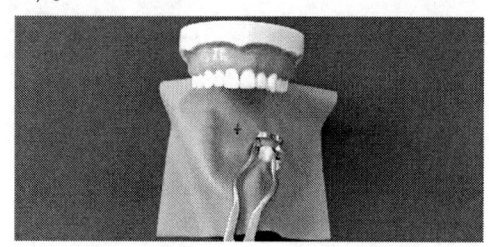

图 2-3-9　翼法①　　　　　　　　图 2-3-10　翼法②

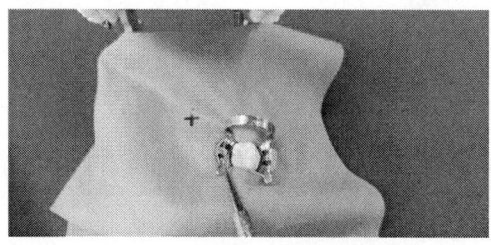

图 2-3-11　翼法③

(2) 橡皮布优先法：常用于多颗牙的隔离。①双手撑开已打好孔的橡皮布，按打孔部位逐一从远中向近中套入牙并推向牙颈部。邻面不易滑入时，可用牙线帮助橡皮布通过接触点（图 2-3-12）。②选择合适的橡皮障夹，并用橡皮障夹钳将橡皮障夹固定在多颗隔离牙两侧最远端牙位的牙颈部。隔离单颗牙时，橡皮障夹的弓部必须放置在远中。

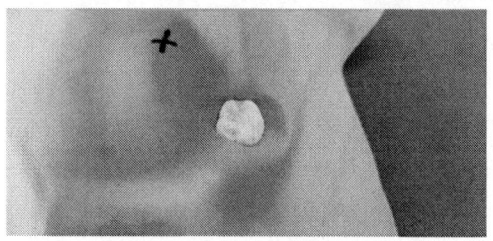

图 2-3-12　橡皮布优先法

以上两种放置方法虽然不同，但橡皮障夹的喙与牙颈部都必须保持 4 点及以上接触，以保证橡皮布固位稳定。对于橡皮布不能顺利进入邻面接触点下方的患牙，可利用牙线双折在舌侧形成环状，将橡皮布压入接触区，再从颊侧抽出牙线，防止橡皮布移位（图 2-3-13）。橡皮障夹就位后，用橡皮障支架将橡皮布游离部分在口外撑开；U 形支架的开口端朝鼻孔方向，支架的凹部朝向面部，其弧度与颏部一致；橡皮布固定于支架的小钉突（或三角突起）上。

橡皮障放置后,调整橡皮布在口外支架上的位置,使其上缘不能遮挡鼻孔,下缘达颏下部,张力适当,不发生移位,且完全覆盖口腔(图2-3-14)。

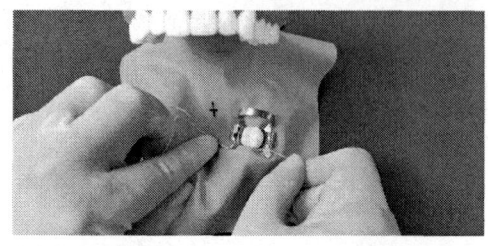

图2-3-13 邻面障布处理

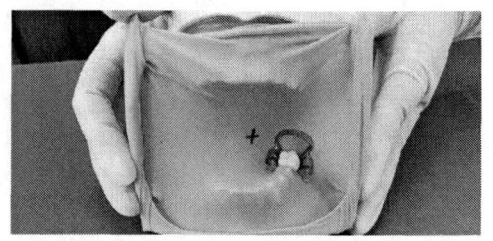

图2-3-14 支架固定

6.拆卸橡皮障

治疗结束后,单颗牙可先用橡皮障夹钳取下橡皮障夹,再将橡皮障支架和橡皮布一并取出。如果是多颗牙或邻面洞,则需使用剪刀剪除牙间的橡皮布,再除去橡皮障夹,将支架和橡皮布一并取出。

四、失分陷阱

(1)橡皮障夹就位时需要反复确认需要治疗的牙位,治疗操作前必须再次确认,防止牙位错误。

(2)注意保护牙龈和黏膜,避免软组织损伤。

(3)橡皮布应紧紧包裹牙颈部,无破损和渗漏。可以使用窝洞暂封剂或橡皮障封闭剂封闭潜在间隙,也可以在牙颈部用牙线结扎,以利于保持橡皮布在牙颈部收紧。

(4)对于全身情况较差、鼻通气障碍或有精神疾患的患者,需要随时观察全身情况的变化和患者的反应,因此不推荐安放橡皮障。

五、任务评价(表2-3-1)

表2-3-1 任务评价表

	评价内容	具体分值	得分	教师评价
步骤	术区准备			
	选择橡皮布			
	打孔			
	放置橡皮障			
	拆卸橡皮障			
结果	橡皮障无撕裂			
	橡皮布与隔离牙无间隙			
	橡皮布位于橡皮障夹与邻接点下方			

> **任务拓展**
>
> 1.术区的常用隔离方法有哪些?
> 术区的隔离可采用棉卷隔离或安置橡皮障等方法,一般配合吸唾器使用。
> 2.使用橡皮障的目的是什么?
> ①提供干燥、清洁和消毒的术野;②保护患者;③方便医师操作;④防止医源性交叉感染等。
> 3.当放置橡皮障的操作时间过长或患者发生过敏时,应如何处理?
> 如果操作时间较长或患者发生过敏,则最好在橡皮障与皮肤之间垫纸巾或成品的纸垫。
> 4.橡皮障的主要优点有哪些?
> 橡皮障的安全性与无菌性均较好,常用于牙髓治疗中。

情境二	口腔基本治疗操作	任务四	G.V.Black Ⅱ类洞制备术	日期	
姓名		班级		学号	

任务四　G.V.Black Ⅱ类洞制备术

学习情景介绍

牙体病损经手术切割形成特定形状的洞称为窝洞,制备窝洞的过程称为备洞。制备好的窝洞要求无病损及感染组织,填入充填材料后可恢复牙齿外形和功能。G.V.Black Ⅱ类洞制备术是指用于银汞合金充填的磨牙邻𬌗面复面洞(双面洞)制备术。

目的和要求

(1)掌握正确的窝洞制备原则。
(2)掌握正确的窝洞制备方法和步骤。

任务准备

G.V.Black Ⅱ类洞制备术是口腔基本治疗操作中的抽考项目,在操作前要按照项目要求进行制品准备。需要在操作前调节椅位、灯光,同时准备一次性器械盘、手套。

任务实施

一、物品准备

一次性口腔治疗盘（包括镊子、探针、口镜）、高速手机、低速手机、三用枪、裂钻、低速球钻和倒锥钻、离体磨牙（图2-4-1）。

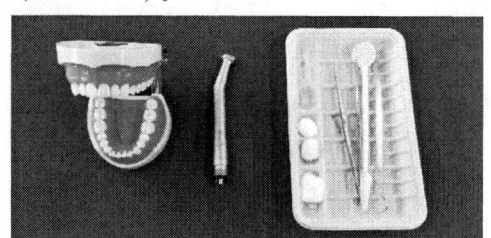

图2-4-1　物品准备

二、教师示教备洞的正确方法和步骤

按照教师示教步骤，观察Ⅱ类洞制备术的操作方法和步骤，请同学们分组进行备洞练习。

三、操作要点

1. 固定离体磨牙

左手拇指、食指和中指三指固定离体磨牙，右手持手机，以左手为支点。

2. 邻面洞制备

从牙的近中或远中边缘嵴平行于牙体长轴制备邻面洞，在向深处钻磨的同时应向颊舌方向扩展至自洁区，形成略向𬌗方聚合，龈方大于𬌗方的梯形。龈壁与牙体长轴垂直，位于釉牙骨质界𬌗方0.5~1 mm，洞深1.5 mm（釉牙本质界内0.5 mm），轴壁与牙体长轴平行，形成与邻面一致的弧度（图2-4-2）。

3. 𬌗面洞制备

用裂钻自邻面洞向𬌗面窝沟处水平扩展，深度1.5~2 mm（釉牙本质界下0.5~1 mm），制备鸠尾固位形。鸠尾峡位于颊舌两牙尖之间，宽度一般为两牙尖距离的1/4~1/3，峡与邻面边缘嵴洞口宽度的适宜比例为1/2或1/3，并且位于轴髓线角靠近中线一侧。鸠尾膨大的尾部应放在𬌗面窝内，颊、舌侧对称膨出，宽于鸠尾峡，但要小于邻面洞宽。（图2-4-3）

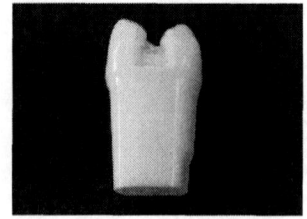

图2-4-2　邻面洞的制备

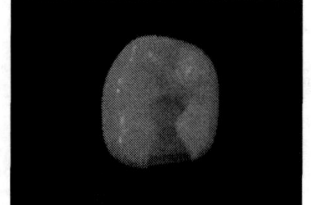

图2-4-3　𬌗面洞的制备

4. 修整检查洞形

用裂钻修整窝洞，倒锥钻修整洞底，小球钻修整点线角，使窝洞呈现𬌗面洞底平壁

直,邻面洞颊舌壁外敞、龈阶平直、轴壁弧形与牙邻面一致的形态。用探针检查𬌗面窝洞,深度 1.5~2 mm,邻面洞洞深 1.5 mm,整个邻𬌗面洞位置正确,比例协调。

四、失分陷阱

(1)先制备邻面窝洞,再制备𬌗面洞。
(2)操作时,离体牙直立,𬌗面朝上,不能随意翻转。
(3)制备邻面窝洞时,从牙的𬌗面近中或远中边缘嵴钻入,不应从邻面进入。
(4)邻面窝洞外形为略向𬌗面聚合的梯形,注意与邻𬌗嵌体区分。
(5)𬌗面洞鸠尾峡位于轴髓线角靠牙齿中线一侧。
(6)鸠尾膨大的尾部比鸠尾峡宽,但小于邻面洞宽。

五、任务评价(表2-4-1)

表2-4-1 任务评价表

评价内容		具体分值	得分	教师评价
操作过程	操作方式及支点			
	操作程序			
	操作动作			
备洞结果	邻面部分			
	𬌗面部分			
	壁、线、角			

任务拓展

一、窝洞制备的生物学原则
1.彻底清创,消除细菌感染。
2.保护牙髓,维护髓腔完整封闭状态。
3.尽量保存健康牙体组织。

二、窝洞制备的力学原则
1.窝洞的固位形,即充填体在承受咬合力时不松动、不移位、不脱落的形状,制备磨牙邻𬌗面洞常用的固位形是侧壁固位、梯形固位、鸠尾固位倒凹固位。
2.窝洞的抗力形,即充填体和剩余牙体组织在承受正常咬合力时不致折裂的形状,良好的抗力形体现在以下几个方面。
(1)去除无基釉牙,降低或去除薄壁弱尖。
(2)应力分布均匀,避免应力集中。
(3)将洞形制备成一定深度的盒状,底平、壁直、点线角清楚。

情境二　口腔基本治疗技术				任务五　磨牙开髓术		日期	
姓名		班级			学号		

任务五　磨牙开髓术

学习情景介绍

开髓术是根管治疗的首要步骤，通过髓腔进入和髓腔初预备，形成便于根管治疗的器械、药物及材料能顺利进入根管口到达根尖的直线通道。完善的开髓术既要保证髓室顶去除干净，又要尽可能保留较多的健康牙体组织。这就要求在开髓部位、开髓形态、开髓方法等方面规范操作，以利于后续根管治疗的进行。对于口腔医学从业人员来说，掌握开髓术的操作势在必行。

目的和要求

(1) 掌握磨牙髓腔的解剖特点。
(2) 掌握正确的开髓术的操作方法和步骤。
(3) 具备无菌观念和爱伤意识。

任务准备

开髓术是口腔基本治疗操作中的抽考项目，在操作前要按照项目要求进行物品准备。需要在操作前调节椅位、灯光，方式同一般检查，同时准备一次性器械盘、三用枪、洗手液（肥皂）、手套。

任务实施

一、物品准备

口镜、探针、高速涡轮机、低速手机、裂钻、球钻、根管口探针、根管锉、仿头模型等（图2-5-1）。

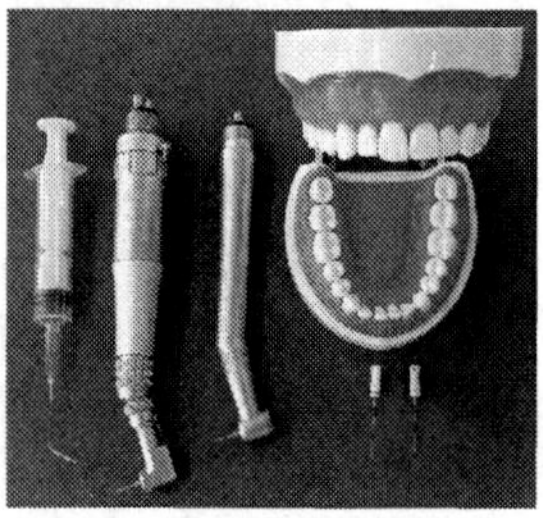

图2-5-1　物品准备

二、教师示教磨牙开髓术的正确方法和步骤

按照教师示教步骤，观察磨牙开髓术的操作方法和步骤，请同学们分组进行练习。

三、操作要点

1. 术前准备

(1) 术者体位：术者取坐位，位于患者右后方，肘部与患者头部平齐。

(2) 患者体位：患者取仰卧位，头部与医师肘部平行。上颌牙开髓时，咬合平面与地面成 45°~90°角；下颌牙开髓时，咬合平面与地面平行。

(3) 灯光调节：将灯光由远及近、由下到上移至口腔，集中于术区，保证光线充足和良好的视野，但应避免直射患者眼部。

2. 握持及支点

左手持口镜，右手执笔式握机头，无名指做支点。可选择口内支点或口外支点，口内支点时，应靠近治疗区。

3. 开髓洞形设计

磨牙的开髓部位常规位于𬌗面。

(1) 上颌磨牙：标准洞形为颊舌径大于近远中径的圆三角形。顶位于腭侧，底边位于颊侧，一腰位于斜嵴的近中侧，与斜嵴平行；另一腰位于近中边缘嵴内侧，与近中边缘嵴平行（图 2-5-2）。当怀疑近中颊根存在第二根管（MB2），需将标准洞形的近中边的颊侧部分再向近中略做扩展，使洞形趋于圆四边形。

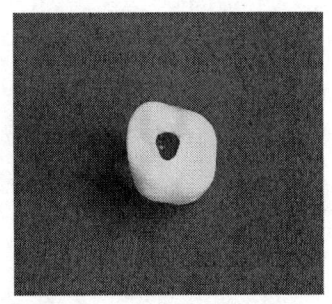

图 2-5-2　上颌磨牙开髓洞形

(2) 下颌磨牙：标准洞形为近远中径大于颊舌径的圆四边形，位于𬌗面近远中向的中 1/3，颊舌向中线偏颊侧。近中边稍长，远中边稍短，颊侧洞缘位于颊尖的舌斜面上，舌侧洞缘位于中央沟处。

4. 开髓方法及操作

(1) 进入并穿通髓腔：用带有喷水冷却的涡轮裂钻，以磨牙𬌗面中央窝为进钻部位，制备一牙本质深洞。操作时以执笔式握持手机，以无名指为支点，采用点磨的钻磨方式，边向深部钻入边向外周扩展，钻针方向始终要与牙体长轴平行。一般穿通髓腔最好选在髓角处；如磨牙髓室较宽大，可以髓室顶中央作为穿入点，此时可出现明显的落空感；若磨牙髓室较小，髓室顶与底距离近，可考虑将对应于最粗的根管口处作为穿入点，如上颌磨牙的腭根管口和下颌磨牙的远中根管口的上方。

(2) 揭净髓室顶：穿通髓腔后，可沿各髓角相连的髓室顶线角将髓室顶完整揭净。操作过程中应注意以下几点。

①用裂钻侧刃水平向切割牙本质或用球钻向冠方提拉揭髓室顶，钻磨时不能向根尖方向加压。

②钻针的进入方向始终与牙长轴平行，以防止髓室壁穿孔。

③严格控制钻针进入的深度，以避免髓室底穿孔。若钻磨至预计髓室底深度时仍未

有明显的髓腔穿通迹象,应及时检查、调整钻针的方向及穿髓的部位。

(3)修整髓室侧壁,形成便宜形:髓室内侧壁的牙本质凸起会遮挡根管口,进而妨碍根管器械进入根管,需去除,以形成直线到达所有根管口的通道。使用4#球钻进行冠方提拉操作(牙本质领的大小、厚度一般不超过4#球钻的直径),探针小弯不能钩住髓室顶边缘,暴露所有根管口。

(4)定位根管口:利用DG-16探针循髓室底的暗线在底部终端稍用力探查,质软或有卡探针感的位点极有可能为根管口。探查过程中,应注意额外根管的存在。

①上颌磨牙:上颌磨牙一般为3根管:近颊根管、远颊根管及腭侧根管,但应注意上颌第一磨牙近中颊根的第二根管(MB2)。常规圆三角形洞形不足以使MB2根管口暴露时,应将圆三角形向近中加宽,使洞形呈斜梯形,有利于查找MB2根管口。从远颊根管向近颊根管根管口和腭侧根管的连线引一条垂线,两线交点近中侧1 mm区域内即为MB2根管口所在。

②下颌磨牙:下颌磨牙一般为3根管,近颊根管、近舌根管及远中根管,但应注意远中根管可出现双根管。当远中根管口偏于近中两根管连线中点的垂线一侧或偏于髓室底近远中向的暗线一侧(舌侧较多)时,则应寻找第四根管(DB)。下颌第二磨牙可出现C形根管,还需格外注意。

(5)探查、通畅根管,建立根管通路:用小号(10#或15#)根管锉自根管口循直线探入根管(图2-5-3),探查根管的走向,建立根管通路,确保根管锉可顺利达根尖,为后续根管预备奠定基础。

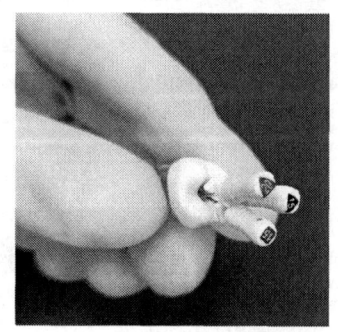

图2-5-3 根管锉直线探入根管

四、失分陷阱

(1)操作不规范:器械选择错误;器械握持不当,无支点;持续施压钻磨,无水冷却;操作顺序不当等。

(2)开髓洞形不佳:进钻位置错误;开髓形态错误;开髓洞形过大或过小。

(3)未建立进入根管的直线通道:未打开髓腔,仅在根管口上方的牙本质洞底上制备了3~4个孔,误把穿髓孔当成了根管口;髓室顶未完全去净,髓腔暴露不完全,探针小弯端可钩住各部位或少数部位髓室顶边缘;侧壁牙本质领未去除,根管口未完全暴露。

(4) 牙体组织剩余量较少:髓室壁磨除量过大,形成凹陷或台阶,甚至发生穿孔;髓室底损伤,甚至穿孔。

(5) 根管口定位欠佳:根管口暴露尚可,但不能自开髓口顺畅至根管;遗漏根管。

五、任务评价(表2-5-1)

表2-5-1 任务评价表

	评价内容	具体分值	得分	教师评价
步骤	器械选择	0.5		
	握持方式及支点	2		
	操作动作及程序	2.5		
结果	开口的位置、洞形及牙体组织量	4		
	髓室顶去净	4		
	髓腔形态和髓室顶完整	4		
	定位根管口	3		

任务拓展

一、上颌磨牙的髓腔形态

1.髓室似矮立方形,颊舌径>近远中径>髓室高度;髓室顶形凹,最凹处与颈缘平齐。

2.髓室顶近中颊尖和近中舌尖较高,二者均接近牙冠中1/3。

3.髓室底有3~4个根管口,排列呈颊舌径长、近远中径短的四边形或三角形,近颊根管多为双根管,远颊侧根管和舌侧根管多为单根管。

二、下颌磨牙的髓腔形态

1.髓室呈矮立方形,近远中径>颊舌径>髓室高度;髓室顶形凹,最凹处与颈缘平齐。

2.近舌髓角与远舌髓角高度相近,二者均接近牙冠中1/3。

3.髓室底轮廓为近远中径长、颊舌径短的四边形或五边形,髓室底通常有3~4个根管,即近中2个根管,远中1~2个根管。

三、髓腔入口洞形的设计必须考虑的解剖因素

1.髓腔的解剖形态。

2.根管口的位置。

3.根管的数目、弯曲程度和弯曲方向。

情境二 口腔基本治疗技术		任务六 龈上洁治术		日期	
姓名		班级		学号	

任务六 龈上洁治术

学习情景介绍

龈上洁治术指使用洁治器械去除龈上菌斑、牙石及浅表龈下菌斑、牙石,同时磨光牙面,以延迟菌斑和牙石在牙面的再次沉积。菌斑是牙周病发生的始动因素,牙石是牙周病最重要的局部刺激因素,龈上洁治术是去除菌斑和牙石最有效的方法。龈上洁治术后,龈炎完全消退或减轻;对于牙周炎,除日常菌斑控制外,洁治术是首要的治疗方法,也是下一步治疗程序的基础。因此,洁治术是口腔医师的基本功,掌握龈上洁治术的技术操作势在必行。

目的和要求

(1)掌握龈上洁治术的器械使用。
(2)掌握正确的龈上洁治术的操作方法和步骤。
(3)具备无菌观念和爱伤意识。
(4)具备良好的职业素养与有效沟通能力。

任务准备

龈上洁治术是口腔基本治疗操作中的抽考项目,在操作前要按照项目要求进行物品准备。需要在操作前调节椅位、灯光,方式同一般检查。同时准备一次性器械盘、三用枪、洗手液(肥皂)、手套。

任务实施

一、物品准备

一次性器械盒、龈上洁治器、仿头模型、注射器、生理盐水、碘甘油等(图2-6-1)。

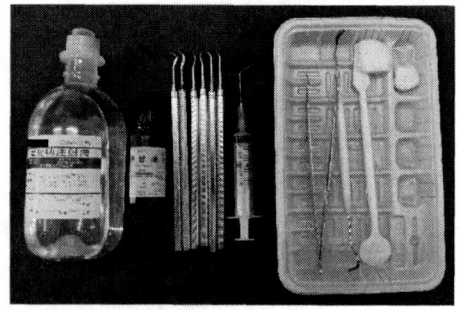

图 2-6-1 物品准备

二、教师示教龈上洁治术的正确方法和步骤

按照教师示教步骤,观察龈上洁治术的操作方法和步骤,请同学们分组进行练习。

三、操作要点

1.病史采集

首先询问病史,若存在以下情况,则不宜行龈上洁治术。

(1)心血管疾病:患有活动性心绞痛、半年内发作过的心肌梗死以及未能有效控制的高血压和心力衰竭等。

(2)各种出血性疾病:如血小板减少症、白血病、未控制的三型糖尿病、未控制的甲亢等。

(3)急性传染病,如急性肝炎活动期、结核病等。

(4)急性炎症:为避免炎症沿血液播散,应在急性期过后进行。

(5)妊娠期:妊娠期间(1~3月和7~9月)不宜行洁治术。

2.术前准备

(1)患者体位:患者上身后仰,头部与医师肘部平齐。行上颌牙洁治术时,上颌牙咬合平面与地面成45°~90°角;行下颌牙洁治术时,下颌牙咬合平面与地面平行。

(2)术者体位:术者取坐位,位于患者右方,肘部与患者头部平齐。行洁治术时,将患者口腔分为上、下两个前牙区及上、下、左、右四个后牙区,逐区段进行。术者体位可根据洁治牙位变化于患者的7点至2点位置之间进行调整,移动至适宜的位置。如洁治下颌后牙区段可位于患者的右后方;洁治下颌前牙区段可位于患者的正后方和右前方。

(3)灯光调节:将灯光由远及近、由下到上移至口腔,集中于术区,保证光线充足和良好的视野,但应避免直射患者眼部。

3.术前消毒

漱口水或生理盐水含漱,碘附局部消毒。

4.器械选择、握持及支点

龈上洁治术的手用器械包括镰形洁治器和锄形洁治器(图2-6-2),镰形洁治器又分为前牙镰形洁治器和后牙镰形洁治器,用于去除邻面的菌斑和牙石。前牙镰形洁治器的工作端与柄成直线,工作头为直角形或大弯形,分别称直角镰形洁治器或大弯镰刀形洁治器(图2-6-3);后牙镰形洁治器在器械颈部呈两个角度,左右成对,称牛角镰形洁治器(图2-6-4)。锄形洁治器的工作头外形似锄头,刃口一端为锐角,一端为钝角,左右成对,主要用于去除唇(颊)、舌面的菌斑和牙石。但应注意洁治浅表龈下菌斑和牙石时,将锐角置于牙石侧的龈沟内(图2-6-5)。

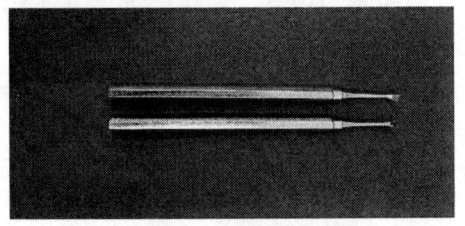

图2-6-2 锄形洁治器

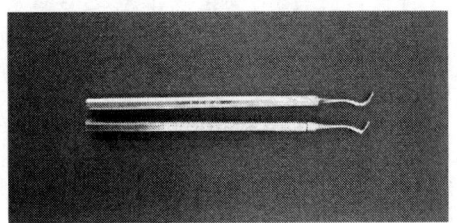

图2-6-3 直角镰形洁治器或大弯镰形洁治器

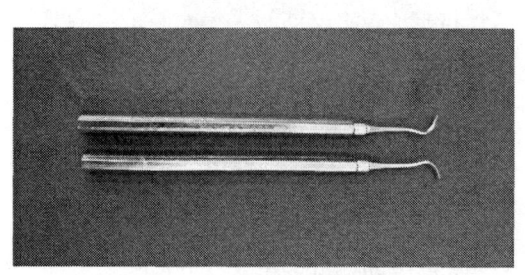

图 2-6-4 牛角镰形洁治器

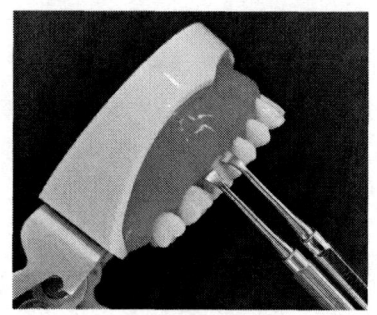

图 2-6-5 锄形洁治器的使用

(1)器械选择。

1)前牙:直角镰形洁治器或大弯镰形洁治器和一对锄形洁治器。大弯镰形洁治器还可用于唇(颊)、舌面大块牙石的清除。

2)后牙:一对牛角洁治器(弯镰刀形洁治器)和大弯镰形洁治器(或一对锄形洁治器)。弯镰刀形洁治器用于去除邻面的菌斑和牙石,但使用时,应注意颊、舌侧选择正确(图 2-6-6)。

(2)器械握持:左手持口镜,右手改良握笔式握持洁治器械(图 2-6-7)。

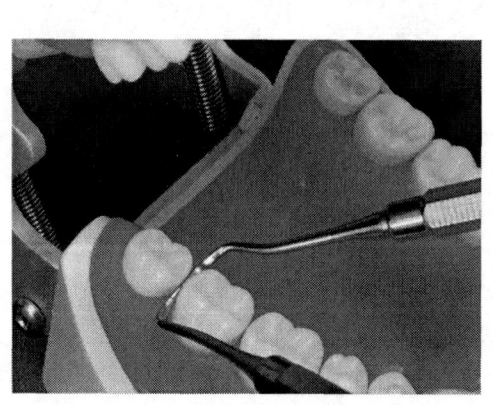

图 2-6-6 弯镰刀形洁治器的使用

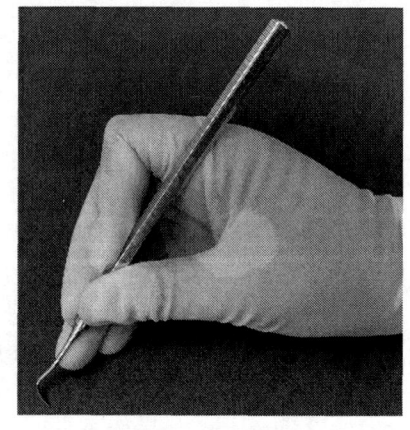

图 2-6-7 器械握持

(3)支点:中指或中指与无名指紧贴作支点;可选择口内支点或口外支点,口内支点时,支点在邻牙上,应尽量靠近治疗区;支点稳固,用力时仍存在支点。

5.操作方式

(1)器械的放置和角度:将洁治器工作刃尖端 1~2 mm 紧贴牙面,置于牙石根方,洁治角度在 45°~90°,以 70°~80°为宜。操作过程中应注意非工作刃的中部勿贴牙面,以免工作刃尖端翘起致牙龈损伤。

(2)用力方式:去除牙石时,肘腕部用力,在协调的合力作用下,将牙石整体向冠方刮除。个别精细部位可用指力,但应避免层层切削牙石。

(3) 用力方向：向冠方用力，也可斜向或水平方向，但应避免向牙龈方向用力。

(4) 器械的移动：洁治过程中，工作刃的尖端始终接触牙面，避免损伤牙龈。一次洁治动作完成后，洁治器移动至下一个部位，两次洁治动作之间要有连续性，避免遗漏牙石。为了保证清楚的视野，洁治过程中要随时去除过多的血液或唾液。

6. 洁治后检查和处理

(1) 检查：洁治结束后，应检查牙石清除情况及牙龈状况。

1) 牙石：洁治完成后，使用尖探针仔细检查各牙面有无残留牙石，尤其是邻面和龈下1~2 mm处。若仍存在残留牙石，使用洁治器械彻底清除。

2) 牙龈：检查牙龈有无损伤，若牙龈有损伤和渗血则进行相应的处理。

(2) 处理：洁治完成后，3%过氧化氢溶液或生理盐水冲洗或擦洗治疗区。3%过氧化氢溶液既能清除散落在局部（龈沟等处）的牙石残留，又可止血。最后请患者漱口，上碘甘油。

7. 洁治后效果

完善的龈上洁治术要求牙石去除干净且牙龈无损伤。

四、失分陷阱

(1) 医患体位：患者体位过高致术者体位不佳。

(2) 器械选择不当：使用弯镰刀形洁治器时，颊、舌侧器械选择不当。

(3) 支点不稳或无支点：仅用无名指作支点或无支点，清除牙石效果欠佳，甚至器械滑脱致牙龈损伤。

(4) 洁治角度错误：洁治角度在45°~90°，以80°最佳。

(5) 用力方式错误：洁治器在牙石表面层层切削，导致牙石不能彻底去净。

(6) 洁治后处理：洁治完成后，勿忘冲洗或擦洗治疗区。

(7) 洁治效果：洁治过程中，工作刃的尖端翘起，离开牙面，损伤牙龈。

五、任务评价（表2-6-1）

表2-6-1 任务评价表

	评价内容	具体分值	得分	教师评价
步骤	医患体位			
	器械选择、握持方式及支点			
	操作方式			
	洁治后检查和处理			
结果	牙石去除干净			
	牙龈无损伤			

> **任务拓展**
>
> 一、龈上洁治术的适应证
> 1.龈炎、牙周炎。
> 2.预防性治疗。
> 3.口腔内其他治疗前的准备。
> 二、常用的洁治器械及洁治角度
> 1.超声波洁牙机,洁治时将工作刃的尖端轻轻以与牙面平行或<15°角置于牙石的根方来回移动。
> 2.手用洁治器,洁治时刀刃与牙面角度以80°角最佳。
> 三、精细部位(如:轴角)去除牙石的用力方式
> 1.前臂-腕部转动发力。
> 2.单纯用指力来拉动工作刃,动作比较精细,易于控制。

情境二	口腔基本治疗技术	任务七	牙槽脓肿切开引流术	日期	
姓名		班级		学号	

任务七　牙槽脓肿切开引流术

学习情景介绍

牙槽脓肿切开引流术是指使急性根尖周炎、骨膜下脓肿或黏膜下脓肿产生的脓液和腐败坏死物迅速排出体外,减轻局部疼痛、肿胀及张力的外科手术,从而达到消炎解毒及预防感染扩散的目的。牙槽脓肿切开引流术在操作时要严格遵守无菌操作原则及一般脓肿切开引流术的原则及要求。

目的和要求

(1)掌握牙槽脓肿切开引流术的适应证。
(2)掌握正确的黏膜消毒的方法。
(3)掌握牙槽脓肿切开引流术的方法和步骤。
(4)具有无菌观念和爱伤意识。

任务准备

牙槽脓肿切开引流术是口腔基本治疗操作中的抽考项目,在操作前要按照项目要求进行物品准备。需要在操作前调节椅位、灯光,同时准备一次性器械盘、手套、消毒剂、无菌棉球(棉签)。

任务实施

一、物品准备

口镜、镊子、探针、手术刀柄及 15 号刀片、注射器、局麻药物、消毒剂、引流条、血管钳等。

二、教师示教牙槽脓肿切开引流术的正确方法和步骤

按照教师示教步骤,观察牙槽脓肿切开引流术操作方法和步骤,请同学们分组进行练习。

三、操作要点

1. 医嘱

对患者做必要的医嘱说明,使患者有心理准备。

2. 体位

调整患者椅位,张口时下颌牙与地平面平行,下颌与术者肘关节平齐。

3. 消毒、麻醉

戴手套,用干棉球擦干黏膜表面,然后用1%碘酊规范消毒(图2-7-1),2%利多卡因阻滞麻醉(图2-7-2)或2%丁卡因表面麻醉。

4. 切开

采用尖刀片在脓肿最明显、最低处切开,切口方向与前庭沟平行(图2-7-3),直达骨面(注意避开神经、血管),可见脓液流出,之后进行钝性分离(图2-7-4)。

5. 冲洗

用大量生理盐水顺切口冲洗脓腔(图2-7-5),直至脓液冲洗干净。

6. 放置引流

将引流条放入切口(图2-7-6),末端少许露在脓腔外,嘱第二天复诊。

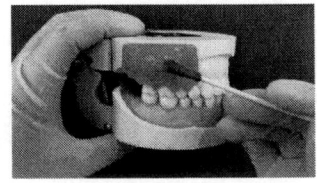
图 2-7-1 消毒

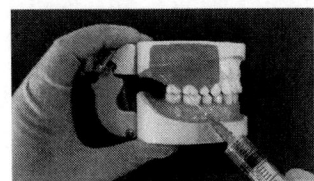
图 2-7-2 麻醉

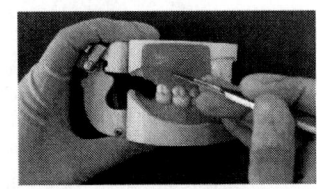
图 2-7-3 切开

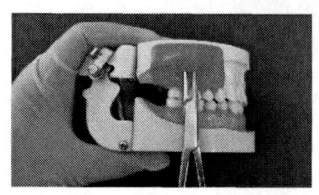 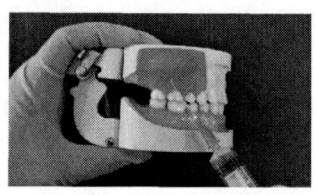 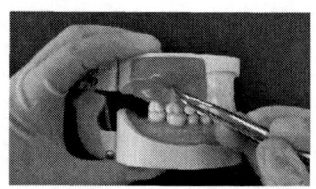

图 2-7-4　钝性分离　　　　图 2-7-5　冲洗　　　　图 2-7-6　引流

四、失分陷阱

（1）违反无菌观念,操作前未消毒。
（2）动作粗暴,引起患者不适。
（3）切口位置不正确,应选择脓肿最低处或即将破溃处。
（4）刀口过浅,不是一刀到底。

五、任务评价（表 2-7-1）

表 2-7-1　任务评价表

评价内容	具体分值	得分	教师评价
爱伤意识			
体位			
麻醉			
消毒			
切开部位			
切开深度			
冲洗			
引流条			

任务拓展

一、牙槽脓肿切开引流术的适应证

局部疼痛加重,呈搏动性跳痛;炎性肿胀明显,表面黏膜紧张、发红;触诊有明显压痛点、波动感;呈凹陷性水肿;穿刺有脓液抽出。

二、牙槽脓肿切开引流术的目的

使脓液和坏死组织迅速排出,减轻肿胀疼痛,促进愈合。

三、牙槽脓肿常用的引流方法

片状引流、纱条引流。

情境二	口腔基本治疗技术	任务八	牙拔除术	日期	
姓名		班级		学号	

任务八　牙拔除术

学习情景介绍

牙拔除术是颌面外科学中的一项基本操作,同时也是某些牙齿疾病的终末治疗手段。为了有效预防牙拔除术的并发症,术前应认真做好全面检查,拍摄X线片,确保拔除该患牙符合牙拔除术的适应证,同时患者没有禁忌证,必要时预防性使用抗生素等;术中应严格遵循无菌要求,规范操作,尽量缩短手术时间,减少损伤;术后妥善护理,引导患者遵循医嘱。如何有效地避免拔牙术中的并发症以及如何预防拔牙术后的并发症是口腔医生应该思考的重点,也是口腔医学生执业考试中的常考点和易错点,应引起考生足够的重视。

目的和要求

(1)掌握拔牙工具识别和使用方法。
(2)掌握拔牙基本步骤。
(3)掌握拔牙术中与术后并发症的处理措施。

任务准备

牙拔除术是口腔基本治疗操作中的抽考项目,在操作前要按照项目要求进行物品准备。需要在操作前调节椅位、灯光,同时准备一次性器械盘、手套、拔牙钳、牙挺等。

任务实施

一、物品准备

一次性口腔器械盘、消毒剂、干棉球、棉签、一次性注射器、局麻药物、拔牙钳、牙挺、牙龈分离器、手术刀、缝合针、缝合线、骨凿、骨锤、纱布卷、磨牙钳等(图2-8-1至图2-8-5)。

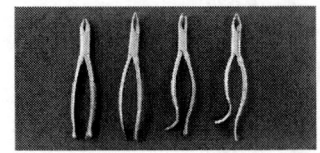
图 2-8-1　上颌拔牙钳

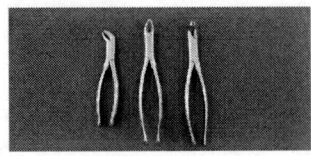
图 2-8-2　下颌拔牙钳

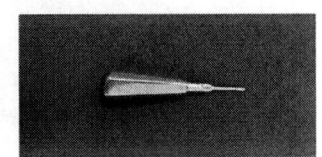
图 2-8-3　牙挺

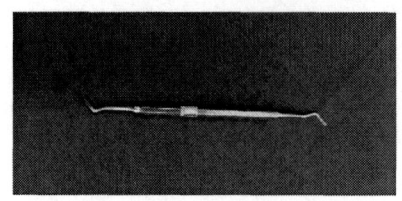
图 2-8-4　牙龈分离器

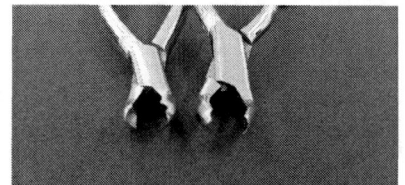
图 2-8-5　上颌磨牙钳

二、教师示教牙拔除术的正确方法和步骤

按照教师示教步骤，观察牙拔除术的操作方法和步骤，请同学们分组进行练习。

三、操作要点

1. 椅位调整

患者上颌平面与地面成45°角，下颌平面与地面平行；术者肘部与患者口裂在同一水平高度。术者可根据不同牙位而改变位置：拔除下颌前牙前，术者在患者右后方；其他牙位，术者可在患者右前方。

2. 术区消毒

用棉签蘸取适量1%的碘酊或0.5%的碘伏，以术区为中心，逐步向四周环绕涂抹。

3. 麻醉（表2-8-1）

表2-8-1　麻醉方法

牙位		麻醉方法
上颌	前牙	唇腭侧局部浸润麻醉
	前磨牙	颊腭侧局部浸润麻醉
	第一磨牙	上牙槽后神经+腭前神经阻滞麻醉，上牙槽中神经浸润麻醉
	第二、三磨牙	上牙槽后神经+腭前神经阻滞麻醉
下颌	前牙	唇腭侧局部浸润麻醉
	第一前磨牙	下牙槽神经+舌神经阻滞麻醉
	第二前磨牙	下牙槽神经+舌神经+颊神经阻滞麻醉
	磨牙	下牙槽神经+舌神经+颊神经阻滞麻醉

4. 分离牙龈

牙龈分离要彻底，防止牙齿脱位时牙龈撕裂；具体要做到两个度：深度——分离器深入牙槽嵴顶为宜，是2.5~5 mm；长度——绕牙齿一周（图2-8-6至图2-8-11）。

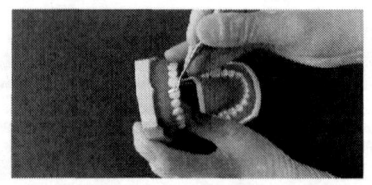
图 2-8-6　上前牙分离牙龈

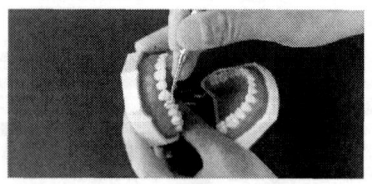
图 2-8-7　上前磨牙分离牙龈

情境二　口腔基本治疗技术

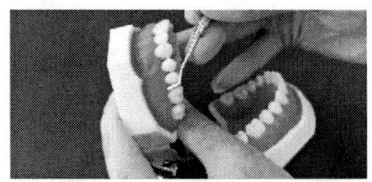
图2-8-8　上磨牙分离牙龈

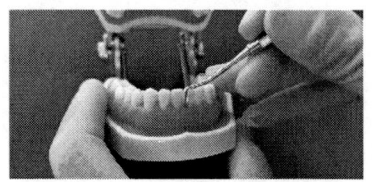
图2-8-9　下前牙分离牙龈

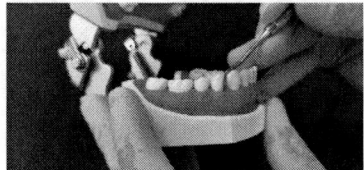
图2-8-10　下前磨牙分离牙龈

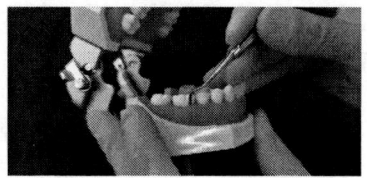
图2-8-11　下磨牙分离牙龈

5.挺松患牙

附着牢固、稳定性好的牙齿,应选择合适的牙挺进行挺松,利用不同的牙挺,结合楔原理、杠杆原理、轮轴原理,正确使用牙挺。

6.安置牙钳

再次核对牙位,避免拔错牙。选择合适的牙钳,钳喙尽量向根尖部挺近,牙钳长轴应于牙齿长轴一直(图2-8-12至图2-8-17)。

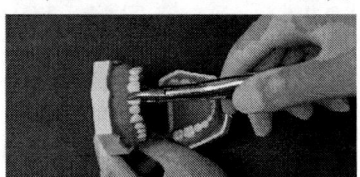
图2-8-12　上颌前牙拔除

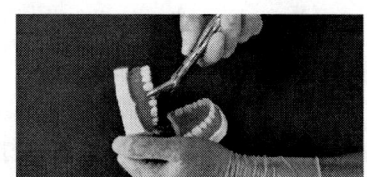
图2-8-13　上颌前磨牙拔除

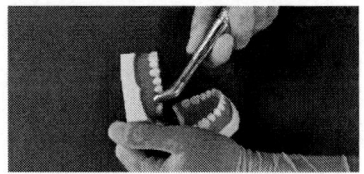
图2-8-14　上颌磨牙拔除

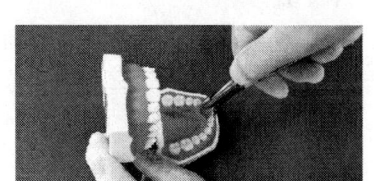
图2-8-15　下颌前牙拔除

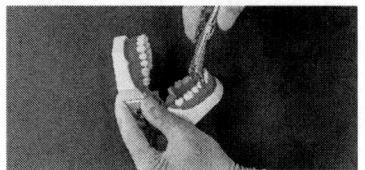
图2-8-16　下颌前磨牙拔除

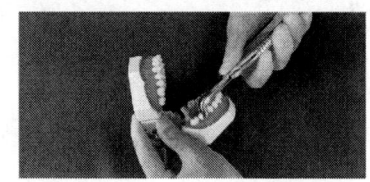
图2-8-17　下颌磨牙拔除

7.患牙脱位

患牙脱位的作用力有三种:摇动、扭转、牵拉,三者应结合使用,但应明确扭转力使用的前提,避免断根。摇动一般向骨壁薄、弹性大的一侧进行,进而回旋,逐步扩大牙槽窝,最后靠牵引完成脱位(表2-8-2)。

表2-8-2　拔牙方法

牙位		拔牙方法
上颌	切牙	先扭转,最后做唇侧牵引脱位;特别牢固的,应扭转结合摇动拔除
	尖牙	先唇侧摇动,结合扭转力,然后牵引脱位
	前磨牙	先向颊侧摇动,然后向腭侧摇动,并结合牵引力拔除
	第一、二磨牙	先挺松,然后颊舌侧反复摇动,之后向下、颊侧牵引脱位
	第三磨牙	先挺松,然后颊舌侧反复摇动,之后向下、颊侧并向远中牵引脱位
下颌	切牙	先向唇摇动,以唇侧为主,然后向上牵引脱位,不可扭转
	尖牙	先向唇摇动,以唇侧为主,稍加扭转,然后向上牵引脱位
	前磨牙	先颊舌向摇动,稍加扭转,向上、颊侧、远中脱位
	第一、二磨牙	先挺松,然后颊舌侧反复摇动,然后向上、颊侧牵引脱位
	第三磨牙	变异很大,应具体情况具体分析

8.拔牙窝的处理

检查牙龈有无撕裂、牙根有无折断。搔刮,去除肉芽组织、残片、牙石,使血液充满牙槽窝;复位牙槽窝;放置棉卷,令患者咬合压迫止血。

9.拔牙后医嘱

棉卷30 min方可去除;拔牙后2小时内不进食,2小时后可进温、软食物,不可剧烈运动;拔牙后24小时内不可刷牙、漱口,痰中有血丝为正常现象。

四、失分陷阱

(1)拔牙每一步骤都应该核对牙位。
(2)注意保护牙龈和黏膜,避免软组织损伤。
(3)牙挺的使用一般不能以邻牙或颊舌侧骨板作为支点。
(4)乳牙拔除,禁止搔刮牙槽窝。
(5)拔牙动作应轻柔,避免暴力。
(6)无菌意识和人文关怀应贯穿拔牙术始终。

五、任务评价(表2-8-3)

表2-8-3 任务评价表

评价内容		具体分值	得分	教师评价
步骤	术前准备			
	消毒			
	麻醉			
	分离牙龈			
	挺松患牙			
	安放牙钳			
	患牙脱位			
	牙槽窝检查			
	术后医嘱			
结果	无牙龈撕裂			
	无断根			

任务拓展

1. 工欲善其事,必先利其器。请描述拔牙钳的分类以及上下颌牙钳的区别。
2. 试述牙体解剖形态对拔牙的重要影响表现在哪些方面。
3. 试述拔牙过程,造成断根的原因有哪些。
4. 法无定式,请结合临床,分享拔牙心得体会。

情境二 口腔基本治疗技术	任务九 口内缝合术	日期
姓名	班级 学号	

任务九 口内缝合术

学习情景介绍

缝合是对已经切开或因外伤发生断裂的组织、器官进行对合或重建,以促进良好愈合、防止感染和恢复功能为目的的外科手术操作之一。

不同部位的组织和器官,需采用不同的缝合方式和方法。表浅的创口可仅作一层缝合,但深层组织必须逐层缝合,肌肉组织、皮下组织、黏膜和皮肤。缝合方式及方法是否正确,将直接影响创口的愈合。

口内缝合指在口腔内进行的外科缝合操作,主要针对口腔黏膜、牙龈组织、黏膜下组织、肌组织等。因口腔空间范围限制,口内缝合术要求较高,且具有一定的特殊性。

目的和要求

(1)掌握口内缝合的器械使用。
(2)掌握正确的口内缝合术的操作方法和步骤。
(3)具备无菌观念和爱伤意识。
(4)具备良好的职业素养与有效沟通的能力。

任务准备

口内缝合术是口腔基本治疗操作中的抽考项目,在操作前要按照项目要求进行物品准备。需要在操作前准备洗手液(肥皂)、手套。

任务实施

一、物品准备

缝针(圆针或三角针)、缝线(5-0、3-0 黑色丝线)、持针器、线剪、血管钳或组织镊、换药碗 1 套、口内缝合器(图 2-9-1)。

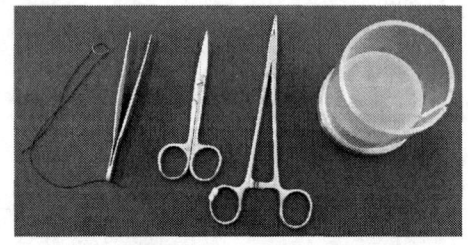

图 2-9-1 物品准备

二、教师示教口内缝合术的正确方法和步骤

按照教师示教步骤,观察口内缝合术的操作方法和步骤,请同学们分组进行练习。

三、操作要点

1.体位准备

(1)无菌操作:洗手,戴无菌手套。
(2)术者体位:术者取站立位,左手持镊子,右手拇指和无名指握持持针器,食指置于持针器前端(图 2-9-2),持针器垂直夹住缝针尖端 1/3(图 2-9-3)。

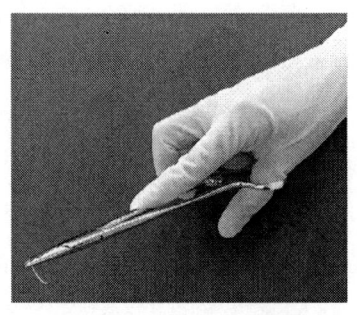
图 2-9-2 持针器握持

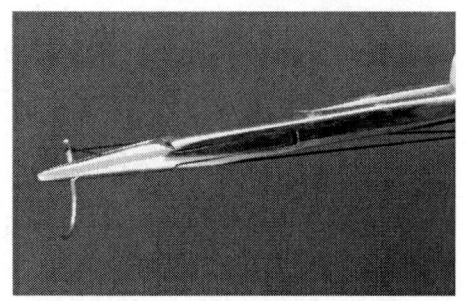
图 2-9-3 缝针与持针器垂直

(3)创口消毒:消毒时,应注意区分清洁手术和感染手术。清洁手术从术区中心向四周均匀涂擦,感染手术则从四周向中心涂擦。消毒范围应超出术区 5~10 cm 以上,以保证足够的安全范围。消毒过程中应注意药液的量。

2.进针

(1)将两侧相邻创面的边缘向中线拉拢,缝针先从游离侧进入,用镊子夹住一侧皮片的中份拉起,在距创缘 2~3 mm 处垂直进针(图 2-9-4),刺入黏膜直达黏膜下组织,旋转进针。

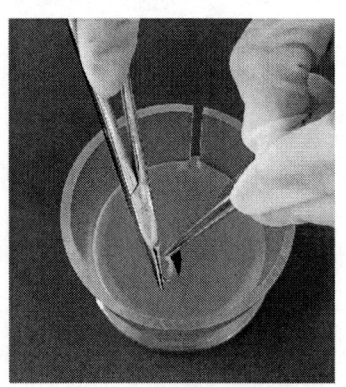
图 2-9-4 针尖与黏膜垂直

(2)再从另一侧皮片进针,穿过较为固定的另一侧,旋转进针。

(3)缝针进入两侧瓣组织离创缘的距离应相等。每针间距 3~5 mm,口腔黏膜针距应更近些,2~3 mm 一针。缝合舌组织时,由于组织易撕裂,进针点距创缘至少 5 mm。如两侧创缘高度不等(厚薄不均),应加以矫正,即薄(低)侧组织缝合稍多而深些,而厚(高)侧组织则稍少而浅些。

3.拉线打结

缝合完毕后,将两侧瓣的位置对准后,准备打结固定。口内缝合因创面较深或结扎血管,多选择器械打结。

(1)左手持针,缓慢拉线,准备器械打结。

(2)将持针器或血管钳放于缝线(较长端)与结扎物之间,控制缝线的松紧度,用长头端缝线环绕持针器或血管钳1圈后打结,但应注意打结的位置不应在创口上。

(3)将两根线头引向一侧,再按相同方法反向打第二个结;口内缝合时为避免滑脱,一般以三重结为宜。

4.剪线

(1)打结完成后,将双线尾部并拢,轻轻提起。

(2)右手托住微张开的线剪,"顺、滑、斜、剪",将线剪近尖端顺着缝线滑至线结的上缘,然后将线剪向上倾斜适当的角度,最后将缝线剪断。

(3)一般情况下,组织内余留线头的长度为1 mm,口内线头至少余留5 mm以上。

5.追加缝合

(1)在切口中央缝合后,在距离第一针3 mm左右的位置进行两侧追加缝合,进针、拉线、打结、剪线。

(2)缝合时针距与边距应对称、均匀。

6.操作后处理

(1)整理操作所使用的物品。

(2)告知患者创口防护措施、后期处理计划及拆线时间。

四、失分陷阱

(1)违反无菌操作。

(2)进针方式不正确,未垂直进针。

(3)缝针进入组织深度不等,缝针进入两侧瓣组织离创缘的距离应相等。

(4)缝合过紧,缝合缘内翻,应使两缘轻度外翻突起。

(5)打结不规范,打结的位置在创口上,滑结松脱。

(6)余留线头过长或过短,过短,线结易滑脱;过长,易引发组织的异物反应。

五、任务评价(表2-9-1)

表2-9-1 任务评价表

评价内容	具体分值	得分	教师评价
体位准备			
进针出针			
拉线打结			
追加缝合			
剪线			

> **任务拓展**
>
> 一、口内缝合术的适应证
>
> 1.外伤导致的撕裂伤口,如舌、唇、颊、腭损伤等。
>
> 2.涉及口腔的各种手术后创口缝合,如阻生牙拔除术、牙周手术、口内组织转移术、唇腭裂修补术、肿瘤切除术等。
>
> 二、常用的缝合方法及适应证
>
> 1.间断缝合:适用于颊、舌侧牙龈黏骨膜瓣组织高度大致相等,张力相当,且不需要加深龈颊沟和增加附着龈的情况。
>
> 2.悬吊缝合:适用于颊、舌侧龈瓣高度不一致,且张力不同的情况。
>
> 3.水平褥式缝合:适用于两牙之间有较大缝隙或龈乳头较宽、张力较大的情况。
>
> 4.锚式缝合:适用于最后一个磨牙远中楔形瓣的缝合,或与缺牙间隙相邻处的龈瓣闭合。

情境二　口腔基本治疗操作		任务十　颌面部绷带包扎技术		日期	
姓名		班级		学号	

任务十　颌面部绷带包扎技术

学习情景介绍

绷带包扎是救治口腔颌面、颈部的损伤及促进手术创口愈合的重要手段。这里需要掌握两种绷带包扎方法,即交叉十字绷带和单眼交叉绷带。交叉十字绷带(亦称环绕法)适用于颌面和上颈部术后及损伤的创口包扎。单眼交叉绷带又称面部绷带缠绕法,适用于上颌骨、面、颊部手术后的创口包扎。

目的和要求

(1)掌握颌面部绷带包扎术的适应证。

(2)掌握颌面部绷带包扎术的方法和步骤。

(3)具有爱伤意识。

任务准备

颌面部绷带包扎术是口腔基本治疗操作中的抽考项目,在操作前要按照项目要求进行物品准备。需要在操作前调节椅位、灯光,准备手套。

任务实施

任务一 十字交叉绷带缠绕法

一、物品准备

绷带(宽 8~10 cm,长 5 m 左右)、纱布、胶布。

二、教师示教十字交叉绷带包扎的正确方法和步骤

按照教师示教步骤,观察十字交叉法绷带包扎操作方法,请同学们分组进行练习。

三、操作要点

1. 体位

患者坐位,术者位于正前方。

2. 方法

用绷带先由额至枕部环绕两周(图 2-10-1),继而反折经一侧耳前腮腺区向下(图 2-10-2),经下颌下、颏部至对侧耳后向上(图 2-10-3),再经头顶至同侧耳前(图 2-10-4);绕下颌下及颏部至对侧耳前,向上经顶部,向下至同侧耳后,再绕下颌下、颏部至对侧耳后。如此反复缠绕,最后再如前做额枕部环绕,以防止绷带滑脱,止端用胶布固定或打结(图 2-10-5)。缠绕时应注意勿使耳郭受压,以防止疼痛或局部坏死。包扎结束头顶呈十字交叉(图 2-10-6)。

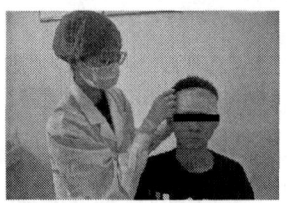 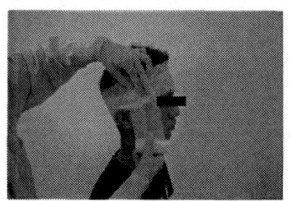 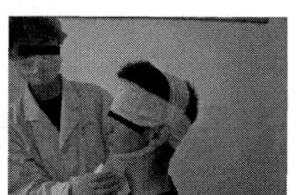

图 2-10-1　绕枕两周　　　图 2-10-2　耳前反折　　　图 2-10-3　至对侧耳后

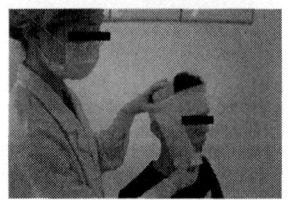 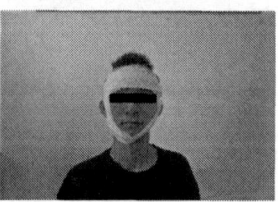 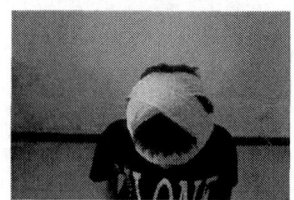

图 2-10-4　经头顶至同侧耳前　　图 2-10-5　绕枕后固定　　图 2-10-6　头顶呈十字形

3.效果评价

保护双侧耳郭前后;松紧度适宜,不压迫气管,不影响呼吸及开口;美观,包扎均匀,无线头毛边。

四、失分陷阱

(1)压迫气管,影响张口。
(2)缠绕太松。
(3)不美观。

五、任务评价(表2-10-1)

表2-10-1 十字绷带任务评价表

评价内容	具体分值	得分	教师评价
受伤意识			
体位			
绷带选择			
缠绕方法			
绷带固定			
效果评价			

任务二 单眼交叉绷带缠绕法

一、物品准备

绷带(宽8~10 cm,长5 m左右)、纱布、胶布。

二、教师示教单眼交叉绷带包扎的正确方法和步骤

按照教师示教步骤,观察单眼交叉绷带包扎操作方法,请同学们分组进行练习。

三、操作要点

1.体位

患者坐位,术者位于正前方。

2.方法

于鼻根部健侧先置一上下斜行的短绷带或纱布条(图2-10-7),并在患侧耳周垫以棉垫或纱布(图2-10-8),以免包扎时压迫耳郭。绷带自额部开始,先环绕额枕两圈,继而斜经头后绕至患侧耳下并斜行向上经同侧耳郭、颊部、眶下至鼻背、健侧眶上(图2-10-9),如此环绕数圈,每圈覆盖前一层绷带的1/3~1/2,直至包扎妥善为止(图2-10-10),最后再绕头周一圈,以胶布固定,将留置的短绷带或纱布条打结收紧,以

裸露健眼(图2-10-11)。

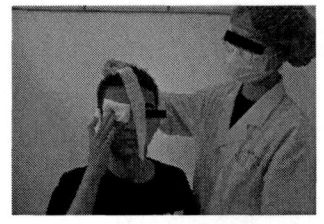 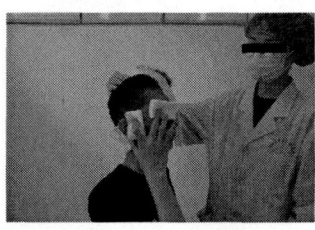 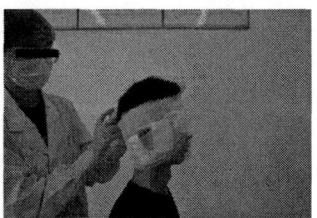

图2-10-7　放置纱布条　　　图2-10-8　耳周垫纱布　　　图2-10-9　斜向缠绕

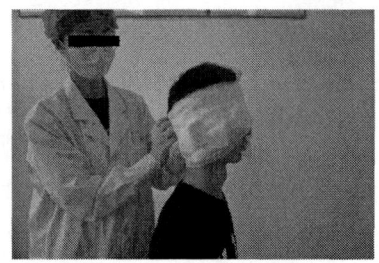 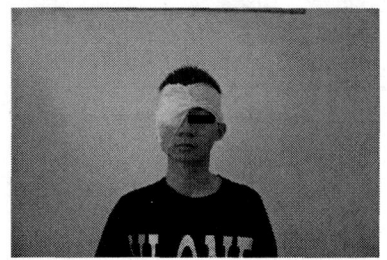

图2-10-10　每层覆盖缠绕　　　　图2-10-11　纱布条打结

3.效果评价

健侧眼睛暴露；患侧耳郭保护；松紧度适宜，不影响开口及呼吸；美观，包扎均匀，无线头毛边。

四、失分陷阱

(1)未做眼部及耳部的减压措施。

(2)未做腮腺区加压。

(3)缠绕太松或过紧。

(4)不美观。

五、任务评价(表2-10-2)

表2-10-2　单眼交叉绷带任务评价表

评价内容	具体分值	得分	教师评价
受伤意识			
体位			
绷带选择及纱布			
缠绕方法			
绷带固定			
效果评价			

任务拓展

一、绷带包扎的作用

1. 保护术区和创部，防止继发感染，避免再度受损。
2. 止血并防止或减轻水肿。
3. 防止或减轻骨折错位。
4. 保温、镇痛。
5. 固定敷料。

二、绷带包扎的基本原则

1. 应力求严密、稳定、美观、清洁。
2. 压力均匀，富有弹性。
3. 松紧适度，利于引流。
4. 注意消灭无效腔，防止出血。
5. 经常检查，发现绷带松动、脱落时应及时加固或更换。如有脓血外溢或渗出时应酌情加厚或更换。

三、绷带包扎的注意事项

颌面、颈部创口的包扎，应根据创口所在部位的解剖特点，结合创口的性质和手术的要求，综合考虑以下几点。

1. 无菌创口在包扎时应注意无菌操作，覆盖的无菌纱布应有一定的厚度和范围。感染创口也要防止其再污染，引流应保持通畅。
2. 绷带在包绕下颌下区和颈部时，应特别注意保持呼吸道通畅，防止压迫喉头和气管。
3. 所施压力应均匀适度，防止组织因过度受压而坏死。
4. 腮腺区创口的包扎，应施以一定压力，并应富于弹性，以免发生涎瘘。
5. 对于切开引流的创口，第一次包扎应加以适当压力，以利止血，以后换药包扎时，应注意引流通畅，不宜过紧。
6. 整形手术后的创口包扎，压力不宜过重，以免影响组织的血运。游离植皮术后包扎时，覆盖创面的纱布应力求平整，外加疏松纱布和棉垫，再以绷带作适当的加压包扎。
7. 骨折复位后的创口包扎，应注意防止错位。

情境二　口腔基本治疗操作		任务十一　牙列印模制取		日期	
姓名		班级		学号	

任务十一　牙列印模制取

学习情景介绍

口腔修复和正畸治疗过程中,在诊断和治疗计划设计阶段,有时需要先制取印模,灌注研究模型进行分析。在牙体预备后和种植修复阶段,需要制取印模,灌注工作模型,在模型上进行修复体制作。印模制取是一项重要的基本治疗技术,印模的准确性直接影响修复体的质量。

目的和要求

(1)掌握正确的印模材料调拌方法。
(2)掌握制取印模的步骤和方法。

任务准备

牙列印模制取是口腔基本治疗操作中抽考项目,在操作前应先进行制品准备,在操作之前一定要进行医嘱,同时进行试托盘。

任务实施

一、物品准备

一次性口腔治疗盘、托盘、口杯、印模材料、橡皮碗、调拌刀、水。

二、教师示教牙列印模制取的正确方法和步骤

按照教师示教步骤,观察牙列印模的操作方法与步骤,请同学们分组进行制取印模练习。

三、操作要点

1.调整体位

调整椅位,使患者头部靠在头托上,制取印模的上(下)颌的𬌗平面与地面平行。取印模时,术者可站或坐于患者右前方或右后方,调整治疗椅高度,使牙列𬌗平面稍高于术者肘部。

2.医嘱

嘱患者放松配合,取上颌印模时深呼吸,防止恶心,取下颌印模时抬舌配合。

3.选择印模托盘

根据患者牙弓形态、长度、宽度和高度,选择合适大小的成品牙列托盘。将托盘放入口内,托盘与牙弓及牙槽骨唇颊舌侧之间有 3~4 mm 间隙,托盘的唇颊舌侧翼缘距唇颊侧前庭沟及舌侧口底黏膜反折处约 2 mm,上颌托盘的远中缘应盖过上颌结节和颤动线,下颌托盘后缘应盖过磨牙后垫区(图 2-11-1)。

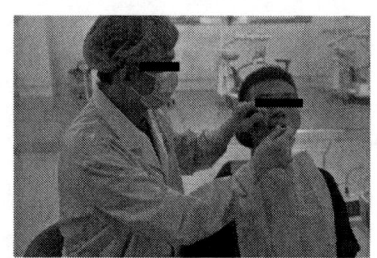

图 2-11-1　选择印模托盘

4.制取印模

(1)将藻酸盐印模材按照粉水比例调拌好放入托盘中,取上颌印模时,术者位于患者右后方,左手持口镜牵拉患者左侧口角,右手持托盘旋转进入口内。取下颌印模时,术者位于患者右前方,左手持口镜牵拉患者右侧口角,右手持托盘旋转进入(图 2-11-2)。

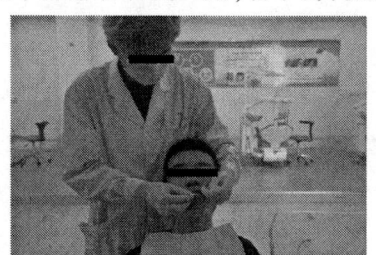

图 2-11-2　托盘口内就位

(2)托盘在口内完全就位后,在印模材没有完全凝固前进行肌功能整塑。取上颌印模时,轻轻牵拉患者上唇向下,左右颊部向下向前。取下颌印模时,轻轻牵拉下唇向上,左右颊部向上向前内,让患者抬舌和伸舌并轻轻左右移动(图 2-11-3)。在整塑过程中,保持托盘位置稳定,避免移动,直至印模材完全凝固(图 2-11-4)。

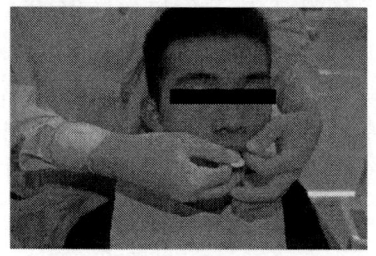

图 2-11-3　肌功能整塑

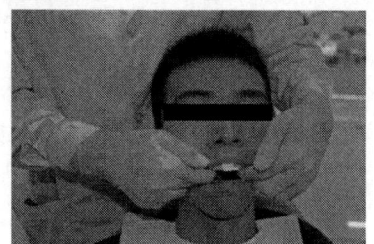

图 2-11-4　固定

(3)印模材完全凝固后,轻轻翘动托盘柄,使印模后部先脱位、前部后脱位,旋转从口内取出。

5.印模质量要求

牙列印模完整,边缘伸展适度,系带切迹清楚,印模清晰,无气泡,无脱模,无变形。

四、失分陷阱

(1)印模制取过程中要充分体现出爱伤意识,动作轻柔,体位正确,避免过多的印模流到咽部,引起患者恶心。

(2)取印模之前,一定要记得在口内试托盘。

(3)托盘就位时避免压迫、损伤口腔组织。

(4)印模材料在凝固过程中,要保持托盘稳定。

(5)印模取出时避免使用暴力,避免过度翘动托盘,防止托盘变形。

(6)取出印模后一定要检查印模质量,如果不符合要求,要尽快重新制取。

五、任务评价(表2-11-1)

表2-11-1 任务评价表

评价内容	具体分值	得分	教师评价
体位与医嘱			
选择托盘			
取印模			
印模取出			
爱伤意识			
印模质量			

任务拓展

问题:在取印模过程中,患者可能会感到恶心不适,特别是一些异物感比较强烈的患者,这时候很多医生都是告诉患者忍一忍就好了,这样做可以吗?

答案:不可以。首先我们先要跟患者进行沟通,耐心告诉患者取印模过程中可能会有恶心等不适症状,让患者有心理准备;其次我们在操作过程中动作应该轻柔,时刻关注患者反应。如果在取印模过程中患者恶心比较厉害,我们应该告诉患者调整呼吸,鼻子吸气,嘴巴呼气,如果患者还不能忍受,我们应该停止操作。

医学是一门充满了人文精神的科学,除了具有科学技术的一般属性以外,还在于医学是一门直接面对人的科学,既以人为研究客体,又直接服务于人。因此,医学比其他任何科学都更强调人文关怀。西方医学之父希波克拉底认为,医术是一切技术中最美和最高尚的。严谨的科学态度、精湛的医学技术和温暖的人文关怀,从来都是医疗服务中不可或缺的组成部分。目前,人文精神的缺失已成为制约医疗卫生事业健康可持续发展的障碍,医务人员的人文素养直接影响群众的就医体验和改革"获得感"。因此,加强医学人文建设,弘扬医学人文精神,已成为保证医疗卫生事业健康发展、推进健康中国建设的一项重要工作。

情境二 口腔基本治疗技术		任务十二 磨牙铸造金属全冠牙体预备		日期	
姓名		班级		学号	

任务十二 磨牙铸造金属全冠的牙体预备

学习情景介绍

全冠是最常用的牙体缺损修复方式,也是固定义齿最常用的固位体形式。根据全冠修复材料(铸造金属全冠、金属烤瓷全冠、全瓷冠)及前后牙牙冠形态、边缘位置和形态设计的不同,全冠的牙体预备要求有一定的区别。采用龈上凹形边缘设计的磨牙铸造金属全冠牙体预备是最基本的全冠牙体预备方式之一,临床医师必须掌握其牙体预备的要求和操作方法。磨牙铸造金属全冠牙体预备时要求患者和术者的体位要正确,正确选择和使用器械,牙体预备操作规范,预备结果符合要求。

目的和要求

(1)掌握正确的铸造金属全冠牙体预备步骤。
(2)掌握铸造金属全冠的牙体预备方法。
(3)掌握铸造金属全冠牙体预备注意事项。

任务准备

磨牙铸造金属全冠牙体预备是口腔基本治疗操作中的抽考项目,在操作前要按照项目要求进行物品准备。需要在操作前调节椅位、灯光,同时准备一次性器械盘、手套、仿头模、树脂磨牙、车针、高速涡轮手机等。

任务实施

一、术前准备

1.调整体位

患者躺在治疗椅上,调整治疗椅靠背和头托,使预备下颌后牙时下颌牙列拾平面与水平面成0°~45°角,预备上颌后牙时,上颌牙列拾平面与水平面垂直。调整治疗椅高度,使患者头部略高于术者的肘部。

预备下颌后牙时,术者可坐在患者头部的右前方或右后方。预备上颌后牙时,术者坐在患者头部的右后方。

2.选择器械

全冠牙体预备应使用具有喷水冷却的高速涡轮手机。除常规口腔检查器械(口镜、镊子和探针)外,应正确选择牙体预备用车针。预备不同部位时使用特定形状的金刚砂车针,以 MANI 金刚砂车针为例,最常用的车针有 TR-13、TF-22 和 TR-11 三种型号。𬌗面、颊舌面定位指示沟预备,以及颊、舌、邻面预备和颈部肩台修整时使用 TR-13,𬌗面预备使用 TF-22,邻面打开接触点时使用 TR-11(图 2-12-1)。

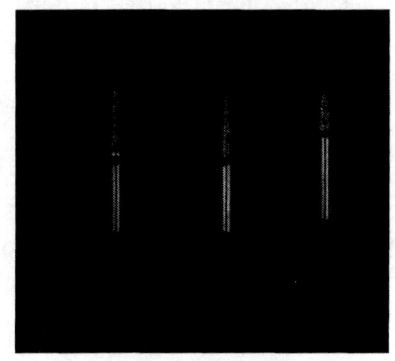

图 2-12-1　车针

二、教师示教磨牙铸造金属全冠牙体预备的正确方法和步骤

按照教师示教步骤,观察磨牙铸造金属全冠牙体预备的操作方法和步骤,请同学们分组进行练习。

三、操作要点

1.预备顺序

为了方便操作、使视野清楚、保护邻牙、控制预备量、保证预备体形态符合要求,后牙铸造金属全冠的牙体预备应按照一定的顺序进行。首先预备𬌗面,然后预备颊舌轴面,再打开邻面接触点,进行邻面预备,最后精修完成。

2.牙体预备方法与要求

(1)𬌗面预备:𬌗面磨除的目的是为铸造金属全冠提供𬌗面修复间隙,保证修复体𬌗面有足够的厚度和强度,并与对𬌗牙建立正常接触关系。𬌗面预备的要求是保证与对𬌗牙𬌗面间有 1 mm 的预备间隙,依照𬌗面解剖形态均匀磨除,并形成功能尖斜面。

首先用直径 1 mm 的金刚砂车针(MANI TR-13)沿𬌗面沟嵴预备深度略小于 1 mm 的数条沟(𬌗面颊舌两侧各 2~3 条),作为𬌗面预备深度的指示和定位,即深度定位指示沟(图 2-12-2)。

然后用较短的柱状金刚砂车针(MANI TF-22)按指示沟深度,磨除指示沟间牙体组织(图 2-12-3)。磨除厚度均匀,保持𬌗面形态并形成一定宽度的功能尖斜面(下后牙颊尖颊斜面或上后牙舌尖舌斜面),避免将𬌗面磨成平面(图 2-12-4)。

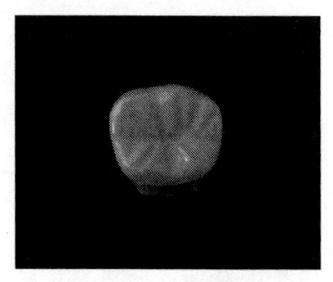 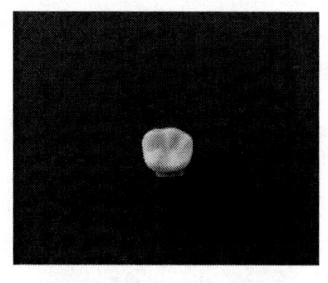 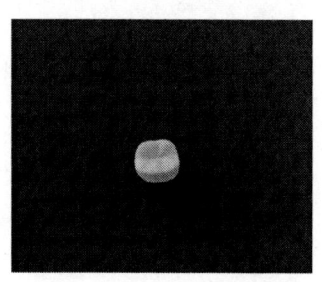

图2-12-2 预备引导沟　　图2-12-3 𬌗面预备图　　图2-12-4 功能尖斜面

（2）轴面预备：轴面预备的要求是去除倒凹，为修复体创造足够的修复空间，建立合适的修复体就位道，形成2°~5°的轴面聚合角度，边缘位于龈上0.5 mm，形成0.5 mm宽浅凹肩台（全冠边缘位置应根据具体情况决定，对于牙冠高度合适的后牙金属全冠，最好采用龈上边缘，更有利于修复体边缘密合和龈组织健康）。

为了更好地达到预备要求和保护邻牙，轴面预备应分为颊舌面预备和邻面预备两步进行。

1）颊舌面预备：首先用直径1 mm的圆头锥形金刚砂车针（MANI TR-13），在颊舌面正中和近、远中轴角处预备三条定位指示沟。定位沟方向与全冠就位道（通常为牙长轴方向）平行，向𬌗方聚合角度为2°~5°。定位沟末端即车针头部位置置于龈缘上0.5 mm处，定位沟末端深度为0.5 mm，即车针末端一半进入牙体组织，形成0.5 mm宽浅凹形状（图2-12-5）。

然后用同一车针磨除定位沟间牙体组织，保持2°~5°的轴面聚合度，边缘形成0.5 mm宽连续浅凹肩台。

2）邻面预备：邻面预备时为了避免磨损邻牙，应首先用细锥形金刚砂车针（MANI TR-11）打开近远中邻面接触点，并适当增加邻面间隙的宽度。然后改用直径1 mm的圆头锥形金刚砂车针（MANI TR-13）预备，保持2°~5°的轴面聚合度，形成与颊舌面连续的0.5 mm宽圆角龈上肩台（图2-12-6）。

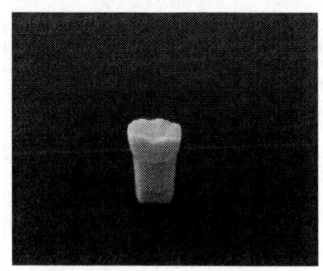 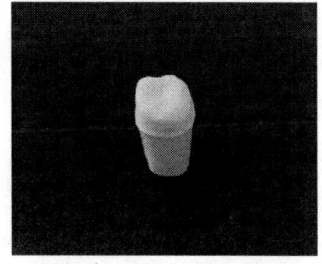 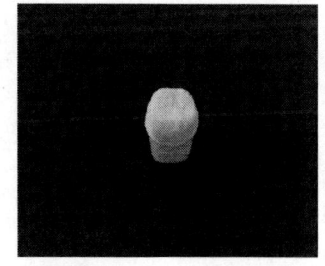

图2-12-5 颊面预备　　图2-12-6 邻面预备　　图2-12-7 精修完成

（3）精修完成：分别修整预备体𬌗面和轴面，使预备面平整、光滑、连续，保持𬌗面形态，降低锐利牙尖，圆钝𬌗轴线角。轴壁无倒凹，聚合度一致。颊舌面与邻面间轴角圆滑,边缘肩台连续,肩台宽度一致。可使用咬合纸或烤软的蜡片进行咬合检查。保证殆面有 1 mm 厚的修复间隙(图 2-12-7)。

四、失分陷阱

(1)组织保护

牙体预备时必须注意对患牙及周围组织的保护。如采用喷水冷却,高速涡轮间断磨切,以避免刺激患牙牙髓。预备时,视野清楚,口镜保护,在患牙邻近牙上形成稳定的支点,避免过量磨除甚至露髓,同时注意避免损伤邻牙、牙龈及颊舌组织。

(2)牙体预备量控制

牙体预备既要为修复体创造足够的修复空间,保证修复体有足够的强度,恢复正确的轴面形态、邻接关系和咬合接触关系,保证修复体能顺利就位密合,有良好的固位,还要保证患牙预备体有良好的抗力及牙髓健康,因此必须严格依据要求控制牙体预备量,避免预备不足和预备过量。定位指示沟的目的就是控制牙体预备量。殆面和颊舌面均应预备多条定位指示沟,深度应略浅于要求的预备深度,精修完成时达到预备要求的磨除厚度。殆面不要预备成平面,以免牙尖处预备过多而近髓,或沟窝处间隙不足。轴面预备时,注意车针方向和角度,随时通过直视或口镜观察就位道方向和轴面聚合度,去净倒凹,但要避免聚合度过大而影响全冠固位。邻面接触区预备时要避免磨到邻牙,必须先用细针状金刚砂车针在患牙邻面牙体组织内颊舌向磨切,在车针与邻牙之间始终有薄薄一层患牙的牙釉质,而不要直接磨到邻牙牙面。由于存在龈外展隙,这样不会导致邻面磨除过量。当邻面间隙达到一定宽度后再用稍粗车针修整邻面并预备肩台,与颊舌侧肩台相连续。

五、任务评价(表 2-12-1)

表 2-12-1 任务评价表

	评价内容	具体分值	得分	教师评价
步骤	体位			
	握持方式及支点			
	口镜使用			
	器械选择			
	操作程序			
结果	整体			
	殆面			
	轴面			
	边缘			
	邻牙			

> **任务拓展**
> 1.正确识别和使用车针是规范牙体预备的重要条件,请查阅资料并认识还有哪些临床常用车针。
> 2.铸造金属全冠是全冠牙体预备的基础,请查阅资料,结合金瓷冠、全瓷冠相互对比,找出三者之间的区别与联系。

情境二 口腔基本治疗技术	任务十三 磨牙邻𬌗面合金嵌体的牙体预备	日期	
姓名		班级		学号	

任务十三　磨牙邻𬌗面合金嵌体的牙体预备

学习情景介绍

嵌体是一种嵌入牙体内部,用以恢复缺损牙形态和功能的修复体。嵌体能更好地恢复𬌗面形态、咬合关系、邻接关系,避免食物嵌塞,并可保证龈缘位置精确、边缘密合;又因嵌体具有良好的机械性能和粘接性能,因而受到患者青睐,在临床中应用广泛。

目的和要求

(1)掌握正确的磨牙邻𬌗面合金嵌体的牙体预备步骤。
(2)掌握磨牙邻𬌗面合金嵌体的牙体预备方法。
(3)掌握磨牙邻𬌗面合金嵌体的牙体预备注意事项。

任务准备

磨牙邻𬌗面合金嵌体的牙体预备是口腔基本治疗操作中的抽考项目,在操作前要按照项目要求进行物品准备。需要在操作前调节椅位、灯光,同时准备一次性器械盘、手套、离体磨牙、车针、高速涡轮手机等。

任务实施

一、术前准备

1.调整体位

患者躺在治疗椅上,调整治疗椅靠背和头托,使预备下颌后牙时下颌牙列𬌗平面与水平面成0°~45°角。预备上颌后牙时,上颌牙列殆平面与水平面垂直。调整治疗椅高度,使患者头部略高于术者的肘部。

预备下颌后牙时,术者可坐在患者头部的右前方或右后方。预备上颌后牙时,术者坐在患者头部的右后方。

2.选择器械

嵌体牙体预备应使用可喷水冷却的高速涡轮机。除常规口腔检查器械(口镜、镊子和探针)外,应正确选择牙体预备用车针。常用的车针有钨钢裂钻或金刚砂平头锥台形车针(以MANI TF-22、TF-13为例)(图2-13-1)。

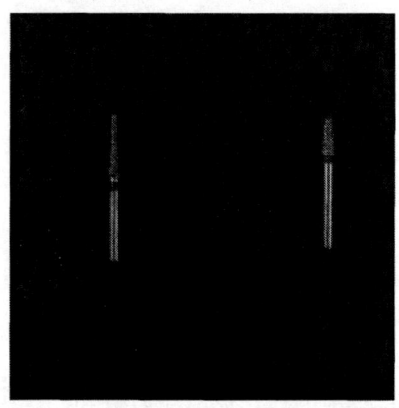

图2-13-1 车针

二、教师示教磨牙邻殆面合金嵌体牙体预备的正确方法和步骤

按照教师示教步骤,观察磨牙邻殆面合金嵌体的牙体预备的操作(方法和步骤),请同学们分组进行练习。

三、操作要点

磨牙邻殆面合金嵌体的牙体预备应先预备邻面洞形,再预备殆面洞形。

1.邻面箱状洞形预备

首先去净龋坏腐质。用稍细一点的平头锥形车针(MANI TF-13),将殆面洞形向邻面缺损扩展,将邻面缺损处向颊、舌、龈方扩展,形成邻面箱状洞形。邻面箱形的颊舌壁和龈阶的边缘均应在邻面接触区外的颊舌龈外展隙内。邻面颊舌壁外展6°,髓室壁无倒凹,龈阶平直与髓室壁垂直,龈阶宽1 mm(图2-13-2)。

2.殆面洞形预备

首先去净龋坏腐质。用钨钢裂钻或金刚砂平头锥形车针(MANI TF-22),从殆面缺损或龋坏最宽处开始预备,预备深度2 mm,底部平整。去除悬釉,向周围扩展,形成膨大的鸠尾和缩窄的峡部。鸠尾应位于殆面中央窝处,鸠尾峡部应位于近邻面缺损侧的颊舌尖三角嵴之间。鸠尾峡部宽度为颊舌尖宽度的1/3~1/2。殆面洞形的轴壁应去除倒凹,向殆方外展2°~5°,边缘避开咬合接触点至少1 mm距离(可先用咬合纸检查,确定咬合接触点位置)。向邻面延伸,与邻面洞形的颊舌壁移行。如果缺损较深,则不必要求预备一致的洞底深度,以免造成露髓或近髓(图2-13-3)。

3. 洞缘斜面

倾斜车针,在殆面洞形的边缘处预备45°的洞缘斜面,宽度0.5~1 mm。邻面的洞缘斜面可用细锥形车针预备(图2-13-4)。

4. 精修完成

修整洞形,邻殆面洞各壁平滑连续,无倒凹,内线角圆钝,洞缘斜面清楚、连续(图2-13-5)。

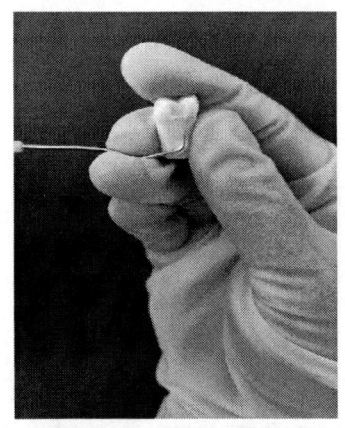

图 2-13-2　邻面洞的预备

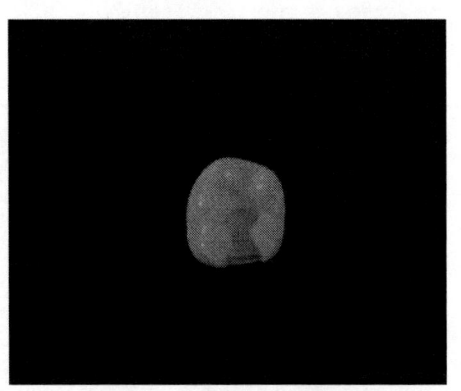

图 2-13-3　殆面洞的预备

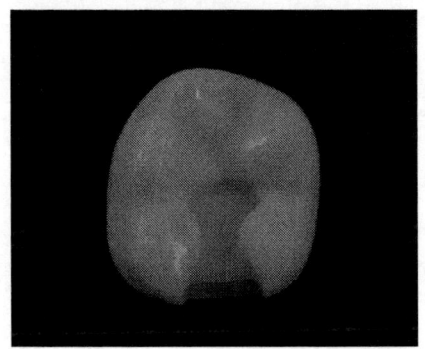

图 2-13-4　洞缘斜面的预备

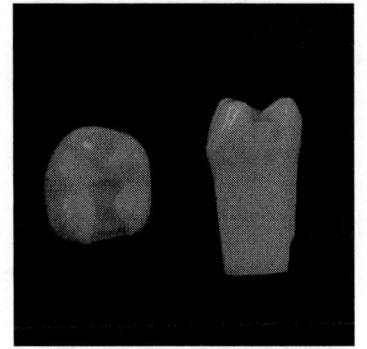

图 2-13-5　精修完成

四、失分陷阱

(1) 组织保护

牙体预备时必须注意对患牙及周围组织的保护。如采用喷水冷却,高速涡轮间断磨切,以避免刺激患牙牙髓。预备时,视野清楚,口镜保护,在患牙邻近牙上形成稳定的支点,避免过量磨除甚至露髓,同时注意避免损伤邻牙、牙龈及颊舌组织。

(2)固位形与抗力形

应保证嵌体有足够的固位力,并保证患牙牙体组织和修复体有足够的抗力。𬌗面洞形应有足够的深度,不能小于 2 mm,但要避免预备过深。𬌗面轴壁和邻面颊舌壁既不能形成倒凹,也不能过度外展。患牙颊舌壁应有足够的厚度,保证足够的抗力。𬌗面有高陡的牙尖时,为防止牙尖折断,可改为高嵌体修复。鸠尾峡部不宜过宽或过窄。鸠尾峡部过宽会失去抵抗水平脱位的作用,而且会降低患牙的抗力;鸠尾峡部过窄则会降低嵌体的抗力,导致嵌体折断。嵌体𬌗面边缘应避开咬合接触点,且应预备洞缘斜面,以增加边缘强度,防止边缘牙釉质折断,保证边缘密合。此外,嵌体邻面边缘必须避开邻面接触点,位于外展隙内,易于达到边缘密合,便于自洁。

五、任务评价(表2-13-1)

表2-13-1 任务评价表

	评价内容	具体分值	得分	教师评价
步骤	体位调整			
	握持方式及支点			
	器械选择			
	操作程序			
结果	𬌗面			
	邻面			
	底、壁、角			
	洞缘斜面			
	抗力形			

任务拓展

1.磨牙邻𬌗面合金嵌体与口内Ⅱ类洞有相似之处,请查阅资料,对比磨牙邻𬌗面合金嵌体和Ⅱ类洞的区别与联系。

2.磨牙邻𬌗面合金嵌体在牙体预备时需要制备洞缘斜面,但并不是所有嵌体都需要制备,请查阅资料,对比不同材料的嵌体在牙体预备时的区别和联系。

情境三 急救技术

情境还原

本情境共计 10 分,时长 6 min,需要考生按顺序完成下列操作:血压测量(2 min),吸氧术、人工呼吸、胸外心脏按压 3 项(4 min)随机选一项。在操作过程中应注意医德医风、无菌观念和爱伤意识。

任务引领

项目名称		分值
项目一　血压测量		2 分
项目二　吸氧术	任务二、三、四随机抽取一项	8 分
项目三　人工呼吸		8 分
项目四　胸外心脏按压		8 分

情境三　急救技术		任务一　血压测量		日期	
姓名		班级		学号	

任务一　血压测量

学习情景介绍

血液在血管内流动时,对血管壁的侧压力称为血压。血压通常指动脉血压或体循环血压,是重要的生命体征。血压测量是评估血压水平、诊断高血压及观察降压疗效的主要手段,准确地测量血压是基层开展高血压管理的基础。不同血压测量方法的有机结合是提高高血压诊断和管理效果的重要手段。

目的和要求

(1) 掌握正确的血压测量的方法和步骤。
(2) 掌握血压测量的正常值参考范围。
(3) 具有爱伤意识和良好的医患沟通能力。

任务准备

临床血压测量方法分为直接测量法和间接测量法,间接测量法常为考试方式。

(1) 直接测量法即经皮穿刺将导管由周围动脉送至主动脉,导管末端接监护测压系统,自动显示血压值。本法为有创方式,仅适用于危重、疑难病例。

(2) 间接测量法即袖带加压法,以血压计测量。血压计有汞柱式、弹簧式和电子血压计,诊所或医院常用汞柱式。

受检者在测量血压前 30 min 内不能吸烟、喝浓茶或咖啡之类的饮料,并排空膀胱。应在安静的环境中坐在有靠背的椅子上休息至少 5 min,以使全身放松。

任务实施

一、物品准备

水银血压计(图 3-1-1)、听诊器(图 3-1-2)。

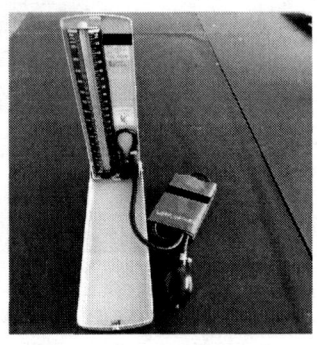

图 3-1-1　水银血压计

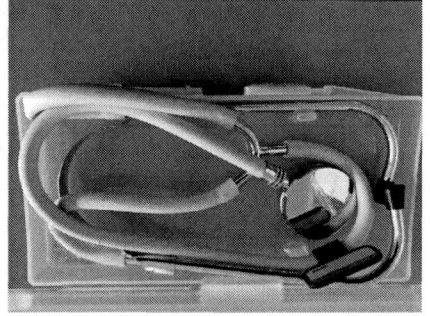

图 3-1-2　听诊器

二、操作要点

(1) 打开血压计开关,确认水银柱顶端在"0"点水平(图 3-1-3)。

(2) 被检者测血压时,上肢裸露伸直并轻度外展,肘部与心脏在同一水平(坐位平第四肋间,卧位平腋中线)。

(3) 驱尽袖带内气体,将袖带均匀紧贴于上臂中部皮肤。对准肱动脉,其下缘在肘窝以上 2~3 cm(图 3-1-4),松紧程度以能放入两横指为宜。

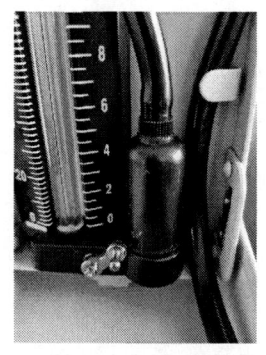
图 3-1-3　检查血压计

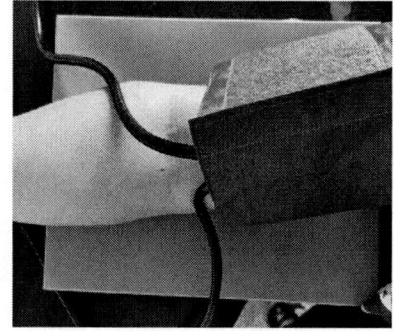
图 3-1-4　缠袖带

(4)在肘窝内侧处触及肱动脉搏动后将听诊器头置于搏动明显处,轻轻加压,用手固定,听诊器勿放入袖带内。

(5)右手握住充气气囊,关闭气阀并向袖带内打气。边充气边听诊,待肱动脉搏动消失后再升高 30 mmHg,停止充气并旋开气阀后以每秒 2~5 mmHg 使汞柱缓慢下降。

(6)放气时注意听诊肱动脉变化并观察汞柱的读数,从动脉搏动消失到听见第一声搏动时,汞柱所指刻度即为收缩压。继续放气,当搏动声突然消失时,汞柱所指刻度为舒张压。

(7)测量完毕,排尽袖带内余气,关闭气阀,解开袖带,整理后放入盒内。将水银柱归至"0"点水平后关闭血压计开关(图 3-1-5)。

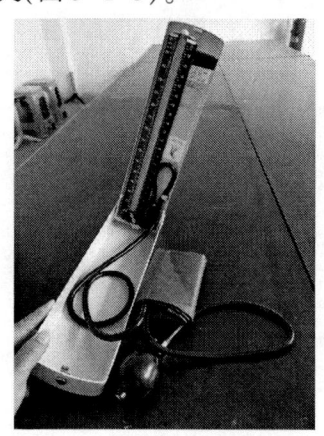
图 3-1-5　关闭血压计

(8)记录测量数值,采用"收缩压/舒张压 mmHg"的记录方法。

三、失分陷阱

(1)测量之前血压计未归"0"。

(2)袖带绑定过紧。

(3)听诊器头部放入袖带内。

四、任务评价（表3-1-1）

表3-1-1　任务评价表

评价内容	具体分值	得分	教师评价
操作前准备			
操作过程			
提问作答			

任务拓展

1.成人上肢血压的正常测量值是多少？何为低血压、高血压？

答：成人正常血压范围是（90—139）/（60—89）mmHg。血压低于90/60 mmHg为低血压，收缩压≥140 mmHg和/或舒张压>90 mmHg为高血压。

2.如何诊断高血压？

答：采用标准测量方法，至少3次非同日血压值达到或超过140/90 mmHg，或仅舒张压达到或超过90 mmHg可认为有高血压，如果仅收缩压达到标准则称为收缩期高血压。

3.影响血压测量的常见因素有哪些？

答：活动、精神紧张、说话、血压计未校准、使用影响血压的药物等。

情境三　急救技术		任务二　吸氧术		日期	
姓名		班级		学号	

任务二　吸氧术

学习情景介绍

吸氧术是指通过给氧，提高动脉血氧分压（PaO_2）和动脉血氧饱和度（SaO_2），增加动脉血氧含量（CaO_2）纠正各种原因造成的缺氧状态，促进组织的新陈代谢，维持机体生命活动的一种治疗方法。在操作过程当中，注意顺序以及对患者动作要轻柔。

目的和要求

（1）掌握正确的吸氧术的方法和步骤。

(2)掌握吸氧术的适应证与禁忌证。
(3)具有爱伤意识和良好的医患沟通能力。

任务准备

吸氧术的适应证包括:呼吸系统疾病,如肺源性心脏病、哮喘、重症肺炎、肺水肿等;心血管系统疾病,如心源性休克、心力衰竭、心肌梗死等;中枢神经系统疾病,如颅脑外伤、各种原因引起的昏迷等;其他疾病,如严重的贫血、出血性休克、一氧化碳中毒、麻醉药物和氰化物中毒、大手术后等。

任务实施

一、物品准备

(1)患者准备:一般取仰卧位。
(2)医生准备:洗手,戴帽子、口罩。
(3)物品准备:准备好中心供氧氧气装置或者氧气瓶(图3-2-1 氧气瓶)、一次性吸氧管(图3-2-2 至图3-2-4)、蒸馏水、治疗碗(内盛温开水)、棉签、弯盘、手电筒、胶布、扳手、笔、本等(图3-2-5)。

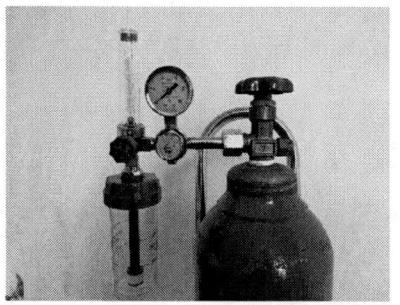

图3-2-1 氧气瓶

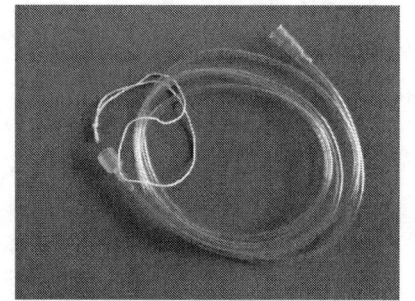

图3-2-2 单侧鼻导管

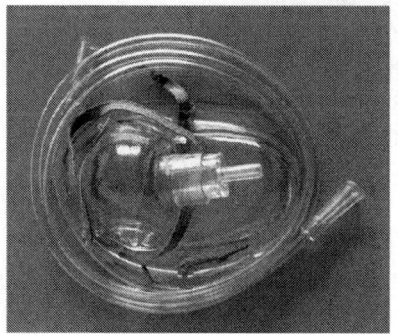

图3-2-3 吸氧面罩

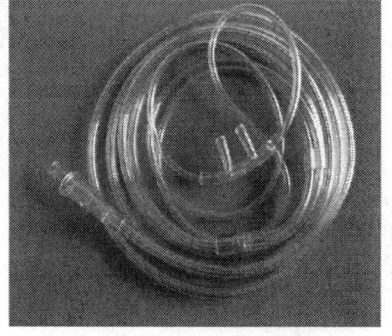

图3-2-4 双侧鼻导管

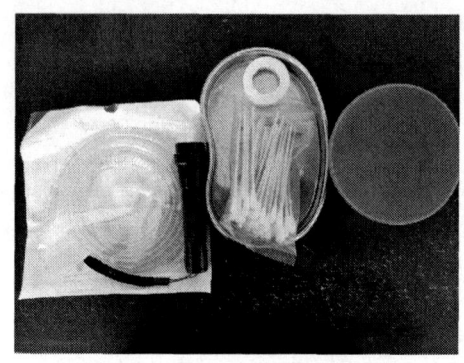

图 3-2-5　棉签、弯盘、手电筒、胶布

二、操作要点

1.操作准备

医生携用物至床旁。核对患者,向患者解释操作目的并取得患者同意。

2.检查并连接供氧装置

(1)打开氧气瓶总开关,清洁气门后迅速关好。

(2)连接氧气压力表和湿化瓶于氧气瓶上,并用扳手固定(图3-2-6)。

(3)关闭湿化瓶的流量表开关→打开氧气瓶总开关→打开氧气表的流量表开关,观察氧气流经湿化瓶时是否通畅;湿化瓶有气泡冒出,浮标上浮证明供氧装置正常→关闭氧气表的流量表开关。

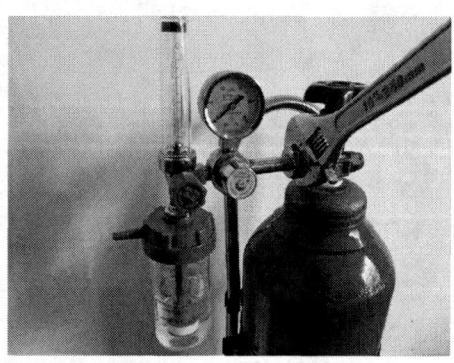

图 3-2-6　连接湿化瓶

3.给氧方法

(1)单侧鼻导管法。

1)用手电筒检查患者鼻腔,用湿棉签清洁两侧鼻孔(图3-2-7)。

2)连接鼻导管于氧气表的出气口上,打开氧气表的流量表开关,将鼻导管插入盛有温水的治疗碗内检查是否漏气(图3-2-8)。

3)调节氧流量、润滑鼻导管后将其轻轻插入鼻孔内(长度约为鼻尖至外耳道口长度的2/3),用胶布妥善固定。

4)记录给氧时间、氧流量,并向患者及家属交代注意事项。

5)清洁患者面部及整理床位。

(2)双侧鼻导管法:使用时将双侧鼻导管连接橡胶管,调节氧流量,擦净鼻腔,将导管插入双鼻孔内,深约1 cm,妥善固定(图3-2-9)。

(3)面罩法:调节氧流量,将氧气面罩置于患者口鼻部,松紧带固定,再将氧气接管连接于面罩的进气孔上。

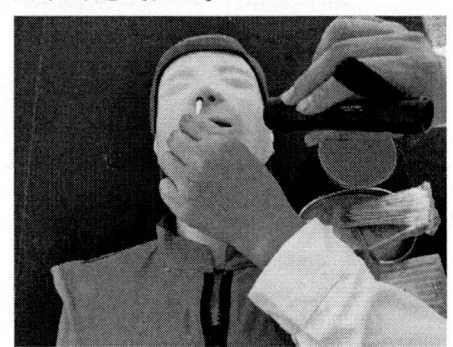
图3-2-7　检查并清洁患者鼻腔

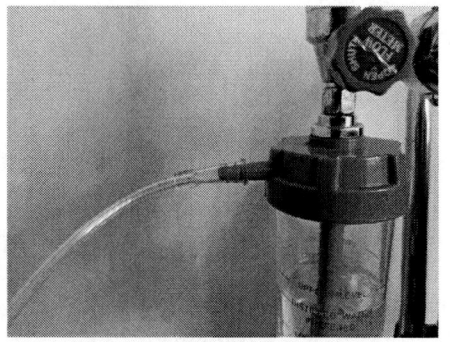
图3-2-8　连接吸氧导管

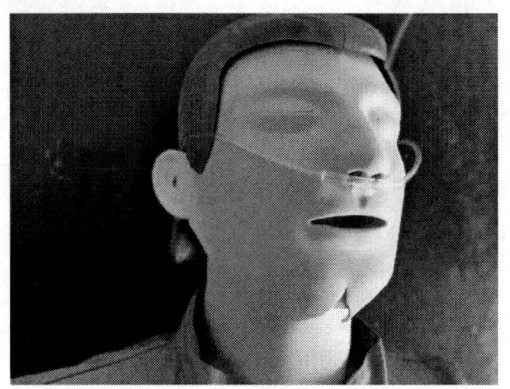
图3-2-9　固定导管

4.停止供氧

(1)轻轻拔除鼻导管,擦净口鼻部。

(2)关闭氧气表的流量开关→关闭氧气瓶总开关→打开氧气表的流量表开关放出余气。

(3)记录停氧时间,整理床位。

三、失分陷阱

(1)未清洁鼻腔。

(2)未连接湿化瓶。

四、任务评价(表3-2-1)

表3-2-1 任务评价表

评价内容	具体分值	得分	教师评价
准备工作			
操作过程			
提问作答			
考生素质			

任务拓展

1. 患者吸氧过程中,需要调节氧流量时应如何操作?

答:患者吸氧过程中,需要调节氧流量时,应当先将患者鼻导管取下,调节好氧流量后,再与患者连接。

2. 停止吸氧时,先取下鼻导管,再关流量表,正确吗?

答:正确。这样可以避免由于关闭流量表操作不当造成患者的不适。

3. 吸氧的常用方法有哪些?

答:鼻导管法、面罩法、氧气枕法、鼻塞法。

4. 为保证安全,应做好哪些防护?

答:做好防火、防震、防油、防热防护。

情境三 急救技术		任务三 人工呼吸		日期	
姓名		班级		学号	

任务三 人工呼吸

学习情景介绍

人工呼吸,即用人工方法使空气有节律地进入和排出肺脏,达到维持呼吸、解除组织缺氧的目的。人工呼吸常用方法有口对口人工呼吸法、仰卧压胸法、仰卧压背法等。进行人工呼吸前,应先解开伤员领扣、紧身衣服、裤带,清除口腔的泥土、杂草、血块、分泌物或呕吐物等。有假牙者应取出,保持呼吸道通畅。口对口人工呼吸的方法是:将伤员下颌托起,捏住鼻孔,急救者深吸气后,紧贴对准伤员的口,用力将气吹入,看到伤员胸壁扩张后停止吹气,之后迅速离开嘴,如此反复进行,每分钟约20次。如果伤员的口腔紧闭不能撬开,也可用口对鼻吹气法。

目的和要求

(1)掌握正确的人工呼吸的方法和步骤。
(2)掌握人工呼吸的适应证与禁忌证。
(3)具有爱伤意识和良好的医患沟通能力。

任务准备

患者仰卧,术者位于患者一侧,若观察患者胸廓无呼吸起伏动作,口鼻无气息吐出,颈动脉搏动消失,可判断为呼吸心跳停止,应立即抢救。

任务实施

一、物品准备

纱布、手电筒。

二、操作要点

1. 操作准备

保持气道通畅,迅速松开患者领口和腰带,抽去枕头。用纱布清除患者口鼻分泌物及异物。

2. 开放气道

一手抬起患者颈部,使其头部后仰,另一手压迫患者前额,保持其头部后仰位置,使患者下颌和耳垂连线与床面垂直(图3-3-1)。

3. 口对口吹气

(1)一手将患者下颌向上提起,另一手以拇指和食指捏紧患者的双侧鼻孔(图3-3-2)。用两层纱布盖于患者口部,术者平静吸气后,将口唇紧贴患者的口唇并完全包住,深而快地向患者口内吹气,时间应持续1 s以上,直至患者胸廓向上抬起。

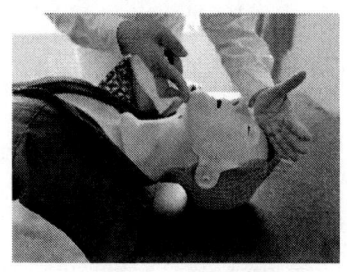
图3-3-1 开放气道

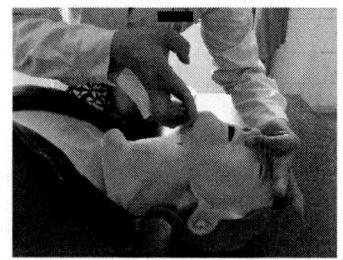
图3-3-2 吹气准备

(2)胸廓抬起后,立刻与患者口部脱离接触,头偏向一侧吸入新鲜空气,以便再行下次人工呼吸。此时,使患者的口张开,并松开捏鼻的手指,观察胸部恢复状况,并有气体从患者口中排出。

(3)再次捏紧患者的双侧鼻孔,向其口内吹气进行第二次人工呼吸。成人吹气频率为12~16次/min,儿童为20次/min。吹气量每次500~600 ml。人工呼吸与胸外按压比例为2:30。

4.报告抢救结果

患者出现自主呼吸,皮肤黏膜红润,自主意识恢复,表明抢救成功。

三、失分陷阱

(1)操作时未打开气道。

(2)操作时未见胸廓起伏。

四、任务评价(表3-3-1)

表3-3-1 任务评价表

评价内容	具体分值	得分	教师评价
准备工作			
操作过程			
提问作答			
考生素质			

任务拓展

1.人工呼吸时开放气道的常用方法有哪些?

答:常用仰头举颏法、仰头抬颈法、双手抬下颌法。

2.人工呼吸时患者取何头位使呼吸道最通畅?

答:可使者头部后仰,下颌向上提起,下颌和耳垂连线与床面垂直。

3.人工呼吸时吹气量是多少?心脏按压与人工呼吸的比例是多少?

答:吹气量每次500~600 ml。胸外按压与人工呼吸比例为30:2。

4.人工呼吸时为多给患者输送氧气,是不是尽量多吹些气?

答:不是。每次呼气在1 s以上即可,以见到胸部起伏为准。避免过度吹气或吹气过于用力,以免引起心排血量下降。

5.如何判断口对口人工呼吸的效果?

答:以见到胸部起伏为准,可感觉患者的呼吸道阻力,吹气间歇有呼气。

情境三　急救技术	任务四　胸外心脏按压	日期
姓名	班级　　　　学号	

任务四　胸外心脏按压

学习情景介绍

胸外心脏按压是适用于治疗各种创伤、电击、溺水、窒息、心脏疾病或药物过敏等引起的心搏骤停的方法。

目的和要求

(1)掌握正确的胸外心脏按压的方法和步骤。
(2)掌握胸外心脏按压的适应证与禁忌证。
(3)具有爱伤意识和良好的医患沟通能力。

任务准备

(1)轻拍患者肩部并呼唤患者,判断有无意识。
(2)右手食指、中指并拢,由喉结向外侧滑移2~3 cm,检查颈动脉搏动,判断时间为5~10 s。
(3)将耳朵贴近患者胸壁,听诊有无心音(图3-4-1)。
(4)观察瞳孔变化。判断为呼吸心跳停止后,一边呼救,请人拨打120电话,一边开始抢救。

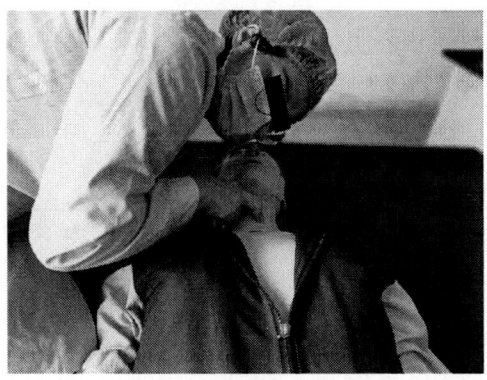

图3-4-1　判断生命体征

任务实施

一、物品准备

纱布、手电筒。

二、操作要点

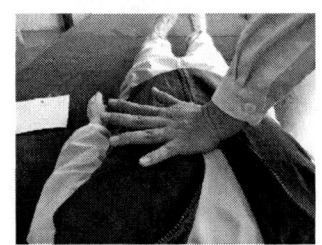

图 3-4-2　寻找按压部位

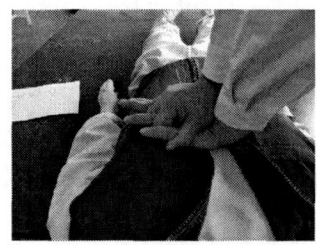

图 3-4-3　按压手法

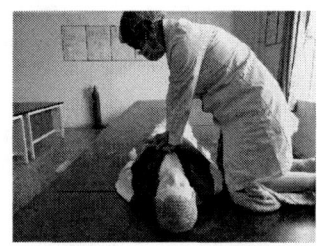

图 3-4-4　按压姿势

（1）将患者置于平卧位，躺在硬板床或地上，去枕，解开衣扣，松解腰带。术者站立或跪在患者身体一侧。

（2）术者将一手掌根置于患者胸骨下半部，手掌根部长轴与胸骨长轴重合（图3-4-2），另一手重叠放置，十指紧扣，手指翘起（图3-4-3），肘关节伸直，肩肘腕关节呈一条直线，借助身体之重力向患者脊柱方向按压（图3-4-4）。

（3）按压应使成人及儿童胸骨下陷5~6 cm或胸部前后径的1/3（婴儿约4 cm）后放松，按压与放松的时间比为1:1。按压频率为100~120次/min。单人抢救时，每按压30次，做口对口人工呼吸2次（30:2）。

（4）按压5个循环周期（约2 min）对患者做一次生命体征判断，包括触摸颈动脉（不超过5 s）与观察自主呼吸的恢复（3~5 s）。如患者心搏恢复，须进行进一步生命支持，未恢复则继续按压至高级生命支持人员及仪器设备到达。

三、失分陷阱

（1）心脏按压用力过大，造成肋骨骨折。
（2）心脏按压放松时掌根部离开按压部位。

四、任务评价

表 3-4-1　任务评价表

评价内容	具体分值	得分	教师评价
准备工作			
操作过程			
提问作答			
考生素质			

任务拓展

1.患者呼吸心跳停止,一人在现场抢救患者,如何进行人工呼吸和胸外心脏按压?

答:单人抢救时,胸外心脏按压30次,口对口人工呼吸2次。按压5个循环周期时对患者做一次判断,包括触摸颈动脉与观察自主呼吸的恢复。按压频率为100~120次/min。

2.如何判断心脏按压的效果?

答:颈动脉出现搏动,面色、皮肤红润、发绀消失;瞳孔逐渐回缩;自主呼吸恢复或改善;神志逐渐清楚,收缩压升至60 mmHg以上。

3.为评价抢救效果,暂停胸外心脏按压不要超过多长时间?

答:心脏按压必须中断时,需将中断控制在10 s内。

情境四
病史采集

情境还原

本情境共计 5 分,时长 5 min,与病例分析在同一房间,考生使用同一台学生机完成。考生首先阅读计算机上呈现的试题,然后口述作答,由考官评分。口腔执业助理医师考试的试题从任务一至任务九随机选一,口腔执业医师的试题从任务一至任务十四随机选一。考生在作答时首先要进行问诊,询问现病史、既往史、家族史和全身情况,然后说出可能的疾病诊断名称。

任务引领

口腔执业助理医师考试内容 (任务一至任务九随机选一)	任务一　牙痛 任务二　牙松动 任务三　牙龈出血 任务四　牙龈肥大 任务五　牙龈肿痛 任务六　颌面部肿痛 任务七　口腔黏膜溃疡 任务八　口腔黏膜及皮肤窦道和瘘管 任务九　修复后疼痛
口腔执业医师考试内容 (任务一至任务十四随机选一)	任务十　口腔黏膜白色斑纹(助理不考) 任务十一　口腔异味(助理不考) 任务十二　口干(助理不考) 任务十三　颌面部包块(助理不考) 任务十四　开口受限(助理不考)

情境四　病史采集		任务一　牙痛		日期	
姓名		班级		学号	

任务一　牙痛

任务介绍

牙痛是口腔科患者就诊最常见的原因，多种口腔疾病均可引起牙痛。有些牙痛程度十分剧烈，有的患者不能指明痛牙部位。因此，口腔科医师应根据患者主诉，简洁有序提出相关问题，考虑最有可能的几种常见疾病范围，以便选择进一步的检查方法，最终确定牙痛疾病的诊断。

任务实施

一、常规询问

1.现病史

(1)疼痛的性质及程度。

(2)疼痛的部位及放射的范围。

(3)疼痛发生的时间和持续时间。

(4)疼痛激惹和缓解因素。

(5)患者疼痛史与治疗的关系。

2.既往史

可疑患牙的治疗、外伤、修复、正畸史；牙外科正畸或拔牙史；口腔颌面部及其邻近器官的病史以及头颈部放疗史。

3.全身情况

有无冠心病、高血压、神经症、癔症等，是否是月经期或更年期等。

二、临床思辨

根据患者的主诉，思考医师提出的问题，分析并考虑最有可能出现的几种常见疾病。

1.疼痛的性质及程度

询问患者的牙痛是尖锐痛、剧烈痛还是钝痛、隐痛、胀痛。

根据患者叙述，若为尖锐而剧烈的疼痛，一般考虑为急性炎症，如急性牙髓炎、急性根尖炎等；若为跳痛或搏动性疼痛，应考虑急性化脓性炎症；若为钝痛、隐痛、胀痛时，多考虑慢性炎症；若有难以忍受的针刺、刀割、撕裂或电击样痛等三叉神经痛特有症状，则考虑三叉神经痛。

2.疼痛部位及放散范围

询问患者牙痛是局限性疼痛,还是牵涉性放射疼痛,确定疼痛部位。

若为局限性疼痛,疼痛局限于牙齿,患者能明确指出疼痛牙位,则多考虑根尖周炎或牙周组织炎症;若为牵涉性放射疼痛,患者难以定位疼痛牙位,仅能指出疼痛区域,左侧疼痛或右侧疼痛,多考虑为牙髓炎。

3.疼痛发生时间及持续时间

(1)疼痛发生时间是指询问患者牙痛是发生在白天还是夜间,静止时还是活动时,晨起、午后还是睡前,饭前还是饭后。夜间发生疼痛或夜间牙痛加重是牙髓炎疼痛特点,进食或定时牙痛多考虑慢性牙髓炎。

(2)疼痛持续的时间是指询问患者牙疼痛是持续性还是间断性,每次疼痛间隔时间等。若为间断性疼痛,疼痛时间短,间隔时间长,多考虑早期急性牙髓炎;若疼痛时间长,间隔时间短,或是持续性疼痛,多考虑为疾病的晚期或牙髓炎发展为急性根尖周炎。

4.疼痛激惹因素

疼痛激惹因素是询问患者牙痛有无激惹因素,是何激惹因素引起疼痛,去除激惹因素后疼痛消失还是持续,这些是考虑疾病范围的重要依据。

(1)患牙无任何激惹因素引起的疼痛为自发痛,常在咀嚼器官静止时发生,多考虑牙髓炎;患牙有自发性持续性跳痛,不敢咬合,多考虑急性根尖周炎。

(2)患牙受到某种刺激才发生的疼痛为激发痛,患者常能指出疼痛的明显诱因。遇酸、甜刺激时牙痛,去除刺激后疼痛立即消失,多考虑中龋;遇冷、热刺激时牙痛,去除刺激后疼痛立即消失,多考虑深龋;遇机械性或冷刺激,牙酸软痛,去除刺激后疼痛立即消失,多考虑牙本质敏感症;冷刺激牙痛,刺激去除后疼痛很快消失或延续数秒,多考虑可复性牙髓炎;冷、热刺激引起剧烈疼痛,刺激去除后疼痛持续较长时间,且引起其他相应部位疼痛,考虑急性牙髓炎;温度刺激牙痛,去除刺激后疼痛持续,多考虑慢性牙髓炎;热刺激疼痛加重,冷刺激疼痛缓解考虑化脓性牙髓炎;轻微刺激某特定部位,如"扳机点"引起剧烈疼痛,考虑三叉神经痛。

5.患者疼痛史与治疗关系

患者疼痛史与治疗关系是指询问患者患牙或疼痛部位是否接受过治疗,接受过哪些治疗,治疗对疼痛的影响,疼痛发生在治疗前还是治疗后等。如拔牙后2~3天主诉的疼痛或疼痛加重则多应考虑发生干槽症的可能性;固定桥粘固后短期出现咬合痛,多考虑𬌗创伤;牙髓治疗期间或根管充填后近期发生的牙痛,多为与治疗有关的反应性根尖周炎。

三、可能的疾病及询问点

1.牙体牙髓病

(1)深龋。

特点:咬物痛、冷热酸甜入洞痛。

询问点:疼痛时间和是否有刺激因素。

(2)牙本质过敏症。

特点:咬物痛、冷、热酸甜痛、机械刺激痛。

询问点:疼痛时间和是否有刺激因素。
(3)楔状缺损。
特点:冷热酸甜痛、机械刺激痛。
询问点:疼痛时间,是否有刺激因素。
(4)可复性牙髓炎。
特点:一过性冷热疼痛。
询问点:疼痛持续时间和诱因。
(5)急性牙髓炎。
特点:自发性痛、阵发性痛、夜间痛、疼痛剧烈不能定位。
询问点:是否有反复疼痛病史,冷、热刺激迟缓痛,咬物疼痛?
(6)慢性牙髓炎。
特点:反复疼痛病史,冷、热刺激迟缓痛,咬物痛。
询问点:是否有反复疼痛病史,冷、热刺激迟缓痛,咬物疼?
(7)急性浆液性根尖炎。
特点:咬物疼,咬紧后缓解。
询问点:是否有咬物疼痛,咬紧后缓解?
(8)急性化脓性根尖炎。
特点:咬物疼,不敢咬合,跳痛,疼痛剧烈,牙龈区可有局限肿胀。
询问点:是否有咬物疼痛、不敢咬合,牙龈区是否有局部肿胀?

2.牙周病
(1)龈乳头炎。
特点:冷热痛、胀痛、急性跳痛、慢性钝痛、牙龈乳头肿胀。
询问点:是否有冷热疼痛、胀痛、急性跳痛、慢性钝痛、牙龈乳头肿胀?
(2)牙周炎。
特点:咬物疼痛、牙龈出血、牙龈松动移位。
询问点:是否有咬物疼痛、牙龈出血、牙齿松动移位?
(3)牙周脓肿。
特点:急性跳痛、慢性钝痛、咬物疼痛、牙龈出血溢脓、牙龈松动移位。
询问点:是否有急性跳痛、慢性钝痛、咬物疼痛、牙龈出血、牙齿松动移位?
(4)牙周-牙髓联合病变。
特点:疼痛剧烈、慢性钝痛、咬物疼痛、牙龈出血、牙龈松动移位。
询问点:是否有剧烈疼痛、冷热疼痛、咬物疼痛、牙龈出血、牙齿松动移位?

3.颌面外科
(1)智齿冠周炎。
特点:咬物疼、急性疼痛剧烈、慢性胀痛、钝痛、面部肿胀。

询问点:是否有面部肿胀?

(2)牙外伤。

特点:咬物疼痛。

询问点:是否有外伤史、咬物疼痛?

(3)干槽症。

特点:牙槽窝空虚,有腐败坏死臭味,疼痛剧烈。

询问点:是否有拔牙史,牙槽窝是否空虚?

(4)三叉神经痛。

特点:疼痛剧烈,针刺、刀割、撕裂样疼痛,有扳机点。

询问点:是否有针刺、刀割、撕裂样疼痛,是否有扳机点?

任务实战

实战1:请阅读例题,完成任务评价表(表4-1-1)。

例题:男,38岁。主诉:右侧下后牙遇冷疼痛3天。

问题:(1)询问患者现病史及相关内容。

(2)对可能的疾病做出诊断。

表4-1-1 任务评价表

	评价内容	具体分值	得分	教师评价
问诊	疼痛的性质、程度和持续时间			
	是否有过自发痛			
	刺激去除后疼痛是否持续			
	疼痛是否可以定位			
	有无治疗史			
	有无牙周异常			
	有无牙齿松动移位			
可能的疾病	牙本质过敏症			
	深龋			
	急性牙髓炎			
	慢性牙髓炎			
	牙周-牙髓联合病变			

实战2:请阅读例题,完成任务评价表(表4-1-2)。

例题:男,30岁。主诉:右侧上后牙剧烈疼痛1天。

问题:(1)询问患者现病史及相关内容。
(2)对可能的疾病做出诊断。

表4-1-2 任务评价表

评价内容		具体分值	得分	教师评价
问诊	疼痛的性质、程度和持续时间			
	有无激惹或缓解因素			
	疼痛是否可以定位			
	有无扳机点			
	疼痛是否放散到其他部位			
	有无治疗史			
可能的疾病	干槽症			
	急性根尖周炎			
	急性牙髓炎			
	三叉神经痛			
	急性牙槽脓肿			

实战3:请阅读例题,完成任务评价表(表4-1-3)。

例题:女,30岁。主诉:左侧上后牙疼痛1周。

问题:(1)询问患者现病史及相关内容。
(2)对可能的疾病做出诊断。

表4-1-3 任务评价表

评价内容		具体分值	得分	教师评价
问诊	疼痛的性质、程度			
	疼痛持续时间			
	是否有过自发痛			
	是否有激惹或缓解因素			
	疼痛是否可以定位			
	有无反复肿痛史			
	是否伴有开口受限			
可能的疾病	慢性龈乳头炎			
	牙周脓肿			
	慢性牙髓炎			

实战4：请阅读例题，完成任务评价表(表4-1-4)。

例题：男，37岁，右下后牙烤瓷冠修复2年，自发痛3天。

问题：(1) 询问患者现病史及相关内容。

(2) 对可能的疾病做出诊断

表4-1-4 任务评价表

评价内容		具体分值	得分	教师评价
问诊	有无冷、热刺激痛及持续时间			
	有无咬合痛			
	有无夜间痛、阵发痛			
	有无食物嵌塞			
	有无自发痛史			
	患牙牙体牙髓病治疗史			
	有无放射痛			
可能的疾病	牙髓炎			
	根尖周炎			
	龈乳头炎			

情境四 病史采集		任务二 牙松动		日期	
姓名		班级		学号	

任务二 牙松动

任务介绍

正常情况下，牙齿只有极轻微的生理性动度，这种动度几乎不可觉察，且随不同牙位和是否咀嚼而变动。接近替牙期的乳牙因牙根吸收也表现出牙松动。除这些生理性的牙齿动度外，牙齿松动常由病理性原因导致，有多种疾病会导致牙松动。因此口腔科医师有必要根据患者的主诉提出相关的问题，以便对导致牙松动的疾病进行鉴别。

任务实施

一、常规询问

1. 现病史

(1) 松动牙位,牙齿松动时间,松动牙数,是否伴有移位。

(2) 牙龈是否肿胀,肿胀的部位、范围,肿胀部有无溢脓。

(3) 牙龈是否出血,出血的部位。

(4) 是否伴有牙痛或根尖部肿痛,牙痛的时间,牙有无伸长感。

(5) 有无咬合不适,咬物时是否疼痛,出现的时间。

(6) 有无外伤史,外伤发生时间。

(7) 相应部位有无肿物或颌骨膨隆及出现的时间。

(8) 患者的年龄,是否为儿童替牙期。

(9) 有无全身症状,如有无发热、寒战等。

2. 既往史

有无正畸或牙外科正畸史,有无牙周手术治疗史,有无口腔颌面部及其邻近器官的疾病,有无牙因松动而脱落史。

3. 全身情况

有无糖尿病、白血病、冠心病、高血压、肿瘤等疾病,是否是月经期、产褥期、更年期等,是否做过头颈部放疗。

4. 家族史

父母有无牙早失现象。

二、临床思辨

根据患者的主诉和医师提出的问题,分析并考虑最有可能出现的几种常见疾病。

1. 松动牙位,松动牙数,牙齿松动时间,是否伴有移位

(1) 了解松动牙位是病史中最为基本的要素,以便对相应部位做更多的了解和检查。急性或慢性根尖周炎常为单个牙累;多个牙松动提示导致牙松动的疾病为侵犯范围较大的疾病,其中牙周炎常侵犯全口多处部位;颌骨骨髓炎、颌骨囊肿或肿瘤也可导致多个牙松动,但多为相邻部位的牙。

(2) 通过牙松动出现时间的长短可了解到导致牙松动的疾病是急性疾病还是慢性疾病。牙外伤、急性根尖周炎、急性创伤性根周膜炎、颌骨骨髓炎都是急性疾病,牙周炎、颌骨囊肿和颌骨肿瘤多为慢性疾病,但有时牙周炎也会表现为急性牙周脓肿,应根据其他表现来鉴别。慢性根尖周炎急性发作也表现为急性疾病,但同时在急性发作之前也会有慢性表现;牙周炎尤其是侵袭性牙周炎患者在牙齿松动的同时,也常表现出牙齿移位。牙外伤,如牙受到撞击时也会伴有牙齿的移位。

2.牙龈情况

(1)是否伴有牙龈肿胀,如有肿胀,则要了解肿胀出现的时间、肿胀的部位和范围。牙龈肿胀提示牙龈存在炎症,肿胀出现的时间可反映是急性炎症还是慢性炎症,肿胀的部位和范围反映出炎症是局限性还是广泛性。急性根尖周炎、急性创伤性根周膜炎、牙周脓肿多为急性的局限性的肿胀,急性骨髓炎则表现为急性的、广泛性的蜂窝织炎。慢性牙周炎和侵袭性牙周炎也会表现为牙龈肿胀,但为慢性的广泛性的局限于牙龈的轻度肿胀。

(2)牙龈出血可反映牙龈外伤和牙龈炎症,要了解牙龈出血时间、诱因。外伤引起的牙龈出血会伴有外伤史,为急性症状;牙周炎伴有的牙龈出血是牙龈炎症引起,为慢性症状,多在刷牙、食物等机械刺激后出血。了解牙龈出血的部位,有助于了解病变部位。

3.是否伴有牙痛或根尖部肿痛,牙痛的时间,牙齿有无伸长感

急性根尖周炎常表现为局限于病变牙的牙痛,有根尖部肿痛和牙齿伸长感。急性骨髓炎也会有疼痛,但为牙龈肿痛。

4.有无咬合不适及出现时间

急性根尖周炎表现为局限于病变牙的咬合痛。急性根尖周膜炎会表现出更为剧烈的咬合痛,并且会有较长时间的咬合不适症状。慢性根尖周炎也会表现为较长时间的咬合不适症状。

5.有无外伤史及外伤发生的时间、有无咬物时硌伤

这是诊断外伤导致牙松动最重要的病史。

6.相应部位有无肿物或颌骨膨隆及出现的时间

颌骨囊肿或颌骨肿瘤会表现为颌骨膨隆。

7.患者的年龄,是否为儿童替牙期

这是鉴别乳牙滞留和牙齿早萌极为重要的病史。患者的年龄在鉴别慢性牙周炎和侵袭性牙周炎时也是一个重要的参考因素。侵袭性牙周炎患者的发病年龄早,病情发展快,病情重,在年轻时就会表现为多个牙松动,而慢性牙周炎患者往往在年龄较大时病情才发展到重度阶段,才会发生牙齿松动。

8.有无全身症状,如有无发热、寒战等

颌骨骨髓炎常伴有发热等全身症状。

9.既往病史和全身情况

提供更多的信息,有助于鉴别导致牙松动的原因。例如,若以前曾有牙齿因松动脱落史,则提示可能患有牙周炎;如近期曾进行过牙周手术,提示可能是牙周手术导致术区牙齿出现短暂的松动;如做过正畸治疗,提示可能是正畸导致的牙根外吸收而导致牙松动等。

三、可能的疾病及询问点

1.牙体牙髓病

(1)急性根尖炎。

特点:咬物疼痛、局部肿胀。

询问点：是否伴有咬合不适，是否有牙齿伸长感或不敢咬合？

(2) 乳牙滞留。

特点：牙齿脱落时间。

询问点：患者是否已到牙齿脱落年龄？

2. 牙周病

(1) 牙周炎。

特点：成年人，牙龈出血溢脓。

询问点：是否伴有牙龈出血溢脓？

(2) 侵袭性牙周炎。

特点：年轻人，特殊第一恒磨牙、切牙、牙龈出血溢脓。

询问点：是否有特殊第一恒磨牙、切牙、牙龈出血溢脓？

(3) 掌跖角化综合征。

特点：牙齿早期脱落，手掌脚掌都有角化物。

询问点：手掌和脚掌是否都有角化物，是否有臭汗味、牙齿早期脱落？

(4) Down 综合征。

特点：智力低下，有遗传性。

询问点：是否存在智力低下，是否有遗传性？

3. 颌面外科

(1) 牙外伤。

特点：咬物疼痛。

询问点：是否有外伤史和咬物疼痛？

(2) 颌骨骨髓炎。

特点：面部肿胀膨隆，有高热、寒战或头痛史、牙痛史。

询问点：是否有面部肿胀及膨隆，是否有高热、寒战或头痛史，是否有牙痛史？

(3) 正畸治疗。

特点：正在或已经完成正畸治疗。

询问点：有无正畸治疗史，正畸治疗后多久出现牙齿松动？

任务实战

实战1：请阅读例题，完成任务评价表（表4-2-1）。

例题：男，40岁。主诉：右侧下后牙松动3个月。

问题：(1) 询问患者现病史及相关内容。

(2) 对可能的疾病做出诊断。

表 4-2-1　任务评价表

评价内容		具体分值	得分	教师评价
问诊	牙松动数目			
	有无牙痛史、外伤史			
	有无牙周反复肿胀史			
	有无咬合不适			
	有无全身症状			
	有无颌骨膨隆及膨隆时间			
可能的疾病	牙外伤			
	急性根尖周炎			
	颌骨囊肿或肿瘤			
	牙周炎			
	颌骨骨髓炎			

实战2:请阅读例题,完成任务评价表(表4-2-2)。

例题:男,20岁。主诉:右侧下前牙松动1周。

问题:(1)询问患者现病史及相关内容。

（2）对可能的疾病做出诊断。

表 4-2-2　任务评价表

评价内容		具体分值	得分	教师评价
问诊	有无牙龈出血溢脓			
	有无家族聚集性			
	有无全口其他部位牙松动			
	有无相应部位颌骨膨隆或肿物			
	是否伴有牙痛、咬合痛			
	有无外伤史			
可能的疾病	牙外伤			
	慢性根尖周炎			
	颌骨囊肿			
	乳牙滞留			
	侵袭性牙周炎			

实战3:请阅读例题,完成任务评价表(表4-2-3)。

例题:男,65岁,主诉:双侧后牙松动,咀嚼无力2年。

问题:(1)询问患者现病史及相关内容。

(2)对可能的疾病做出诊断。

表4-2-3 任务评价表

	评价内容	具体分值	得分	教师评价
问诊	牙龈有无肿胀			
	牙龈有无出血			
	咬合时或咬物时是否疼痛			
	患牙有无咬硬物时硌伤			
	牙松动部位是否有窦道排脓			
	有无发热等全身症状			
	其他部位的牙有无松动脱落			
可能的疾病	慢性牙周炎			
	牙外伤			
	颌骨囊肿或肿瘤			

实战4:请阅读例题,完成任务评价表(表4-2-4)。

例题:男,35岁。主诉:右下倒数第二颗牙松动2天,不敢咬东西。

问题:(1)询问患者现病史及相关内容。

(2)对可能的疾病做出诊断。

表4-2-4 任务评价表

	评价内容	具体分值	得分	教师评价
问诊	是单个牙松动还是多个牙松动			
	松动牙是否伴有牙痛			
	有无伸长感,牙咬合时是否疼痛			
	患牙部位的牙龈有无肿胀、疼痛或流脓			
	患牙是否咬硬物而硌伤			
	有无发烧、寒战等全身症状			
可能的疾病	急性根尖周炎			
	牙外伤			
	急性牙周脓肿			
	牙周炎			

情境四 病史采集		任务三 牙龈出血		日期	
姓名		班级		学号	

任务三 牙龈出血

任务介绍

牙龈出血是口腔中常见的症状,有很多疾病会表现出牙龈出血,可以是口腔疾病如牙周炎等,也可以是全身疾病在口腔的表现,其治疗方法大相径庭。因此,对具有牙龈出血症状的疾病进行鉴别十分必要。口腔科医师可根据患者的主诉提出相关问题,了解病史要点,以利于鉴别。

任务实施

一、常规询问

1. 现病史

(1) 牙龈出血的部位和时间。

(2) 牙龈是自动出血还是刺激后出血,有无自限性,出血能否止住,止血的方法。

(3) 牙龈出血量。

(4) 牙龈有无疼痛。

(5) 牙龈肿胀情况。

(6) 牙龈乳头有无瘤样物形成。

(7) 是否伴有牙松动、牙脱落。

(8) 近来是否紧张劳累,是否熬夜。

2. 既往史

以前有无牙龈出血史,身体其他部位外伤后有无出血不易止住现象,有无白血病等血液病病史,有无口腔颌面部及其邻近器官的疾病。

3. 家族史

是否有家族聚集性。

4. 全身情况

患者是否妊娠,是否是月经期、产褥期、更年期等。有无高血压,是否服用阿司匹林等抗凝血药物。近来有无发热、食欲缺乏、体重减轻等现象。

二、临床思辨

根据患者的主诉和医师提出的问题,分析并考虑最有可能出现的几种常见疾病的范围。

1. 牙龈出血的部位和时间

(1) 长期慢性病变:如慢性龈炎和牙周炎为慢性疾病,常常有较长时期的牙龈出血现象。

(2) 短期的急性疾病:坏死性溃疡性龈炎导致的牙龈出血则常常为数天内的症状。

(3) 牙龈出血出现的时间与全身情况相对应:提示可能与全身因素有关,如患者妊娠后才出现牙龈出血,提示可能为妊娠期龈炎。

2. 牙龈是自动出血还是刺激后出血,有无自限性,出血能否止住,止住出血的方法

(1) 自动出血:除坏死性溃疡性龈炎外,主要为白血病、血友病等血液病。

(2) 出血不易止住:白血病、血友病等血液病引起的牙龈出血不易止住。

(3) 有自限性,易止住:慢性龈炎和牙周炎等局部炎症引起的出血有自限性,易于止住。

3. 牙龈出血量

(1) 出血量多:白血病、血友病等血液病引起的牙龈出血范围广泛,出血量多。

(2) 出血量少:慢性龈炎和牙周炎引起的出血量少,妊娠期龈炎引起的出血相对明显。

4. 牙龈有无疼痛

坏死性溃疡性龈炎常常同时伴有牙龈疼痛症状,而白血病也可出现牙龈坏死、牙龈疼痛,此时应注意结合询问其他病史以鉴别。

5. 牙龈肿胀情况

慢性龈炎仅会在龈缘处轻度水肿;牙周炎患者的牙龈会有不同程度的肿胀,妊娠期龈炎会表现为明显的牙龈红肿;白血病会表现为牙龈肥大,为白细胞浸润所致。

6. 牙龈乳头有无瘤样物形成

如果女性患者的个别牙龈乳头有瘤样物形成,提示有可能为妊娠期龈瘤。

7. 是否伴有牙松动、牙脱落

牙周炎患者可能会伴有牙松动和/或牙脱落。

8. 近来是否紧张、劳累,是否熬夜

急性坏死性溃疡性龈炎的发病常常与精神紧张、劳累有关,因此这类患者可能在发病前工作或学习紧张,过于劳累,可能有熬夜的经历。

9. 在牙龈出血的鉴别诊断中,既往史和全身情况的询问也非常重要,应注意询问

(1) 身体其他部位外伤后有无出血不易止住现象;如有,提示白血病和血友病等血液病的可能性大。

(2) 有无白血病、血友病等血液病病史;如有,则可能为白血病、血友病等血液病导致的牙龈出血。

(3) 患者是否伴有近来发热、食欲缺乏、体重减轻等现象;如有,则提示伴有恶性病

变,白血病的可能性大。

(4)还应询问女性患者的月经情况、是否妊娠,这有助于确定患者是否为妊娠期龈炎。

(5)有无高血压、心脑血管疾病,是否服用阿司匹林、硫酸氢氯吡格雷、华法林等抗凝血药物:如果患者有高血压,日常服用阿司匹林、硫酸氢氯吡格雷、华法林等抗凝血药物,牙龈出血有可能与其服用这些药物导致凝血功能异常有关。

三、可能的疾病及询问点

1. 外伤

询问点:是否有外伤史?

2. 慢性龈炎

询问点:是否有反复发作、牙龈肿胀的病史?

3. 急性坏死性溃疡性龈炎

询问点:是否伴有牙龈乳头坏死、口臭?

4. 青春期龈炎

特点:青春期人群。

5. 妊娠性龈炎

询问点:是否处于妊娠时期?

6. 白血病性龈病损

询问点:是否有白血病?

7. 艾滋病性龈病损

询问点:是否有艾滋病?

8. 牙周病

询问点:是否有牙松动、脱落?

9. 血友病

询问点:是否有血友病病史?

10. 口服抗凝药物

询问点:是否有高血压及是否服用抗凝药物?

任务实战

实战1:请阅读例题,完成任务评价表(表4-3-1)。

例题:女,28岁。主诉:刷牙时牙龈出血1年。

问题:(1)询问患者现病史及相关内容。

(2)对可能的疾病做出诊断。

表 4-3-1　任务评价表

评价内容		具体分值	得分	教师评价
问诊	牙龈出血部位			
	有无牙龈自发出血			
	有无牙龈肿胀、疼痛			
	有无体重减轻、发热和乏力等全身症状			
	有无牙松动、脱落			
可能的疾病	慢性龈炎			
	慢性牙周炎			
	侵袭性牙周炎			
	白血病			

实战2：请阅读例题，完成任务评价表（表4-3-2）。

例题：男，50岁。主诉：吃东西和刷牙时牙龈出血约2年。

问题：(1)询问患者现病史及相关内容。

(2)对可能的疾病做出诊断。

表 4-3-2　任务评价表

评价内容		具体分值	得分	教师评价
问诊	牙龈出血部位			
	有无牙龈自发出血			
	有无牙龈肿胀、疼痛			
	有无牙松动、脱落			
	有无体重减轻、发热和乏力等全身症状			
可能的疾病	慢性龈炎			
	白血病			
	慢性牙周炎			

实战3：请阅读例题，完成任务评价表（表4-3-3）。

例题：女，28岁。主诉：咬苹果和刷牙时牙龈出血2个月。

问题：(1)询问患者现病史及相关内容。

(2)对可能的疾病做出诊断。

表 4-3-3 任务评价表

评价内容		具体分值	得分	教师评价
问诊	牙龈有无自发出血			
	牙龈是否红肿、疼痛			
	是否在妊娠期			
	牙有无松动			
	有无体重减轻、发热和乏力等全身症状			
可能的疾病	慢性龈炎			
	妊娠期龈炎			
	牙周炎			
	白血病			

情境四 病史采集		任务四 牙龈肥大		日期	
姓名		班级		学号	

任务四 牙龈肥大

任务介绍

牙龈肥大是口腔中较为常见的症状,多种牙龈疾病会表现出牙龈肥大,白血病等全身疾病也会表现为牙龈肥大。对这些疾病的处理方法会截然不同。因此有必要对牙龈肥大的疾病进行鉴别。口腔科医师在病史采集时可根据患者的主诉提出相关的问题,了解病史要点,以利于鉴别。

任务实施

一、常规询问

1. 现病史

(1)牙龈肥大的部位范围和时间。

(2)有无癫痫病史、高血压病史及肾移植等病史,是否服药,服用的是何种药物。

(3)肥大增生的牙龈是否影响咀嚼。

(4)牙龈是否易出血,自发出血还是刷牙时出血,是否不易止住。

(5)牙龈乳头是否瘤样肥大,其大小及范围,患者是否妊娠。
(6)有无牙齿萌出困难史和家族遗传史。

2.既往史

以前有无牙龈出血史,身体其他部位外伤后有无出血不易止住现象,有无白血病等血液病病史,有无口腔颌面部及其邻近器官的疾病。

3.家族史

是否有家族聚集性。

4.全身情况

患者是否妊娠,近来有无发热、食欲缺乏、体重减轻等现象。

二、临床思辨

根据患者的主诉和医师提出的问题,分析并考虑最有可能出现的几种常见疾病。

1.牙龈肥大的部位、范围和时间

(1)局限的病损提示可能为牙龈瘤,也有可能为妊娠期龈炎中的牙龈瘤。
(2)如果患者很小的时候就有牙龈增生,如在乳牙萌出后或恒牙萌出之后就出现,并且牙龈增生的范围广泛,提示患有遗传性牙龈纤维瘤病的可能性最大。

2.有无癫痫病史、高血压病史及肾移植等病史,是否服药,服用的是何种药物

苯妥英钠等抗癫痫药物、硝苯地平等抗高血压药物和免疫抑制剂环孢素具有导致牙龈增生的作用,如患有这些疾病并服用这些药物,会导致药物性牙龈肥大。

3.肥大增生的牙龈是否影响咀嚼

这可反映牙龈增生的程度,影响到咀嚼的牙龈增生常为遗传性牙龈纤维瘤病。当然巨大的牙龈瘤、妊娠瘤也会影响咀嚼。药物性牙龈肥大一般不会影响咀嚼,但重度时也可能会一定程度影响咀嚼。

4.牙龈是否易出血,自发出血还是刷牙时出血,是否不易止住

妊娠期龈炎的牙龈肥大主要为显著的牙龈炎症,牙龈易出血,主要是刷牙、进食等刺激后出血;白血病的牙龈病损会表现为自发牙龈出血。

5.牙龈乳头是否瘤样肥大,其大小及范围,患者是否妊娠

牙龈乳头呈瘤样肥大,提示可能为牙龈瘤。如果女性患者处于妊娠期,牙龈肥大症状与妊娠时间有关,对确定妊娠期龈炎的诊断是至关重要的;如果有牙龈乳头呈瘤样肥大,则可能为妊娠瘤。

6.有无牙齿萌出困难史和家族遗传史

遗传性牙龈纤维瘤病会有牙齿萌出困难史和家族遗传史。

7.全身情况

近来全身情况中有无发热、食欲缺乏、体重减轻等现象,如果伴有这些现象,提示有恶性病变的可能,应注意是否为白血病。

三、可能的疾病及询问点

1. 龈乳头炎

询问点:是否有牙龈乳头肿胀疼痛伴出血,是否有食物嵌塞?

2. 牙龈炎

询问点:是否有反复肿胀?

3. 妊娠性龈炎

询问点:是否处于妊娠期?

4. 药物性牙龈增生

询问点:是否有高血压、癫痫,是否做过肾移植?

5. 白血病性龈病损

询问点:是否全身有白血病?

6. 遗传性牙龈纤维瘤病

询问点:家里人是否有这样的情况?

7. 牙周病(牙周脓肿、牙周、牙髓联合病变)

询问点:是否伴有牙齿松动、移位?

8. 青春期龈炎

特点:青春期人群。

任务实战

实战1:请阅读例题,完成任务评价表(表4-4-1)。

例题:男,57岁。主诉:牙龈肥大2年。

问题:(1)询问患者现病史及相关内容。
　　　(2)对可能的疾病做出诊断。

表4-4-1　任务评价表

	评价内容	具体分值	得分	教师评价
问诊	牙龈肥大的部位和范围			
	有无癫痫、高血压或肾移植等病史及服药史			
	牙龈是否易出血且不易止住			
	有无体重减轻、发热和乏力等全身症状			
	有无牙萌出困难史和家族遗传史			
可能的疾病	药物性牙龈肥大			
	白血病			
	牙龈纤维瘤病			

实战 2: 请阅读例题,完成任务评价表(表 4-4-2)。

例题:女,27 岁。主诉:牙龈肥大 3 个月。

问题:(1)询问患者现病史及相关内容。

(2)对可能的疾病做出诊断。

表 4-4-2 任务评价表

	评价内容	具体分值	得分	教师评价
问诊	牙龈肥大的部位和范围			
	牙龈有无自发出血或刷牙出血,能否止住			
	是否在妊娠期			
	有无癫痫、高血压或肾移植等病史及服药史			
	有无体重减轻、发热和乏力等全身症状			
可能的疾病	药物性牙龈肥大			
	血液病			
	妊娠期龈炎			

实战 3: 请阅读例题,完成任务评价表(表 4-4-3)。

例题:男,28 岁。主诉:上下前牙区牙龈肥大 5 年。

问题:(1)询问患者现病史及相关内容。

(2)对可能的疾病做出诊断。

表 4-4-3 任务评价表

	评价内容	具体分值	得分	教师评价
问诊	后牙区是否有牙龈肥大			
	有无癫痫、高血压或肾移植等病史及服药史			
	牙龈是否易出血且不易止住			
	有无牙萌出困难史和家族遗传史			
	有无体重减轻、发热和乏力等全身症状			
可能的疾病	药物性牙龈肥大			
	遗传性牙龈纤维瘤病			
	白血病			

情境四　病史采集		任务五　牙龈肿痛		日期	
姓名		班级		学号	

任务五　牙龈肿痛

任务介绍

牙龈肿痛是在口腔临床中常会听到的患者主诉症状,有多种疾病会有牙龈肿痛的表现。牙周疾病、牙体牙髓疾病会导致牙龈肿痛的出现,也可以是全身疾病在口腔的表现,其治疗方法大相径庭。有必要对有牙龈肿痛症状的疾病进行鉴别。医师可根据患者的主诉提出相关的问题,了解疾病病史要点,以利于鉴别。

任务实施

一、常规询问

1.现病史

(1)牙龈肿痛出现的部位、范围、程度和时间。

(2)牙龈有无出血,自动出血还是刺激后出血,牙龈有无疼痛。

(3)是否伴有牙松动、牙脱落。

(4)牙齿有无疼痛史,有无冷热痛、自发痛,继而牙痛消失,再出现牙龈肿痛。

(5)是否伴有面部肿胀,肿胀的部位。

(6)有无开口受限。

(7)是否有反复发作史。

(8)是否有食物嵌塞。

2.既往史

身体其他部位外伤后有无出血不易止住现象,有无白血病等血液病病史,有无口腔颌面部及其邻近器官的疾病。

3.家族史

是否有家族聚集性。

4.全身情况

近来有无发热、食欲缺乏、体重减轻等现象,有无劳累。

二、临床思辨

根据患者的主诉和医师提出的问题,分析并考虑最有可能出现的几种常见疾病。

（1）有牙龈肿痛症状的疾病常见的有牙周脓肿、根尖周脓肿、智齿冠周炎、急性龈乳头炎，白血病在牙龈的表现也可能会有牙龈肿痛。通过问诊有助于帮助鉴别究竟是哪种疾病。

（2）牙龈肿痛的时间长短有助于判别是急性还是慢性疾病；牙龈肿痛出现的部位有助于辨别是智齿冠周炎还是其他疾病；肿痛范围是否局限有助于判断是局部病变还是影响全口的疾病。单发的牙周脓肿往往病变局限，肿痛的程度不是很重；根尖周脓肿的范围相对局限，但较牙周脓肿要广泛一些；白血病的牙龈表现或急性多发性牙周脓肿则表现为全口或口内多个部位的牙龈肿痛。

（3）牙龈有无出血，牙齿有无松动脱落，有助于区别是牙周疾病还是根尖周疾病。牙周脓肿是牙周炎发展到重度阶段的表现，而牙周炎会有牙龈出血症状，一般是刷牙等刺激后出血，且会有一些牙齿松动，甚至脱落。如果患者有自动出血且不易止住和/或伴有牙龈疼痛，则要考虑白血病在牙周的表现。

（4）牙齿有无疼痛史，有助于判别是否为牙髓疾病。急性根尖周脓肿是牙髓疾病发展的一个阶段，在这个发展过程中往往会先有冷热痛，此时常为可复性牙髓炎阶段，之后出现自发痛症状，这时发展到了牙髓炎阶段，继续发展则牙髓坏死，此时牙痛症状会短暂消失，再继续发展则到了根尖周炎，继而出现根尖周脓肿，此时即会出现明显的牙龈肿痛，肿痛程度重于牙周脓肿。

（5）牙周脓肿往往不会伴面部肿胀，而急性根尖周脓肿和冠周炎均可能会表现为相应部位的面部肿胀，肿胀的部位有助于提示是否为冠周炎。

（6）冠周炎常会伴有开口受限，其他的牙龈肿痛疾病则几乎很少有此表现。

（7）急性龈乳头炎常伴有食物嵌塞，有时也伴有冷、热刺激痛或自发痛，需与牙髓炎鉴别。

（8）炎症性疾病常有反复发作史，如冠周炎、牙周脓肿、根尖周脓肿。

（9）在牙龈肿痛的鉴别诊断中，既往史和全身情况的询问也非常重要，应注意询问。

①身体其他部位外伤后若有出血不易止住现象，或有白血病病史，提示牙龈肿痛可能是白血病的表现。

②如果近来紧张、劳累熬夜，导致机体抵抗力下降，原有的慢性炎症有可能表现出急性的症状，出现冠周炎、牙周脓肿、慢性根尖周脓肿的急性发作。

③患者是否伴有近来发热、食欲缺乏现象，如有，则提示伴有恶性病变，白血病的可能性大。

三、可能的疾病及询问点

1. 根尖脓肿

询问点：是否伴有牙痛史或牙齿治疗史、不敢咬合、牙齿松动、有时伴有全身发热？

2.慢性龈炎

询问点:是否有牙龈反复肿痛史、牙龈出血?

3.急性坏死性溃疡性龈炎

询问点:是否伴有牙龈乳头坏死、口臭?

4.青春期龈炎

询问点:是否处于青春期,是否有牙龈反复肿痛史,牙龈出血明显?

5.妊娠性龈炎

询问点:是否处于妊娠期,是否有牙龈反复肿痛史,牙龈出血明显?

6.药物性牙龈增生

询问点:是否有高血压、癫痫和肾移植的情况?

7.白血病性龈病损

询问点:是否牙龈发白、出血不易止住、有白血病?

8.遗传性纤维瘤病

询问点:是否有家族聚集性。

9.牙周炎

询问点:是否有牙齿松动移位、牙龈出血溢脓的情况?

10.牙周脓肿

询问点:是否存在牙龈肿胀、跳痛,触诊有波动感?

11.牙周-牙髓联合病变

询问点:是否存在牙齿的疼痛或疼痛病史?

12.智齿冠周炎

询问点:是否存在面部肿胀疼痛、开口受限、全身发热?

13.外伤

询问点:是否有外伤史?

14.肿瘤

询问点:是否有家族聚集性?

任务实战

实战1:请阅读例题,完成任务评价表(表4-5-1)。

例题:男,24岁。主诉:左下后牙牙龈肿痛2天。

问题:(1)询问患者现病史及相关内容。

(2)对可能的疾病做出诊断。

表 4-5-1　任务评价表

评价内容		具体分值	得分	教师评价
问诊	疼痛的部位、范围、剧烈程度和持续时间	0.5		
	是否有牙痛史和咬合痛,有无先痛后肿及反复肿痛史	0.5		
	是否伴有开口受限、面部肿胀	0.5		
	牙龈有无出血,是刺激性出血还是自发出血	0.5		
	有无低热、体重减轻等全身症状	0.5		
	是否有牙松动和牙脱落	0.5		
可能的疾病	急性冠周炎	0.5		
	急性根尖周脓肿	0.5		
	牙周脓肿	0.5		
	白血病	0.5		

实战2:请阅读例题,完成任务评价表(表4-5-2)。

例题:男,27岁。主诉:右侧后牙牙床肿痛5天。

问题:(1)询问患者现病史及相关内容。

(2)对可能的疾病做出诊断。

表 4-5-2　任务评价表

评价内容		具体分值	得分	教师评价
问诊	疼痛的部位、范围、剧烈程度和持续时间	0.6		
	是否有牙痛史和咬合痛,有无先痛后肿及反复肿痛史	0.6		
	牙龈有无出血,是刺激性出血还是自发出血	0.6		
	是否有牙松动和牙脱落			
	有无低热、体重减轻等全身症状			
可能的疾病	急性冠周炎			
	急性根尖周脓肿			
	牙周脓肿			
	白血病			

情境四　病史采集		任务六　颌面部肿痛		日期	
姓名		班级		学号	

任务六　颌面部肿痛

任务介绍

口腔颌面部的局部肿痛是口腔科患者较常见的主诉之一，它是由于各种原因致毛细血管通透性改变，组织间隙过量积液、淋巴回流障碍及血管、淋巴管畸形的一种病理现象，最常见的是因为炎症引起的肿痛。

任务实施

一、常规询问

1. 现病史

(1) 肿胀出现的时间(先天、后天)和发展经过。

(2) 肿胀的部位、范围有无变化。

(3) 肿胀质地，皮肤颜色有无变化。

(4) 是否伴有疼痛及疼痛的性质，有无压痛。

(5) 是否伴有其他功能障碍，如吞咽困难、开口受限等。

2. 既往史

是否反复发作，有无外伤、手术、过敏或其他治疗史。

3. 家族史

是否有家族聚集性。

4. 全身情况

体温及血象变化。

二、临床思辨

根据患者的主诉和医师提出的问题，分析并考虑最有可能出现的几种常见疾病。

1. 肿胀出现的时间(先天、后天)和发展经过

(1) 先天性疾病引起的肿胀，如血管瘤、脉管畸形、神经纤维瘤，往往出生时就有，呈缓慢的进行性加重变大，可伴有面部肿胀、畸形，具有家族聚集性。

(2) 后天性疾病引起的肿胀，一般有明显诱因，往往不难诊断。如炎性肿胀有牙痛病史和全身发热反应，创伤或手术引起的肿胀有外伤史或手术治疗史，血管神经性水肿有

过敏史。

2.肿胀的部位、范围有无变化

一般先天性脉管畸形及神经纤维瘤病的肿胀范围往往比较弥散,血管神经性水肿也多为弥散,炎性或创伤性肿胀则范围相对局限,通常集中在感染灶或受创部位周围。

3.肿胀质地,皮肤颜色有无变化

一般先天性脉管畸形及神经纤维瘤病的质地均较为松软,血管瘤局部皮肤可呈红色或暗红色,神经纤维瘤的皮肤呈棕褐色。炎性肿胀质地较硬,局部呈现红肿热痛。

4.是否伴有疼痛及疼痛的性质,有无压痛

一般先天性脉管畸形及神经纤维瘤病不伴有疼痛,血管神经性水肿、炎性水肿及创伤性肿胀伴有局部压痛。

5.是否伴有其他功能障碍,如吞咽困难、开口受限等

通常情况下先天性疾病如不伴发炎症的,不会造成诸如开口受限、吞咽困难之类的功能障碍,而其他类肿胀如发生在咀嚼肌周围或疼痛可能导致这类功能障碍。

6.全身情况、体温及血象变化

炎性肿胀可能伴有全身发热及白细胞计数升高。

三、可能的疾病及询问点

1.炎性疾病

特点:后天发病,有诱因(多为牙源性),有明显肿痛,出现全身发热和血象变化。

(1)根尖周脓肿。

询问点:是否有牙痛病史、牙齿松动、全身发热?

(2)牙周脓肿。

询问点:是否有牙龈出血溢脓、牙齿松动移位、全身发热?

(3)智齿冠周炎。

询问点:是否有牙痛病史、冠周龈瓣红肿、面部肿痛、开口受限、全身发热?

(4)间隙感染。

询问点:是否有牙痛病史、面部肿痛、全身发热?

(5)颌骨骨髓炎。

询问点:是否有牙痛病史、面部肿痛、全身发热?

(6)淋巴结炎。

询问点:是否有牙痛病史或口腔感染史、全身发热?

(7)皮脂腺囊肿伴发感染。

询问点:是否有面部肿痛、全身发热?

2.肿瘤或脉管畸形

特点:先天发病,肤色变化,无压痛,一般无功能障碍,一般无体温及血象变化。

(1)血管瘤。

(2)脉管畸形。

(3)神经纤维瘤。

询问点:面部是否有肿胀畸形,是否有家族史?

3.有既往史

特点:有外伤、手术、过敏或其他治疗史。

(1)血管神经性水肿。

询问点:是否突然发作,有无过敏史?

(2)血肿。

询问点:有无外伤史?

(3)手术后肿痛。

询问点:有无手术治疗史?

任务实战

实战:请阅读例题,完成任务评价表(表4-6-1)。

例题:男,38岁。主诉:右侧面颊部肿胀4天。

问题:(1)询问患者现病史及相关内容。

(2)对可能的疾病做出诊断。

表 4-6-1　任务评价表

	评价内容	具体分值	得分	教师评价
问诊	疼痛的性质、程度和持续时间			
	肿胀有无消长史			
	有无伴发症状,如开口受限			
	牙龈健康情况,有无溢脓			
	有无阻生第三磨牙,有无牙痛病史			
	有无全身发热			
	有无糖尿病史			
可能的疾病	颊间隙感染			
	急性根尖周炎			
	急性牙周脓肿			
	急性智齿冠周炎			
	颊部肿物伴发感染			

情境四 病史采集	任务七 口腔黏膜溃疡	日期
姓名	班级	学号	

任务七　口腔黏膜溃疡

任务介绍

口腔黏膜溃疡是口腔黏膜病中最常见的疾病，为口腔黏膜表面坏死或缺损而形成的病损。溃疡表面有渗出物形成的黄白色假膜。临床上根据溃疡破坏的深浅，分为浅层溃疡和深层溃疡。浅层溃疡愈合后不留瘢痕，深层溃疡可达结缔组织深层，愈合后留有瘢痕。

任务实施

一、常规询问

1.现病史

（1）溃疡的大小、深浅及数目。

（2）溃疡的好发部位。

（3）溃疡持续的时间。

（4）溃疡是否有周期性发作特点。

（5）溃疡的疼痛情况。

（6）有无创伤因素，如残根、残冠及不良修复体。

2.既往史

（1）是否有结核病史。

（2）是否有药物过敏史。

（3）是否有恶性肿瘤病史。

3.全身情况

（1）有无外生殖器部溃疡。

（2）有无皮肤病发病情况。

（3）有无眼病发病情况。

二、临床思辨

医师应根据患者的主诉和回答的相关问题，分析并考虑最有可能的几种常见疾病。

1.溃疡的大小、深浅及数目

重型阿弗他溃疡、癌性溃疡、创伤性溃疡、结核性溃疡和三期梅毒的树胶样肿多数都表现为大而深的溃疡。一期梅毒的硬下疳是大溃疡,如果没有继发感染,表现为浅溃疡。重型阿弗他溃疡、癌性溃疡、创伤性溃疡和轻型阿弗他溃疡数目少,单发或只有数个。疱疹样阿弗他溃疡和疱疹性龈口炎溃疡数目多可达十几个或几十个。

2.溃疡的好发部位

轻型阿弗他溃疡好发于非角化黏膜区。疱疹性龈口炎可发生于黏膜任何部位。创伤性溃疡常与慢性机械创伤因子基本契合。三期梅毒的树胶样肿常见于上腭部。

3.溃疡持续的时间

轻型阿弗他溃疡一般7~14天自行愈合,不留瘢痕。重型阿弗他溃疡,溃疡大而深,持续时间较长,愈合所需时间可达1~2个月甚至更长,愈合后留有瘢痕。癌性溃疡,溃疡深大,病变进展迅速,溃疡持续变大,基底部有细颗粒状突起,似菜花状;边缘隆起,基底有硬结,相应区域的淋巴结坚硬、粘连。

4.溃疡是否有周期性发作特点

若溃疡有周期规律特点,而且有不治自愈的自限性,首先应该考虑的疾病是复发性阿弗他溃疡,这是最常见的口腔黏膜溃疡性损害,发作周期长短不一。同时还要考虑白塞病。白塞病又称口、眼、生殖器三联征。此病除有反复发作且有自限性的口腔溃疡外,同时有眼病、外阴部病损和皮肤病损。

5.溃疡的疼痛情况

复发性口腔溃疡、癌性溃疡和疱疹性龈口炎疼痛明显。硬下疳、树胶样肿和结核性溃疡疼痛较轻。

6.局部创伤因素

创伤性溃疡是由残根、残冠及不良修复体引起的。溃疡的形态常与慢性机械创伤因子基本契合,周围有炎症性增生反应,黏膜发白。除去创伤因子后,损害可逐渐好转。

7.全身情况

白塞病患者除有反复发作且有自限性的口腔溃疡外,常同时伴有外生殖器部溃疡史、眼病病史及皮肤病病史,还可伴有关节、心血管、消化道、神经系统等全身症状或损害。

结核性溃疡的患者多有结核病史。

三、可能的疾病及询问点

1.轻型复发性阿弗他溃疡

特点:好发于唇、舌、颊、软腭等部位,溃疡直径小于10 mm,数目3~5个,具有复发性、周期性和自限性(7~14天愈合)特点,愈合后不留瘢痕。

询问点:溃疡的部位、大小、数目,是否有复发性、周期性和自限性,愈合后是否有瘢痕?

2.重型复发性阿弗他溃疡

此病亦称复发性坏死性黏膜腺周围炎或腺周口疮。

特点:青春期多见,数目1~2个,溃疡大(直径大于10 mm)而深,外观似弹坑,溃疡持续时间长(1~2个月或更长),愈合后留瘢痕。溃疡有向口腔后部移行的发病趋势,可有低热乏力、淋巴结肿痛的症状。

询问点：溃疡的部位、大小、数目，是否有复发性、周期性和自限性，愈合后是否有瘢痕，有无全身不适症状？

3.疱疹样复发性阿弗他溃疡

此病亦称口炎型口疮。

特点：多发于成年女性，好发部位及病程与轻型相似，溃疡小(2~5 mm)，数目多，似"满天星"。疼痛重，唾液分泌增多，可伴全身不适、淋巴结肿痛等症状。

询问点：溃疡的部位、大小、数目，是否有复发性、周期性和自限性，愈合后是否有瘢痕，有无全身不适症状？

4.癌性溃疡

特点：溃疡深大，火山口样，持续时间长，相应区域的淋巴结坚硬、粘连，常伴有体重下降和消瘦等全身症状。

询问点：溃疡的部位、大小、数目，是否有复发性、周期性和自限性，是否有体重下降和消瘦的现象？

5.结核性溃疡

特点：溃疡深大，呈鼠噬状，慢性持久性溃疡。

询问点：是否有结核病的存在？

6.创伤性溃疡

特点：有创伤史。

询问点：是否有创伤因子的存在？

7.白塞病

特点：白塞病患者除有反复发作且有自限性的口腔溃疡外，常同时伴有外生殖器部溃疡史、眼病病史及皮肤病病史，还可伴有关节、心血管、消化道、神经系统等全身症状或损害。

询问点：是否同时有眼部症状和生殖器溃疡的存在？

8.手足口病

特点：儿童多见，溃疡小，数目多，手、足同时有病损。

询问点：手和足上是否有溃疡？

9.疱疹性龈口炎

特点：儿童多见，小溃疡，有前驱发热和水疱期。

询问点：是否有前驱发热和水疱期？

10.带状疱疹

特点：小溃疡，沿着三叉神经分布。

询问点：是否沿着三叉神经分布，并伴有明显疼痛？

任务实战

实战1：请阅读例题，完成任务评价表(表4-7-1)。

例题：男,21岁。主诉：口腔黏膜多发小溃疡3天。

问题：(1)询问患者现病史及相关内容。

(2)对可能的疾病做出诊断。

表4-7-1　任务评价表

评价内容		具体分值	得分	教师评价
问诊	有无溃疡反复发作史			
	有无发热史			
	有无皮肤病史			
	有无外生殖器溃疡史			
	有无眼部病史			
可能的疾病	口炎型口疮			
	疱疹性龈口炎			
	带状疱疹			
	手足口病			
	白塞病			

实战2：请阅读例题,完成任务评价表(表4-7-2)。

例题：女,26岁。主诉：舌尖、双颊多发小溃疡3天。

问题：(1)询问患者现病史及相关内容。

(2)对可能的疾病做出诊断。

表4-7-2　任务评价表

评价内容		具体分值	得分	教师评价
问诊	有无溃疡反复发作史			
	有无发热史			
	有无皮肤病史			
	有无外生殖器溃疡史			
	有无眼部病史			
可能的疾病	口炎型口疮			
	疱疹性龈口炎			
	带状疱疹			
	手足口病			
	白塞病			

实战3：请阅读例题,完成任务评价表(表4-7-3)。

例题:男,39岁。主诉:舌右侧溃疡1个月。

问题:(1)询问患者现病史及相关内容。

(2)对可能的疾病做出诊断。

表 4-7-3　任务评价表

	评价内容	具体分值	得分	教师评价
问诊	有无溃疡复发史			
	有无创伤因素			
	有无皮肤病史			
	有无外生殖器溃疡史			
	有无眼部病史			
	有无结核病史			
	有无肿瘤病史			
可能的疾病	重型复发性阿弗他溃疡或腺周口疮			
	创伤性溃疡			
	结核性溃疡			
	口腔癌			
	白塞病			

实战4:请阅读例题,完成任务评价表(表5-7-4)。

例题:男,39岁。主诉:左侧颊部溃疡1个月。

问题:1.询问患者现病史及相关内容。

2.对可能的疾病做出诊断。

表 4-7-4　任务评价表

	评价内容	具体分值	得分	教师评价
问诊	有无溃疡反复发作史			
	有无局部创伤因素			
	有无外生殖器溃疡史			
	有无皮肤病史			
	有无眼部病史			
	有无肺结核病史			
可能的疾病	重型复发性阿弗他溃疡或腺周口疮			
	创伤性溃疡			
	结核性溃疡			
	口腔癌			
	白塞病			

情境四　病史采集		任务八　口腔黏膜及皮肤窦道和瘘管	日期
姓名	班级	学号	

任务八　口腔黏膜及皮肤窦道和瘘管

任务介绍

对于发生口腔黏膜及皮肤窦道和瘘管的患者，诊断其原发疾病是彻底治疗的基础。口腔科多种牙病和颌面部疾病可以在相应部位的黏膜和(或)皮肤出现瘘管和窦道。瘘管是连接体表与脏腔或脏腔与脏腔的一种病理性管道，有两个开口；窦道是由深部组织通向皮肤或黏膜的病理性盲管，只有一个外口。

任务实施

一、常规询问

1.现病史

(1)就诊时是否有任何症状。

(2)瘘管和(或)窦道的出现与牙髓、牙周、黏膜、牙槽和颌面部疾病的关系。

(3)瘘管是否持续有排出物，排出物的性质和量的变化。

(4)瘘管是否有暂时封闭情况，封闭后面部的肿胀和疼痛情况。

2.既往史

(1)有无牙髓、牙周炎症或不完善牙髓治疗史。

(2)有无急性颌骨骨髓炎发热、肿痛等病史和不良治疗史。

(3)有无颌面部炎症、外伤及口腔内手术史。

(4)有无头颈部肿瘤和放疗史。

(5)有无甲状舌管囊肿史。

二、临床思辨

口腔科医师应根据患者的主诉，简洁有序地提出有关问题，考虑最有可能的几种常见疾病范围，以便选择进一步的检查方法，最终做出正确的诊断。

(1)就诊时是否有任何症状，以及瘘管和(或)窦道的出现与牙髓、牙周、黏膜、牙槽和颌面部疾病的关系。

①就诊时无疼痛症状，有较长的患牙反复肿痛史或不完善牙髓治疗史，首先考虑慢性根尖周炎。

②就诊时无疼痛症状,有颌面部手术、炎症或外伤史,瘘管和(或)窦道出现在其后,应首先考虑涎瘘的可能。

③就诊时主诉颌骨有局部肿胀和疼痛症状,且瘘管和窦道的出现在急性颌骨骨髓炎发病史和不良治疗史之后,多考虑慢性中央性颌骨骨髓炎。

④瘘管和(或)窦道的出现是在有牙龈反复肿痛病史、急性或慢性牙髓炎疼痛症状之后,应考虑牙髓-牙周联合病变。

(2)瘘管是否持续有排出物,排出物的性质和量的变化。

①瘘管是在牙齿疼痛之后有排出物,排出物为脓液且量不多时,应考虑为患牙根尖周炎或牙髓-牙周联合病变。

②瘘管持续有排出物,排出物为脓液和死骨片者且量较多时,应考虑为慢性中央性颌骨骨髓炎或放射性颌骨骨坏死。

③瘘管持续有排出物,排出物为清亮液体,且排出物的量与饮食有关时,应首先考虑涎瘘。

④瘘管持续有排出物,如果排出物为微浑浊的黄色稀薄或黏稠性液体,则应考虑与甲状舌管瘘有关。

(3)瘘管是否有暂时封闭情况,封闭后面部的肿胀和疼痛情况。

瘘管有暂时封闭情况,但当发生牙痛或并肿痛后,原瘘管和窦道又出现,多考虑为慢性根尖周炎或牙髓-牙周联合病。

(4)有牙髓或牙周疾病或牙髓治疗史,多考虑与慢性根尖周炎或牙髓-牙周联合病变有关。

(5)有急性颌骨骨髓炎病史和不良治疗史,提示可能与慢性中央性颌骨骨髓炎有关。

(6)有颌面部炎症、外伤及手术史,提示可能与涎瘘有关。

(7)有头颈部肿瘤和放疗史,患病局部黏膜或皮肤出现的瘘管和窦道,提示可能与放射性颌骨坏死有关。

(8)患者为1~10岁儿童,有甲状舌管囊肿史,颈前正中线皮肤出现瘘管,应考虑与甲状舌管瘘有关。

三、可能的疾病及询问点

1.慢性根尖周炎

特点:就诊时一般无疼痛症状,有患牙反复肿痛病史或不完善牙髓治疗史。病史之后出现瘘管和窦道。瘘管可暂时封闭,但当发生牙齿疼痛或肿痛后,原瘘管和窦道又出现,排出物为脓液且量不多。

询问点:既往是否有牙齿反复肿痛史或治疗史?瘘管和窦道的出现和其的关系?

2.牙周脓肿

特点:有牙周治疗史,有牙齿松动,牙周溢脓、移位等症状。

询问点:是否有牙周治疗史,是否牙齿松动,牙周出血、溢脓、移位?

3.牙髓-牙周联合病变

特点:瘘管和窦道出现在牙龈反复肿痛史、急性或慢性牙髓炎疼痛症状之后,瘘管可暂时封闭,但当发生牙齿疼痛或肿痛后,原瘘管和窦道又出现,排出物为脓液且量不多。

询问点:瘘管和窦道的出现与牙龈反复肿痛、急性或慢性牙髓炎疼痛症状有怎样的关系?

4.颌面外科相关疾病

(1)慢性中央型颌骨骨髓炎。

特点:颌骨局部肿胀、疼痛,瘘管和窦道在急性颌骨骨髓炎发病史和不良治疗史之后。

询问点:颌骨是否肿胀、疼痛,是否发热,是否有牙齿疼痛和松动的病史?

(2)放射性颌骨骨坏死。

特点:有头颈部肿瘤和放疗史,瘘管和窦道持续排除脓液和死骨片。

询问点:是否既往有放疗史?

(3)智齿冠周炎。

特点:有牙痛史、面部肿胀疼痛史,部位位于下颌第一磨牙根尖相对的黏膜处或面部咬肌前缘。

询问点:是否伴有牙齿疼痛和面部的肿胀?

(4)涎瘘。

特点:有外伤、炎症或颌面部手术史。

询问点:是否有外伤、炎症或颌面部手术史?

(5)甲状舌管瘘。

特点:多见于1~10岁儿童,有甲状舌管囊肿史。在颈中线部,排出黄色稀薄或黏稠微浑浊液体。

询问点:是否有甲状舌管囊肿史?

任务实战

实战1:请阅读例题,完成任务评价表(表4-8-1)。

例题:男,40岁。主诉:面部瘘管3个月。

问题:(1)询问患者现病史及相关内容。

(2)对可能的疾病做出诊断。

表 4-8-1　任务评价表

评价内容		具体分值	得分	教师评价
问诊	瘘管的部位、大小、时间,瘘管里流出物的性状			
	既往是否有牙齿疼痛史或治疗史			
	既往是否有牙周出血、溢脓和牙齿松动史,是否有牙周治疗史			
	是否伴有面部的肿胀疼痛			
	有无阻生第三磨牙,有无牙痛病史			
	是否有外伤史			
	是否有放疗史			
	是否有发热史			
可能的疾病	慢性根尖周脓肿			
	急性根尖周脓肿			
	牙周脓肿			
	智牙冠周炎			
	放射性颌骨坏死			
	慢性中央型颌骨骨髓炎			
	涎瘘			
	牙髓-牙周联合病变			

实战 2:请阅读例题,完成任务评价表(表 4-8-2)。

例题:男,29 岁。主诉:左下颌颊部皮肤 3 个瘘管,反复肿痛 2 年。

问题:(1)询问患者现病史及相关内容。

(2)对可能的疾病做出诊断。

表 4-8-2　任务评价表

评价内容		具体分值	得分	教师评价
问诊	该部位是否有牙齿疾病、炎症或外伤病史			
	该部位是否有手术和放射治疗史			
	瘘管是否持续有排出物以及排出物的性质和量的变化			
	瘘管是否有暂时封闭情况以及封闭后面部的肿胀情况			
	该瘘管是否经过治疗			
可能的疾病	慢性中央型颌骨骨髓炎			
	颌骨放射性骨坏死(或放射性颌骨骨髓炎)			
	慢性智牙冠周炎			
	牙髓-牙周联合病变			
	慢性根尖周炎			

实战3:请阅读例题,完成任务评价表(表4-8-3)。

例题:男,35岁。主诉:左下颌下缘皮肤瘘管反复肿痛1年。

问题:(1)询问患者现病史及相关内容。

(2)对可能的疾病做出诊断。

表4-8-3 任务评价表

	评价内容	具体分值	得分	教师评价
问诊	该部位是否有炎症或外伤病史			
	该部位是否有手术和放射治疗史			
	瘘管是否持续有排出物以及排出物的性质和量的变化			
	瘘管是否有暂时封闭情况以及封闭后面部的肿胀情况			
	该瘘管是否经过治疗			
可能的疾病	慢性智牙冠周炎			
	涎瘘			
	慢性中央型颌骨骨髓炎(或放射性颌骨坏死)			
	慢性根尖周炎			
	牙髓-牙周联合病变			

实战4:请阅读例题,完成任务评价表(表4-8-4)。

例题:女,38岁。主诉:下前牙牙龈瘘管,反复肿痛2年。

问题:(1)询问患者现病史及相关内容。

(2)对可能的疾病做出诊断。

表4-8-4 任务评价表

	评价内容	具体分值	得分	教师评价
问诊	该部位是否有牙病或牙痛史			
	该部位是否有外伤史或手术史			
	瘘管是否持续有排出物以及排出物的性质和量的变化			
	瘘管是否有暂时封闭情况以及封闭后面部的肿胀情况			
	是否有放疗史			
可能的疾病	慢性根尖周炎			
	牙周-牙髓联合病变			
	牙周脓肿			
	慢性中央型颌骨骨髓炎			
	放射性颌骨坏死			

情境四　病史采集	任务九　修复后疼痛	日期
姓名	班级　　　　　　　学号	

任务九　修复后疼痛

任务介绍

牙体缺损、牙列缺损、牙列缺失后进行修复,若修复体设计或制作过程中不符合口颌系统,将会出现一系列问题,其中修复后疼痛是口腔修复科中较常见的主诉之一,有些引起牙齿疼痛,有些引起软组织疼痛,导致患者不能清楚指明部位。因此,口腔医师应根据患者主诉,简洁有序提出有关问题,考虑最有可能的原因,以便进一步检查,最终确定疼痛的原因。

任务实施

一、常规询问

固定义齿的基牙被金属或金属烤瓷冠等修复体覆盖,使得修复牙发生疼痛时很难对其进行温度测试、电活力测试,导致明确诊断变得困难。可摘局部义齿疼痛首先明确是牙痛还是软组织疼痛,仔细询问诱发或加重疼痛的因素,并根据原因做出正确的处理。

1.固定义齿修复后疼痛询问病史要点

(1)询问疼痛的性质,如敏感性疼痛、自发疼痛、咬合性疼痛、食物嵌塞痛等。

(2)疼痛的时间,如一过性、间断性和持续性疼痛。

(3)修复体戴入的时间,是在戴入义齿的哪个期疼痛。

(4)疼痛的部位。

(5)疼痛的诱发、加重原因。

(6)是否伴有放射性疼痛。

(7)是否伴有牙龈肿痛。

(8)制作义齿前是否做过牙体牙髓及其牙周治疗。

(9)检查口腔其他部位是否有病变。

(10)制作义齿前设计、制作及咬合调整是否合理。

(11)黏结义齿时是否使用刺激性材料。

2.可摘义齿戴入后疼痛询问病史要点

(1)询问疼痛的部位,明确疼痛来源是基牙还是软组织。

(2)疼痛的时间(义齿戴入后的时间)。

(3)询问诱发及加重义齿疼痛的原因。

(4)疼痛的性质。

(5)是否伴有牙龈肿痛。

(6)检查口腔其他部位是否有病变。

(7)制作义齿前设计、制作及咬合调整是否合理。

(8)戴入义齿的方法是否得当。

二、临床思辨

1.与固定义齿修复后疼痛相关的疾病

口内:牙体切割后牙本质暴露引起牙本质敏感、消毒液及酸性黏结剂刺激引起牙髓炎及龈乳头炎、继发龋、根管治疗不完善引起残髓炎、根管壁侧穿、食物嵌塞致龈乳头炎、牙周病引起牙根暴露等。

修复:修复体边缘不密合、牙体切割过多、咬合创伤修复体设计不合理、食物嵌塞、邻接关系过紧等。

2.与可摘局部义齿修复后疼痛相关的疾病

口内:基牙牙本质敏感、深龋、牙髓炎、创伤性根尖周炎等。

修复:基托边缘过锐或边缘过长、骨性隆突部位基托组织面未缓冲、卡环或基牙受力过大、基托变形或翘动、咬合早接触及合干扰、义齿组织面有小瘤、组织面有倒凹、义齿下沉压迫软组织、垂直距离过高、基托面积过小、牙槽嵴受力大且集中、义齿不稳定、卡环设计不当等。

任务实战

实战1:请阅读例题,完成任务评价表(表4-9-1)。

例题:女,52岁。主诉:烤瓷冠修复后左下后牙与邻牙间出现胀痛3天。

问题:(1)询问患者现病史及相关内容。

(2)口述可能导致患牙疼痛的原因。

表4-9-1 任务评价表

评价内容		具体分值	得分	教师评价
问诊	胀痛与烤瓷冠粘固的时间关系			
	疼痛程度及变化			
	有无食物嵌塞			
	患牙牙周病史及治疗史			
可能的原因	食物嵌塞致龈乳头炎			
	黏结剂残留致龈乳头炎			
	邻接关系过紧			

实战 2:请阅读例题,完成任务评价表(表 4-9-2)。

例题:男,58 岁。主诉:戴可摘局部义齿后黏膜压痛 1 周。

问题:(1)询问患者现病史及相关内容。

(2)口述可能导致义齿修复后黏膜压痛的原因。

表 4-9-2　任务评价表

评价内容		具体分值	得分	教师评价
问诊	黏膜压痛的部位和范围			
	是否有义齿摘戴时痛			
	是否有咬合痛			
	有无其他不适或异常(如义齿翘动、松动、摘戴困难或咬合高等)			
可能的原因	基托边缘过长			
	骨性隆突部位基托组织面未缓冲			
	基托变形或翘动			
	基托组织面小瘤			
	垂直距离过高			
	咬合早接触、合干扰			
	义齿支持不足(义齿下沉、基托范围过小)			

实战 3:请阅读例题,完成任务评价表(表 4-9-3)。

例题:女,64 岁。主诉:全口义齿戴牙后肿痛 3 日。

问题:(1)询问患者现病史及相关内容。

(2)口述可能导致义齿修复后黏膜压痛的原因。

表 4-9-3　任务评价表

评价内容		具体分值	得分	教师评价
问诊	疼痛的性质、部位和持续时间			
	是摘戴义齿时疼痛,还是咀嚼食物时疼痛			
	是局部疼痛,还是定位不明确的广泛疼痛			
	义齿的固位及稳定性如何			
	是否伴有吞咽痛等其他症状			
可能的原因	基托伸展过长			
	基托组织面压迫			
	正中关系异常			
	垂直距离恢复过高			
	咬合关系恢复不良			

情境四 病史采集	任务十 口腔黏膜白色斑纹	日期
姓名	班级	学号	

任务十 口腔黏膜白色斑纹(助理不考)

任务介绍

常见的口腔黏膜斑纹类疾病包括以白色斑块病损为主要表现的口腔白斑病和以白色网纹为主要表现的口腔扁平苔藓。

任务实施

一、常规询问

1. 现病史

(1)有无局部创伤因素。

(2)有无吸烟、饮酒和咀嚼槟榔情况。

(3)是否感染白色念珠菌。

(4)日晒情况。

(5)白色病损的发病时间。

2. 既往史

(1)有无艾滋病毒(HIV)感染史。

(2)有无精神创伤史。

(3)有无梅毒病史。

3. 全身情况

(1)有无 HIV 感染的其他疾病发病情况。

(2)有无皮肤病发病情况。

(3)家族史,如白色海绵状斑痣是常染色体显性遗传疾病,有家族遗传性。

二、临床思辨

口腔科医师应根据患者的主诉、提出的有关问题,分析并考虑最有可能的几种常见疾病。

1. 口腔白斑病

此病颊部黏膜咬合区常见,多数没有症状或仅有粗涩感,在有糜烂或溃疡时可有疼痛症状。白斑常为白色或灰白色的均质型的斑块,或呈皱纸状,粗糙稍硬。有些可为颗粒状白斑或疣状白斑。

2.口腔扁平苔藓

此病口腔多见于双颊黏膜及前庭沟,其次为舌、唇、牙龈。病变常呈对称性。多数没有症状或仅有粗涩感,充血的病变对刺激性食物敏感。糜烂或溃疡时可有疼痛症状。病损可单发于黏膜,亦可与皮肤并发。口腔扁平苔藓的损害多为白色条纹。斑块型扁平苔藓与白斑有时难以鉴别,特别是舌背上的扁平苔藓与白斑鉴别时较困难,有时需要依靠组织病理检查来确诊。

3.口腔白色角化病

此病好发于双颊,表现为灰白、浅白或乳白色的边界不清的斑块或斑片,不高出于或微高于黏膜表面,平滑、柔软、无结节且无自觉症状。口腔白色角化病是口腔局部长期受到明显的机械或化学性刺激而引起的。

4.梅毒黏膜斑

Ⅱ期梅毒患者颊部黏膜可出现"梅毒斑"。初期为圆形、椭圆形红斑,随后表面糜烂,周围出现乳白色斑片,直径 0.5 cm~1 cm,稍高出黏膜表面,中间凹陷,表面柔软,基部较硬,同时可伴有皮肤梅毒疹玫瑰疹的出现。实验室检查,血浆反应素环状卡片快速试验(RPR)及苍白螺旋体血凝素试验(TPHA)阳性可确诊。

5.毛状白斑

此病多见于双侧舌侧缘黏膜,可延伸至舌背部或舌腹部黏膜,病损呈白色皱纸状隆起,不可擦去,多见于男性。约30%的HIV感染者在病程中出现口腔毛状白斑。病损多见于HIV感染的初期。

6.白色海绵状斑痣

此病双颊黏膜较多见,为常染色体显性遗传疾病。病损呈灰白色或乳白色,表现为皱襞状、海绵状、鳞片状粗厚软性组织。触诊时仍保持黏膜的柔性与弹性,但状如海绵。其他部位也可罹患,甚至波及整个口腔黏膜。

7.苔藓样反应

此病颊、舌黏膜多见。某些患者服用甲基多巴、氯喹等药后,或使用银汞合金充填治疗牙或金属冠修复后会发生类似扁平苔藓样反应,停药或将充填物改为其他树脂材料后,病变会明显减轻或消失。

8.慢性盘状红斑狼疮

病变常发生在唇部,皮肤损害多见于头面部。此病与日晒有关,常有家族史。黏膜损害的特征为中央萎缩,外围为白色放射状条纹,边缘不规则但界线清楚。

三、可能的疾病及询问点

1.口腔白斑病

特点:白色斑块,有吸烟或咀嚼槟榔的习惯。

询问点:是否有吸烟或咀嚼槟榔的习惯?

2.口腔扁平苔藓

特点:中年女性两颊部对称的网格状条纹多见,指甲变薄并有深沟,皮肤可见Wickham纹病损,生殖器有条纹。

询问点:是否有两颊部对称的网格状条纹(一般询问中有),是否出现指甲变薄并有深沟,是否可见Wickham纹病损?

3.口腔白色角化病

特点:双颊多见,多无自觉症状,有明显的机械或化学性刺激。

询问点:是否有明显的机械或化学性刺激?

4.梅毒黏膜斑

特点:初期为圆形、椭圆形红斑,随后表面糜烂,周围出现乳白色斑片,稍高出黏膜表面,中间凹陷,表面柔软,基部较硬,同时可伴有皮肤梅毒疹玫瑰疹的出现。

询问点:是否有梅毒病史?

5.毛状白斑

特点:多见于双侧舌侧缘黏膜,可延伸至舌背部或舌腹部黏膜,病损呈白色皱纸状隆起,不可擦去。

询问点:是否有HIV感染?

6.苔藓样变

特点:往往有刺激因素的存在。

询问点:是否有刺激因素的存在?

7.慢性盘状红斑狼疮

特点:下唇呈中心凹陷,四周呈光放射状,面部有蝴蝶斑和角质栓塞。

询问点:是否面部有蝴蝶斑和角质栓塞?

8.白色海绵状斑痣

特点:双颊多见;为常染色体显性遗传病。

询问点:是否有家族史?

9.迷脂症

特点:位于两颊部呈粟粒状的黄色颗粒,属于皮脂腺异位。

询问点:颜色、部位。

任务实战

实战1:请阅读例题,完成任务评价表(表4-10-1)。

例题:男,58岁。主诉:右侧舌侧缘白色斑块1月余。

问题:(1)询问患者现病史及相关内容。

(2)对可能的疾病做出诊断。

表 4-10-1 任务评价表

评价内容		具体分值	得分	教师评价
问诊	有无吸烟史			
	有无嚼槟榔史			
	有无局部创伤史			
	有无梅毒史			
	有无家族史			
可能的疾病	口腔白斑病			
	毛状白斑			
	口腔白色角化病			
	苔藓样变			
	梅毒黏膜斑			
	口腔扁平苔藓			

实战 2：请阅读例题，完成任务评价表(表 4-10-2)。

例题：女，46 岁。主诉：右颊部白色斑块 1 个月。

问题：(1) 询问患者现病史及相关内容。

(2) 对可能的疾病做出诊断。

表 4-10-2 任务评价表

评价内容		具体分值	得分	教师评价
问诊	有无吸烟史			
	有无嚼槟榔史			
	有无局部创伤史			
	有无梅毒史			
	有无家族史			
可能的疾病	口腔扁平苔藓			
	口腔白斑病			
	苔藓样变			
	梅毒黏膜斑			
	白色海绵状斑痣			
	毛状白斑			

实战3：请阅读例题，完成任务评价表(表4-10-3)。

例题：男，45岁。主诉：舌部有白色条纹1年。

问题：(1)询问患者现病史及相关内容。

(2)对可能的疾病做出诊断。

表4-10-3 任务评价表

评价内容		具体分值	得分	教师评价
问诊	有无吸烟史			
	有无嚼槟榔史			
	有无局部创伤史			
	有无梅毒史			
	有无家族史			
	有无HIV感染史			
可能的疾病	口腔白斑病			
	毛状白斑			
	苔藓样变			
	梅毒黏膜斑			
	白色海绵状斑痣			
	口腔扁平苔藓			

情境四 病史采集		任务十一 口腔异味		日期	
姓名		班级		学号	

任务十一 口腔异味(助理不考)

任务介绍

口腔异味是指口腔呼出令人不愉快的气味，可由多方面因素引起，如晨起时常出现短时的口臭，刷牙后即可消除；某些食物和(或)饮料经过代谢后产生一些臭味物质，经肺从口腔呼出也引起异味；某些全身应用的药物也可引起口臭，如亚硝酸戊脂、硝酸异山梨酯等。除此之外，口腔异味还是某些口腔、鼻咽部和全身性疾病的一个较常见的症状。

任务实施

一、常规询问

1. 现病史

（1）患者是自己感觉到异味，还是被周围人告知。

（2）口腔异味出现的时间、气味的种类。

（3）口腔异味的出现有无诱因，是否食用了某些有气味的食物和饮料。

（4）有无牙痛，疼痛与冷刺激的关系，有无放射痛、夜间痛。

（5）有无残根、残冠。

（6）有无牙龈出血、红肿、疼痛症状，牙龈是自发出血还是刷牙出血，有无脓肿或溃疡。

（7）牙齿有无松动、脱落，松动牙齿的数量。

（8）口腔内有无肿块，肿块有无溃疡或坏死、疼痛。

（9）近来是否过度劳累或精神紧张。

（10）有无鼻咽部异常症状。

（11）有无胃部反酸、打嗝、食物反流等症状。

（12）吸烟及服用药物情况。

2. 既往史

既往是否有口腔疾病，如龋病、牙周疾病、口腔癌病史及口腔治疗史。

3. 全身情况

有无鼻咽部疾病史、呼吸系统疾病史、消化道疾病史，有无糖尿病等其他全身性疾病史。

二、临床思辨

口腔科医师应根据患者的主诉、提出的相关问题，分析并考虑最有可能的几种常见疾病。

（1）患者自己感觉到异味，还是被周围人告知。有些口腔异味患者自己不一定感觉到，别人可感觉到，如急性坏死性溃疡性龈炎，周围人能明显感受到腐败性口臭。慢性鼻窦炎的患者由于鼻塞、嗅觉障碍或丧失也可能自己感觉不到异味。

（2）口腔异味出现的时间。出现时间的长短有助于区别口腔异味是急性病变还是慢性病变引起。急性病变如急性坏死性溃疡性龈炎、急性龈乳头炎、急性多发性龈脓肿、急性牙周脓肿，出现症状的时间短，往往只有数天。而慢性病变常见的有慢性龈炎、慢性牙周炎、龋病等。

（3）口腔异味的出现有无诱因，是否在用了某些有气味的食物和饮料后出现。如是食用了某些有气味的食物或饮料引起的异味，可排除疾病导致的口腔异味。

（4）有无牙痛，疼痛与冷刺激的关系，有无冷刺激痛、放射痛、夜间痛，有无残根、残冠。如伴有牙痛，或有残根、残冠，则龋病导致的口腔异味可能性大。如牙痛表现为冷、热刺激痛,放射痛,夜间痛,则有可能是龋病导致了牙髓炎。

(5)有无牙龈出血、红肿、疼痛症状,牙龈自发出血还是刷牙出血,有无脓肿或溃疡。如伴有刷牙、进食等刺激引起的牙龈出血,且伴有牙龈红肿,提示有牙龈炎症,应注意考虑慢性龈炎或慢性牙周炎的可能,进一步询问有无牙齿松动、牙龈退缩等以及进行相应的牙周检查有助于鉴别龈炎和牙周炎。如果牙龈肿痛发生在下颌磨牙后垫区域附近,还要考虑有无冠周炎或者冠周脓肿发生。如果伴有牙龈自发出血和牙龈疼痛症状,提示有急性坏死性溃疡性龈炎的可能;口腔癌在出现溃烂和坏死时也会出现疼痛症状,此时应注意进行相应的检查,以便鉴别。如果牙龈疼痛是在进食后发生,应考虑与食物嵌塞有关的急性龈乳头炎。如果牙龈有脓肿形成,有可能是急性多发性牙龈脓肿或急性牙周脓肿。急性牙周脓肿患者还会有牙周炎的表现。

(6)牙有无松动、脱落,松动牙的数目。如患者有牙齿松动或牙脱落,尤其有多个牙松动,提示有牙周炎。

(7)口腔内有无肿块,肿块有无溃疡或坏死,是否疼痛。如患者口腔内有肿块,且肿块上有溃疡或坏死,尤其还伴有疼痛,则口腔癌的可能性大。

(8)近来是否过度劳累或精神紧张。若患者是急性病变,伴有疼痛,还伴有自动出血,同时近期有过劳累或精神紧张,提示急性坏死性溃疡性龈炎的可能性大。

(9)有无鼻咽部异常症状。如伴有流脓涕、鼻塞、面部不适或头痛、嗅觉障碍或丧失、咽部异物感等鼻、咽部异常症状,提示慢性鼻窦炎、咽炎等的可能性大。

(10)有无胃部反酸、打嗝、食物反流等症状。若伴有这些症状,则应考虑慢性胃炎、反流性食管炎等病变。

(11)吸烟情况及服用药物情况。吸烟和服用某些药物会导致口腔内有异味。

三、可能的疾病及询问点

1. 龋病

特点:有食物嵌塞史、牙齿疼痛史。食物嵌入腐败引起异味。

询问点:是否有食物嵌塞史、牙齿疼痛史?

2. 牙龈炎

特点:龈缘有较多菌斑、牙石,牙龈有出血,反复肿胀。

询问点:是否伴有牙龈出血(刷牙、进食等引起)、反复肿胀?

3. 急性坏死性溃疡性龈炎

特点:牙龈有自发出血和牙龈疼痛,龈乳头和龈缘坏死吸收呈水平状或反波浪状,伴发热,呈腐败坏死性口臭。

询问点:牙龈乳头吸收是否呈水平状或反波浪状?是否疼痛、发热?

4. 牙周炎(牙周脓肿)

特点:牙周出血溢脓、牙齿松动移位。

询问点:是否伴有牙周出血溢脓、牙齿松动移位?

5.口腔癌

特点:口腔内有肿块,肿块可有溃疡或坏死,边缘隆起呈菜花样,伴疼痛。口腔异味出现时,肿瘤常有溃烂。

询问点:口腔是否有肿块?肿块是否伴有溃疡或坏死?

6.慢性鼻窦炎

特点:患者自己感觉不到异味,被别人告知,中鼻道嗅沟有脓性分泌物。

询问点:是否流脓涕、鼻塞?是否有嗅觉障碍、咽部异物感?

7.慢性胃炎

特点:反酸、嗳气。

询问点:是否有胃部反酸、呃逆等症状?

任务实战

实战1:请阅读例题,完成任务评价表(表4-11-1)。

例题:男,36岁。主诉:口腔有异味伴有刷牙时牙龈出血约2年。

问题:(1)询问患者现病史及相关内容。

(2)对可能的疾病做出诊断。

表4-11-1 任务评价表

	评价内容	具体分值	得分	教师评价
问诊	自己感觉到异味还是周围人告知口腔有异味			
	出现口腔异味是否有诱因			
	牙龈有无红肿或疼痛			
	有无牙松动、脱落			
	牙遇冷热刺激时是否产生酸痛			
	是否伴有鼻咽部或胃部异常症状			
可能的疾病	慢性龈炎			
	牙周炎			
	龋病			
	慢性胃炎			
	慢性鼻窦炎			

实战2:请阅读例题,完成任务评价表(表4-11-2)。

例题:女,23岁。主诉:口腔有异味伴有刷牙时牙龈出血2个月。

问题:(1)询问患者现病史及相关内容。

(2)对可能的疾病做出诊断。

表 4-11-2　任务评价表

评价内容		具体分值	得分	教师评价
问诊	自己感觉到异味还是周围人告知口腔有异味			
	出现口腔异味是否有诱因			
	牙龈有无红肿或疼痛			
	有无牙松动、食物嵌塞、脱落			
	是否伴有鼻咽部或胃部异常症状			
	牙遇冷、热刺激时是否产生酸痛			
	口腔内有无肿块			
可能的疾病	牙周炎			
	慢性龈炎			
	龋病			
	口腔癌			
	慢性胃炎			
	慢性鼻窦炎			

实战 3:请阅读例题,完成任务评价表(表 4-11-3)。

例题:男,26 岁。主诉:口腔有特殊异味并伴有牙龈疼痛 3 天。

问题:(1)询问患者现病史及相关内容。

(2)对可能的疾病做出诊断。

表 4-11-3　任务评价表

评价内容		具体分值	得分	教师评价
问诊	自己感觉到异味还是周围人告知口腔有异味			
	有无牙龈自发出血或刷牙出血			
	牙龈有无红肿或疼痛			
	近来是否过度劳累或精神紧张			
	口腔有异味是否有诱因			
	牙遇冷、热刺激时是否产生酸痛			
	有无牙松动、食物嵌塞、脱落			
可能的疾病	急性坏死性溃疡性龈炎			
	急性龈乳头炎			
	急性牙周脓肿			
	龋病			

情境四　病史采集	任务十二　口干(助理不考)	日期
姓名	班级	学号	

任务十二　口干(助理不考)

任务介绍

口干不是一种疾病,而是某些疾病在口腔内的症状或由唾液腺退行性变引起。具有口干症状的患者,一般会以口干作为主诉就诊。医师应根据口干的主诉,考虑最可能的疾病,再结合相应检查,做出正确的诊断。

任务实施

一、常规询问

1. 现病史

口干症状的严重程度、患病时间,是持续性口干还是发作性口干,有无腮腺或其他唾液腺的肿大和/或疼痛,有无反复发作等病史。

2. 既往史

有无头颈部恶性肿瘤放疗史、大剂量和/或长时间使用抗生素或免疫抑制剂史。

3. 全身情况

注意有无眼干及泪腺肿大、全身结缔组织疾病、糖尿病和尿崩症等内分泌疾病、严重的感染性疾病、免疫力低下[如获得性免疫缺陷综合征(AIDS)病史]等。

二、临床思辨

医师应根据患者的主诉、提出的相关问题,分析并考虑几种常见疾病的可能。

1. 口干的严重程度

重度口干,口腔黏膜干燥、发黏,舌、颊及咽喉部有灼热感或味觉异常,重者伴有语言、咀嚼和吞咽困难;眼内有异物感或烧灼感,畏光、疼痛和视物疲劳;同时伴有类风湿关节炎、系统性红斑狼疮、皮肌炎或多发性肌炎等结缔组织病者,应首先考虑舍格伦综合征的可能。

中等程度的口干,口角区对称性病损,口腔黏膜干燥、疼痛,可能伴全身其他部位的真菌感染,或有大剂量、长时间使用抗生素或免疫抑制剂史,患者可能存在免疫功能低下,甚至获得性免疫缺陷综合征史者,考虑口腔念珠菌病。

2.伴唾液腺肥大、疼痛

轻度口干,伴唾液腺肥大、疼痛,有反复发作史者,考虑慢性唾液腺炎。

3.全身背景

发作性口干,有糖尿病、脱水和尿崩症等疾病病史,考虑为全身因素引起的疾病的症

4.头颈部放疗史

有头颈部放疗史伴重度口干者,吁为放疗后反应。

三、可能的疾病及询问点

1.舍格伦综合征

特点:重度口干,同时伴有眼干、唾液腺肿大,还可有类风湿性关节炎、系统性红斑狼疮等结缔组织疾病。

询问点:是否伴有口干、眼干、唾液腺肿大?是否伴有类风湿性关节炎、系统性红斑狼疮等结缔组织疾病?

2.口腔念珠菌病

特点:中等程度口干,口角区对称性病损,儿童和体弱的老人多发,大量服用抗生素、戴义齿的人好发。

询问点:是否有大量服用抗生素、戴义齿的情况?

3.慢性唾液腺炎

特点:轻度口干,伴唾液腺肥大、疼痛,有反复发作史。

询问点:有无唾液腺肥大、疼痛、反复发作史?

4.放疗后口干

特点:重度口干,既往有肿瘤放疗史。

询问点:有无肿瘤放疗史?

5.全身因素引起

特点:发作性口干,有糖尿病、脱水和尿崩症等疾病病史。

询问点:有无糖尿病、脱水和尿崩症等疾病病史?

6.生理性口干

特点:口干呈渐进性,年龄偏大。

询问点:口干是否呈渐进性?

7.药物性的口干

特点:服用抗抑郁药、抗组胺药、抗高血压药和利尿药等引起口干。

询问点:是否服用了导致口干的药物?

8.癔症

特点:生理上没有任何口干症状。

询问点:是否有精神衰弱情况的存在?

任务实战

实战 1:请阅读例题,完成任务评价表(表 4-12-1)。

例题:女,58 岁。主诉:口干 3 个月。

问题:(1)询问患者现病史及相关内容。

(2)对可能的疾病做出诊断。

表 4-12-1 任务评价表

	评价内容	具体分值	得分	教师评价
问诊	口干的时间、严重程度			
	是否伴有眼部等其他部位的干燥			
	是否服用了能引起口干的药物			
	有无风湿性关节炎、系统性红斑狼疮等自身免疫病			
	是否有放疗史			
	是否有大量服用抗生素或长期戴义齿的情况			
	是否有糖尿病			
可能的疾病	舍格伦综合征			
	放疗后口干			
	生理性口干			
	口腔念珠菌病			
	慢性唾液腺炎			
	糖尿病			
	药物性口干			
	癔症			

实战 2:请阅读例题,完成任务评价表(表 4-12-2)。

例题:女,46 岁。主诉:口干 7 个月。

问题:(1)询问患者现病史及相关内容。

(2)对可能的疾病做出诊断。

表 4-12-2 任务评价表

评价内容		具体分值	得分	教师评价
问诊	口干的严重程度			
	是否伴有眼部等其他部位的干燥			
	有无唾液腺肿大或肿块			
	有无风湿性关节炎、系统性红斑狼疮等自身免疫病			
	是否有服药史、放疗史、唾液腺手术摘除史			
	是否有大量服用抗生素或长期戴义齿的情况			
	是否有全身其他疾病(如糖尿病)			
可能的疾病	舍格伦综合征			
	慢性唾液腺炎			
	口腔念珠菌病			
	生理性口干			
	放疗后口干			
	药物性口干			
	糖尿病			
	癔症			

实战 3:请阅读例题,完成任务评价表(表 4-12-3)。

例题:女,41 岁。主诉:口干半年。

问题:(1)询问患者现病史及相关内容。

(2)对可能的疾病做出诊断。

表 4-12-3 任务评价表

评价内容		具体分值	得分	教师评价
问诊	口干的严重程度			
	是否有口腔黏膜烧灼感、黏膜糜烂或增生等			
	是否有腮腺或下颌下腺肿大或肿块			
	是否有眼干及泪腺肿大			
	是否有全身免疫性疾病			
	是否有服药史、放疗史、唾液腺手术摘除史			
	是否有全身其他疾病(如糖尿病)			
可能的疾病	舍格伦综合征			
	慢性唾液腺炎			
	口腔念珠菌病			
	生理性口干			
	放疗后口干			
	药物性口干			
	糖尿病			
	癔症			

情境四　病史采集	任务十三　颌面部包块	日期
姓名　　　　　　班级　　　　　　学号		

任务十三　颌面部包块(助理不考)

任务介绍

口腔颌面部包块是口腔科患者较常见的主诉之一,最常见的是口腔颌面部肿瘤性疾病,亦可以是口腔颌面部非肿瘤性疾病,比如口腔颌面部的炎症,可以引起急性或慢性淋巴结炎,使局部淋巴结肿大;再比如寄生虫病(肺吸虫病)、颌面部畸形或软、硬组织增生均可以包块的形式存在。所以,我们一方面要警惕颌面部的新生物或包块,另一方面也不必见"包块"色变,毕竟"包块"并不等同于"肿瘤"。

任务实施

一、常规询问

1.现病史
(1)包块出现的时间(先天、后天)和发展经过。
(2)包块的部位,是否多发,有无消长史和全身反应。
(3)包块是否活动及与周围组织的关系。
(4)包块是否疼痛和疼痛性质。
(5)包块的质地及皮肤张力和颜色。
(6)包块是否造成其他功能障碍,如吞咽困难、开口受限等。

2.既往史
是否反复发作,有无肿瘤、外伤、手术、注射美容或其他治疗史。

3.家族史
是否有家族聚集性。

4.全身情况
有无恶性肿瘤的全身转移,体温及血象变化。

二、临床思辨

根据患者的主诉和医师提出的问题,分析并考虑最有可能出现的几种常见疾病。

1.包块出现的时间(先天、后天)和发展经过
(1)先天性的口腔颌面部包块在出生时就有,生长缓慢,大多有反复发作的病史,如

颈部的鳃裂囊肿或甲状舌管囊肿。

(2)后天性的口腔颌面部包块,有些有明显的诱因,如创伤或手术引起的包块有外伤史或手术治疗史,较容易诊断;炎性包块,如淋巴结炎,一般表现为局部的红肿热痛和全身发热反应;恶性淋巴瘤一般突然发生,进展快,伴有低热,但局部症状不明显;如包块生长缓慢且一直增大,则需考虑为其他肿瘤。

2.包块的部位,是否多发,有无消长史和全身反应

(1)颈部的多发性包块首先考虑淋巴系统疾病,如多发性包块生长速度快,伴全身低热,考虑是否为恶性淋巴瘤。

(2)有消长史的包块考虑为囊性疾病(如鳃裂囊肿)或炎性疾病(如淋巴结炎)。

(3)生长缓慢的包块考虑为结核、结节病这类良性病变或者良性肿瘤。

3.包块是否活动及与周围组织的关系

(1)良性肿瘤为膨胀式生长,与周围组织界线清楚,可活动。

(2)恶性肿瘤为浸润式生长,与周围组织粘连,界线不清,一般不可活动。

(3)炎性包块早期可以有一定的活动度,但局部呈现明显的红肿热痛和全身发热反应。

4.包块是否疼痛和疼痛性质

炎性包块和恶性肿瘤会伴发疼痛;良性肿瘤很少伴发疼痛。

5.包块是否造成其他功能障碍,如吞咽困难、开口受限等

包块如发生在咀嚼肌周围或疼痛,可能导致吞咽困难、开口受限等功能障碍。

6.全身情况、体温及血象变化

只有炎性包块可能伴有全身发热及白细胞计数升高。

三、可能的疾病及询问点

1.良性肿瘤和良性病变

特点:生长缓慢,无疼痛,一般无功能障碍,一般无体温及血象变化,有家族史。

(1)结节病。

(2)结核。

(3)颌面部良性肿瘤。

询问点:是否生长缓慢、伴发疼痛?有无全身反应和家族史?

2.恶性肿瘤

特点:生长速度快,伴发疼痛,引起功能障碍,可全身转移,家族史。

(1)恶性淋巴瘤。

询问点:是否生长较快?是否伴有低热?有无家族史?

(2)颌面部恶性肿瘤。

询问点:是否生长较快、伴发疼痛?有无全身转移和家族史?

3.囊性疾病

特点:先天性疾病,无疼痛,一般无功能障碍,一般无体温及血象变化。

(1)甲状舌管囊肿。
(2)鳃裂囊肿。
询问点:是否先天性疾病?是否伴发疼痛?有无消长史?

4.炎性疾病
特点:后天发病,有诱因(多为牙源性),有明显肿痛,出现全身发热和血象变化。
(1)淋巴结炎。
询问点:是否有牙痛病史或口腔感染史?有无消长史和全身发热?
(2)间隙感染。
询问点:是否有牙痛病史、面部肿痛、全身发热?

5.有既往史
特点:有外伤、手术、注射美容或其他治疗史。
(1)血肿。
询问点:有无外伤史?
(2)手术后肿胀。
询问点:有无注射美容或手术治疗史?

任务实战

实战:请阅读例题,完成任务评价表(表4-13-1)。
例题:男,34岁。主诉:右侧颈部包块7天。
问题:(1)询问患者现病史及相关内容。
(2)对可能的疾病做出诊断。

表4-13-1 任务评价表

评价内容		具体分值	得分	教师评价
问诊	包块发病时间、部位,可能的诱因			
	包块性质,有无消长史			
	有无伴发疼痛和功能障碍			
	有无阻生第三磨牙,有无牙痛病史			
	是否全身发热			
	有无外伤、手术史			
	有无家族史			
可能的疾病	淋巴结炎			
	恶性淋巴瘤			
	颈部良性肿瘤			
	下颌下间隙感染			
	创伤所致包块			

情境四 病史采集		任务十四 开口受限		日期	
姓名		班级		学号	

任务十四　开口受限(助理不考)

任务介绍

开口受限是口腔颌面部疾病常见的症状和体征之一。多种类型的口腔颌面部疾病,如创伤、感染、肿瘤、颞下颌关节疾病等均有可能引起开口受限。口腔科医师应根据患者的主诉内容,认真询问病史,从而掌握患者开口受限程度、有无弹响及其他伴随症状,考虑最有可能的疾病并进行相关检查,明确诊断。

任务实施

一、常规询问

1. 现病史

(1)出现的性质、持续时间和程度(突然发生还是渐进性加重,开口受限程度有无变化)。

(2)是否伴有疼痛及疼痛部位。

(3)面部有无肿胀,肿胀有无消长史。

(4)关节有无弹响与杂音。

(5)口腔颌面部皮肤或口内黏膜有无瘘口。

(6)面型有无异常。

2. 既往史

精神疾病史,外伤史,感染史,颞下颌关节紊乱病史,中耳炎史,头颈部放射及其他口腔治疗史。

3. 全身情况

类风湿性关节炎,癔症,全身症状。

二、临床思辨

根据患者的主诉和医师提出的问题,分析并考虑最有可能出现的几种常见疾病。

1. 出现的性质、持续时间和程度(突然发生还是渐进性加重,开口受限程度有无变化)

开口受限突然发生,考虑是否为外伤,如下颌骨骨折、颧骨或颧弓骨折;病史较短,考虑是否为急性化脓性炎症或颞下颌关节紊乱病;病史较长且伴有疼痛,考虑为颌面部慢性炎症、颞下颌关节紊乱病、颌面部或颞下颌关节肿瘤;无症状且渐进性加重的开口受限,考虑为颞下颌关节强直。

2.是否伴有疼痛及疼痛部位

(1)疼痛性质:剧烈痛一般考虑为急性病变,如化脓性颞下颌关节炎、滑膜炎、急性冠周炎、颌骨骨髓炎等;钝痛或胀痛常考虑为慢性病变。

(2)疼痛部位:耳前区疼痛应考虑颞下颌关节疾病;磨牙后区或上颌结节疼痛应考虑为冠周炎;伴有深部牵拉痛者,应考虑面深间隙占位性病变,如肿瘤。

3.面部有无肿胀,肿胀有无消长史

肿胀如伴有疼痛、消长史和全身发热反应,一般为炎性疾病,如耳前区肿胀考虑为颞下颌关节化脓性关节炎或耳前淋巴炎,磨牙后区和上颌结节肿胀考虑冠周炎;肿胀范围波及整个腮腺咬肌区时,应考虑为下颌骨骨髓炎。

无痛性肿胀考虑为颌面部或颞下颌关节区肿瘤,如耳前区无痛性膨隆伴下颌偏斜,则应考虑髁突骨瘤或骨软骨瘤。

4.关节有无弹响与杂音

关节区无弹响和杂音,应考虑为滑膜炎;有关节弹响和绞索病史,现弹响消失并开口受限,应考虑为关节盘不可复性前移位;有破碎音,应考虑关节盘穿孔或破裂;有摩擦音,应考虑为骨关节病。

5.口腔颌面部皮肤或口内黏膜有无瘘口

智牙冠周炎可导致咬肌前缘出现面颊瘘或下颌第一磨牙颊侧前庭沟黏膜处出现瘘孔;慢性颌骨骨髓炎可导致口内黏膜出现多个瘘孔,脓液和小的死骨片可从瘘孔排出;颌骨放射性骨坏死也导致口内黏膜或面部皮肤出现多处瘘孔排脓。

6.口腔治疗史或拔牙史

下牙槽神经阻滞麻醉后可出现暂时性牙关紧闭,多因麻药注入翼内肌或咬肌所致;拔牙术后反应也可出现开口受限,多因拔牙过程中刺激到咀嚼肌所致,常见于阻生下颌第三磨牙拔除后。若术后开口困难,同时伴有关节区疼痛,应考虑颞下颌关节损伤或颞下颌关节紊乱病。

7.有无外伤史、放疗史、精神疾病史

近期外伤引起的下颌骨骨折或颧骨、颧弓骨折可导致开口受限,如X线检查已排除骨折,应考虑创伤性颞下颌关节炎;陈旧性外伤史可导致骨折错位愈合或颞下颌关节强直。

有放疗史应考虑颌骨放射性骨坏死或颌间瘢痕挛缩。

癔症性牙关紧闭和破伤风性牙关紧闭罕见。癔症性牙关紧闭有精神疾病史,破伤风性牙关紧闭一般有外伤史。

三、可能的疾病及询问点

1.炎性疾病

特点:有诱因(多为牙源性),有明显肿痛,出现全身发热和血象变化,肿胀有消长史。

(1)冠周炎。

(2)颌骨骨髓炎。

(3)间隙感染。

询问点:是否有牙痛病史或口腔感染史?有无肿胀疼痛?有无消长史和全身发热?

2.颞下颌关节紊乱病

特点:下颌运动异常、关节弹响和杂音、运动型疼痛。

询问点:是否存在精神紧张?是否伴有疼痛及疼痛部位?关节有无弹响与杂音?

3.颞下颌关节强直

特点:小颌畸形,咬合关系紊乱,中耳炎史(内强直),外伤史和放疗史(外强直)。

询问点:开口受限是否是渐进性加重?面部是否有畸形?是否有外伤史、放疗史或感染史(中耳炎病史)?

4.肿瘤

特点:生长缓慢,无疼痛,一般无体温及血象变化,有家族史,深部肿物不易发现,需CT检查或活检。

(1)骨瘤。

(2)骨软骨瘤。

询问点:有无肿胀畸形、有无全身反应和家族史?

5.有既往史

特点:有精神疾病史、外伤史、头颈部放射及其他口腔治疗史。

(1)癔症性牙关紧闭。

询问点:有无精神疾病史?

(2)破伤风性牙关紧闭。

询问点:有无外伤史?

(3)下颌骨骨折、颧骨颧弓骨折。

询问点:有无外伤史?

(4)放射性骨坏死。

询问点:有无放射治疗史?

(5)拔牙后反应。

询问点:有无拔牙史?

(6)暂时性牙关紧闭。

询问点:有无麻醉注射史?

任务实战

实战:请阅读例题,完成任务评价表(表4-14-1)。

例题:男,44岁。主诉:开口受限1个月。

问题:(1)询问患者现病史及相关内容。
(2)对可能的疾病做出诊断。

表4-14-1 任务评价表

评价内容		具体分值	得分	教师评价
问诊	开口受限的时间,突然出现还是逐渐出现			
	开口受限的程度			
	是否伴有疼痛及疼痛部位			
	面部有无肿胀,肿胀有无消长史			
	关节有无弹响与杂音			
	面型有无异常			
	有无精神疾病史、外伤史、头颈部放射及其他口腔治疗史			
可能的疾病	冠周炎			
	颌骨骨髓炎			
	间隙感染			
	颞下颌关节紊乱病			
	颞下颌关节强直			
	破伤风性牙关紧闭			
	癔症性牙关紧闭			

情境五 病例分析

情境还原

本情境共计 18 分,时长 10 min,与病史采集在同一房间,考生使用同一台学生机完成。考生阅读计算机上呈现的试题,然后口述作答,由考官评分。考生在作答时按照顺序依次回答该病例的诊断、诊断依据、鉴别诊断和治疗四个问题。诊断要求回答完整,主次有序;诊断依据要分条列举;鉴别诊断围绕所诊断疾病的位置和特征写出最相关或最易误诊的疾病以及鉴别要点;治疗重点说治疗原则,同时给出治疗方案以及相关的支持治疗、健康教育等项目。

任务引领

口腔执业(助理)医师考试内容	任务一　龋病
	任务二　牙本质过敏症(助理不考)
	任务三　牙髓病
	任务四　根尖周炎
	任务五　慢性龈炎
	任务六　药物性牙龈肥大(助理不考)
	任务七　妊娠期龈炎(助理不考)
	任务八　慢性牙周炎(助理不考)
	任务九　侵袭性牙周炎
	任务十　牙周脓肿
	任务十一　牙周-牙髓联合病变(助理不考)
	任务十二　复发性阿弗他溃疡
	任务十三　口腔念珠菌病
	任务十四　口腔白斑病(助理不考)
	任务十五　口腔扁平苔藓(助理不考)
	任务十六　牙外伤
	任务十七　干槽症
	任务十八　智牙冠周炎
	任务十九　颌面部间隙感染

续表

口腔执业(助理)医师考试内容	任务二十　口腔颌面部创伤
	任务二十一　口腔颌面部囊性病变(助理不考)
	任务二十二　口腔癌(助理不考)
	任务二十三　三叉神经痛(助理不考)
	任务二十四　牙体缺损、牙列缺损、牙列缺失

情境五　病例分析	任务一　龋病	日期
姓名	班级	学号

任务一　龋病

任务介绍

龋病是在以细菌为主的多种因素作用下,牙齿硬组织发生的慢性、进行性破坏的一种疾病。龋病的临床特征是牙齿硬组织发生了色、形、质的变化。龋病按疾病的程度、进展速度、发病的部位等有很多不同的名称。依据临床及执业医师实践技能考试,下面主要讲述:浅龋、中龋、深龋、猛性龋、静止龋、继发龋和再发龋。

任务实施

一、诊断

一般情况下龋病可依据临床表现做出诊断,早期龋、邻面龋可结合X线等辅助检查明确诊断。

二、诊断依据

1.浅龋

病变位于釉质或牙骨质内。

症状:患者一般无主观症状,接受外界的物理、化学刺激时也无明显反应。

检查:

(1)视诊:点隙窝沟的浅龋,窝沟色素沉着,呈墨浸状;平滑面浅龋病损呈白垩色。

(2)探诊:窝沟龋有粗糙感或能卡住探针尖。平滑面龋探诊粗糙质软,患牙无感觉。

(3)X线检查:邻面浅龋在X线殆翼片上可见釉质丧失锐利的边缘影像,釉质层内出现局限透射影像。

(4)牙髓活力温度测验:正常。

2.中龋

病变发展到牙本质浅层。

症状:患牙多对冷热或酸甜刺激一过性敏感,刺激去除后症状立即消失,部分患者因龋洞有病变组织覆盖也可无明显的主观症状。

检查:

(1)视诊:形成龋洞,内有黄褐或深褐色的病变组织和食物残渣。

(2)探诊:探诊质软,可有痛感。

(3)X线检查:釉质和牙本质浅层有透射影像,洞底至髓腔有一段距离。

(4)牙髓活力温度测验:正常。

3.深龋

病变发展到牙本质中层或深层。

症状:患牙多对冷热或酸甜刺激出现疼痛,刺激去除后症状立即消失,无自发痛。

检查:

(1)视诊:龋洞深,达牙本质中层或深层,洞内有大量深褐色的病变组织、食物残渣。

(2)探诊:探诊质软,可有痛感,较中龋明显,但无穿髓孔。

(3)X线检查:龋损透射影位于牙本质内,甚至接近髓腔。

(4)牙髓活力温度测验:正常。

4.猛性龋

猛性龋又称猖獗龋,是特殊类型的急性龋。

诊断要点:发病时间短,短期内(6~12个月)多个牙、多个牙面,尤其在一般不易发生龋的下颌前牙甚至是切端的部位均发生龋。猛性龋见于患者唾液腺功能被破坏或出现障碍时,如头颈部放疗后出现的龋损增加或患口干症时,前者又称为放射性龋。猛性龋可分别出现浅龋、中龋和深龋的症状或无明显自觉症状。

5.静止龋

龋病发展至某一阶段时,由于病变环境发生变化,原有致病条件发生改变(如隐蔽部位变开放),龋病不再继续发展,损害保持原状,是一种特殊的慢性龋。

诊断要点:患牙常无明显自觉症状,或曾经有过中龋的症状,现无任何自觉症状。检查所见邻面龋呈浅碟状,轻度着色,表面光亮。探诊质地坚硬,同正常组织。

6.继发龋

治疗后在原龋洞治疗周围又出现龋病。

症状:已有修复体的边缘或底部发生的龋,可分别出现浅龋、中龋和深龋的症状。

检查:

(1)修复体边缘牙组织着色,探诊质软。

(2)X线检查:修复体周围或底部低密度影,未及髓腔。

(3)牙髓活力温度测试：正常。

7.再发龋

再发龋指原发龋损充填后在同一牙其他部位发生的龋损。

诊断要点：症状和检查所见分别同浅龋、中龋或深龋。

三、鉴别诊断

1.浅龋的鉴别诊断

(1)氟牙症：牙齿发育矿化期有高氟区生活史；受损牙面呈白垩色至深褐色；缺陷处探诊粗糙、坚硬，患牙呈对称性分布，受损牙数多。

(2)釉质发育不全：幼儿时期患高热疾病史；牙面变黄或变褐色；牙釉质表面有不同程度的实质性缺陷；探诊局部硬而光滑，病变呈对称性。

(3)中龋：龋损位于牙本质浅层，刺激入洞一过性敏感。

2.深龋的鉴别诊断

(1)可复性牙髓炎：冷刺激引起疼痛较深龋明显；温度测试一过性敏感。

(2)慢性牙髓炎：牙髓活力温度测验为迟钝或迟缓痛，有自发痛或自发痛病史，叩痛(+)。

(3)牙髓坏死：患牙无自觉症状，牙齿变色，牙髓活力测试无反应，X线检查根尖周未见异常。

四、治疗

治疗目的是终止病变的进展，保持牙髓的正常活力，恢复牙齿的外形和生理功能。

1.浅龋

呈白垩色没有形成硬组织缺损者，可采用药物或再矿化等保守方法使龋病病变终止或消除，形成龋洞者采用充填治疗。

2.中龋

去净龋坏组织，保护牙髓，充填治疗或黏接修复。

3.深龋

深龋时洞底敏感者可垫底后充填或黏接修复。

(1)垫底充填：深龋制备的窝洞洞底接近髓腔，一般需双层垫底后再充填。

(2)安抚治疗：适用于无自发痛但有明显激发痛，备洞过程敏感的患牙。窝洞清洁后，放置大小合适的丁香油酚棉球或抗生素小棉球，用氧化锌丁香油酚黏固剂封洞，观察1~2周。

(3)间接盖髓术：适用于深龋，但洞底软龋不能去净者。

任务实战

实战例题1：请阅读例题，完成任务评价表(表5-1-1)。

患者，男，40岁。

主诉：右下后牙明显进食疼痛2周。

现病史：近2周进食时，右下后牙明显疼痛，无自发痛。

既往史:近3个月来,右下后牙进食、冷热刺激时酸痛,其他无异常。

检查:46远中邻面牙体变色,探诊洞深达牙本质深层,洞底酸痛明显,刺激去除后疼痛消失,未探及穿髓孔。X线显示46低密度透射影接近髓腔。48近中阻生,冠周组织无红肿。未见明显龋洞,探诊牙体光滑。无对颌牙。

病例分析:

(1)主诉疾病的诊断、诊断依据和鉴别诊断。

(2)非主诉疾病的诊断和诊断依据。

(3)主诉疾病的治疗原则。

(4)全口其他疾病的治疗原则。

表5-1-1 任务评价表

评价内容		具体分值	得分	教师评价
诊断 (主诉疾病)	46深龋			
诊断依据 (主诉疾病)	牙体变色,探诊洞深达牙本质深层			
	洞底酸痛明显,刺激去除后疼痛消失			
	无自发痛,未探及穿髓孔			
	X线显示46低密度透射影接近髓腔			
鉴别诊断 (主诉疾病)	可复性牙髓炎:冷刺激引起疼痛较深龋显著;温度刺激试验的疼痛呈一过性敏感			
	慢性牙髓炎:温度测验可为敏感、迟钝或迟缓痛;有自发痛;叩痛(±或+)			
诊断 (非主诉疾病)	48近中阻生			
诊断依据 (非主诉疾病)	48近中阻生,冠周组织无红肿			
	未见明显龋洞,探诊牙体光滑,无对颌牙			
治疗 (主诉疾病)	治疗原则:去净龋坏组织,保护健康牙组织,保护活髓			
	去净龋坏组织,垫底充填			
	去腐未净敏感,间接盖髓			
	去腐净敏感,安抚牙髓,2周后无症状垫底充填			
治疗 (其他疾病)	48择期拔除			

实战例题 2：请阅读例题，完成任务评价表(表 5-1-2)。

患者，女，40 岁。

主诉：右上后牙遇甜食及冷热酸痛 1 个月。

现病史：1 个月前吃甜食感到右上后牙酸软，随之遇冷热食物酸痛，尤其是冷水刷牙酸痛最明显，刺激去除后症状立即消失，从无自发痛和夜间痛，未做过任何治疗。

既往史：否认有全身系统性疾病、传染病及药物过敏史。

检查：15 远中邻𬌗面釉质缺损，呈棕黑色，探诊(+)，质软，冷试(+)。16 近中邻𬌗面洞呈棕色，质软，探敏感，冷试(+)。15、16 均无牙龈红肿，未探及牙周袋，无叩痛，无松动。23、24 牙颈部缺损达牙本质浅层，色黄、质硬，探诊(+)，冷试(-)，叩诊(-)。

病例分析：

(1) 主诉疾病的诊断和诊断依据。

(2) 非主诉疾病的诊断和诊断依据。

(3) 主诉疾病的治疗原则。

(4) 全口其他疾病的治疗设计。

表 5-1-2 任务评价表

评价内容		具体分值	得分	教师评价
诊断 (主诉疾病)	15 远中邻𬌗面中龋，16 近中邻𬌗面中龋			
诊断依据 (主诉疾病)	15、16 遇冷热酸痛，尤其冷刺激酸痛明显，去除刺激症状缓解，无自发痛			
	15、16 形成龋洞			
	15、16 呈棕黑色			
	15、16 质软，探诊敏感，冷试(-)			
诊断 (非主诉疾病)	23、24 楔状缺损			
诊断依据 (非主诉疾病)	23、24 牙颈部缺损达牙本质浅层			
	色黄、质硬			
	探诊(+)，冷试(-)，叩诊(-)			
治疗 (主诉疾病)	15、16 充填术(15、16 分别去龋，制备 Ⅱ 类洞单层垫底，永久充填)			
治疗 (其他疾病)	23、24 充填术(23、24 备 V 类洞光敏树脂充填)			

实战例题 3：请阅读例题，完成任务评价表（表 5-1-3）。

患者，男，65 岁。

主诉：右下后牙充填物松动 1 个月。

现病史：1 个月前左下后牙充填物松动，随之出现食物嵌塞，遇冷热无反应。

既往史：曾因牙痛拔过牙，3 年前曾因牙疼"杀神经"后补牙。否认有全身系统性疾病、传染病及药物过敏史。

检查：47 舌颌面有大面积银汞充填物，边缘不密合。牙冠色暗无光泽，洞缘着色，探针可探入洞缘。冷试（-），叩诊（-）。牙龈黏膜色正常，无窦道。X 线片示 47 冠部阻射物周围有透射区，根管欠填约 2 mm，根尖均未见明显异常。36 缺失，牙槽黏膜未见明显异常，X 线片示无残根。

病例分析：
(1) 主诉疾病的诊断和诊断依据。
(2) 非主诉疾病的诊断和诊断依据。
(3) 主诉疾病的治疗原则。
(4) 全口其他疾病的治疗设计。

表 5-1-3　任务评价表

评价内容		具体分值	得分	教师评价
诊断 （主诉疾病）	47 继发龋			
诊断依据 （主诉疾病）	47 舌殆面有大面积银汞充填物，边缘不密合。			
	牙冠色暗无光泽，洞缘着色，探针可探入洞缘			
	冷试（-），叩诊（-）			
	牙龈黏膜色正常，无窦道			
	X 线片示：47 冠部阻射物周围有透射区，根管欠填约 2 mm，根尖均未见明显异常			
诊断 （非主诉疾病）	牙列缺损（36 缺失）			
诊断依据 （非主诉疾病）	牙痛拔牙史，检查 36 缺失			
	牙槽黏膜未见明显异常，X 线片示无残根。			
治疗 （主诉疾病）	47 重新充填（47 去除充填物和继发龋，垫底充填）			
治疗 （其他疾病）	36 义齿修复			

情境五 病例分析	任务二 牙本质敏感症(助理不考)	日期
姓名	班级	学号

任务二　牙本质敏感症(助理不考)

任务介绍

牙本质敏感症,是牙齿在受到外界刺激,如温度(冷、热)、化学物质(酸、甜)以及机械作用(摩擦或咬硬物)等的情况下所出现的酸、软、痛症状。其特点为发作迅速、疼痛尖锐、时间短暂。牙本质敏感症不是一种独立的疾病,而是多种牙体疾病共有的症状。

目前认为牙本质敏感症的发病机制包括牙本质的迅速暴露、全身应激性增高。目前有三个假说:神经学说、牙本质细胞传导学说、流体动力学说。其中流体动力学说得到较多学者认可。

任务实施

一、诊断

(1)磨损、酸蚀、楔状缺损、外伤等原因导致了牙本质暴露,而修复性牙本质尚未形成,牙齿在受到温度、化学、机械等刺激后出现的特殊敏感症状。

(2)常与龋坏、牙髓炎等疾病同时发生。

二、诊断依据

1.症状

激发痛,以机械刺激最为显著,其次为冷、酸、甜等;刺激除去后疼痛立即消失。

2.检查所见

(1)咬合面或牙颈部有磨损的浅黄色牙本质暴露区。

(2)用探针尖在牙面上寻找一个或数个敏感点或敏感区,引起酸、软、痛。

(3)敏感点多在咬合面牙釉质牙本质界、牙本质暴露处或牙颈部牙釉质牙骨质界处,可发现在一个或多个牙上,最可靠的诊断方法是用尖锐的探针在牙面上滑动,可找到一个或数个过敏区。

3.冷测验

敏感点或敏感区敏感,用温度降低的多少来判断牙髓对冷刺激的敏感程度。

4.主观评价评定

牙本质敏感的程度疼痛3级评判法(VRS)、数字法疼痛评判法(VAS)。

三、鉴别诊断

(1)釉质平滑面浅龋:病损表面呈白垩色或棕褐色,探诊牙表面粗糙、质软。

(2)点隙窝沟浅龋:病损色呈墨浸状,探诊可出现卡探针感。

(3)根面龋:龋损呈棕色,探诊粗糙、质软。

(4)釉质发育不全:病损成组对称分布,患者婴幼儿期有相关病损,探诊硬而光滑。

四、治疗

(1)药物脱敏治疗:根据敏感点的部位选用合适的脱敏药物或方法。

(2)激光治疗:激光的热效应作用于牙本质小管,可在瞬间使暴露的牙本质小管热凝封闭,从而达到脱敏作用。

(3)治疗相应的牙体疾病,牙硬组织磨损较多者可作充填治疗,磨损严重、症状明显而脱敏无效者可考虑牙髓治疗。

(4)调磨对颌牙过高的牙尖。

任务实战

实战例题1:请阅读例题,完成任务评价表(表5-2-1)。

患者,女,45岁。

主诉:刷牙时右侧上后牙酸痛约3个月。

现病史:3个月以来,刷牙、吃酸、甜食物和咬硬物时右侧上后牙酸痛,无自发痛。

既往史:否认全身系统性疾病及传染病和药物过敏史。

检查:13、14、15、33、43牙颈部楔状深沟,边缘整齐,表面光滑坚硬,有色素沉着,冷试(-),叩诊(-)。13、14、15探诊敏感。

23、24、25牙颈部有白色充填物,与牙色不协调,表面粗糙。冷测(-),叩诊(-)。

34、44残根达龈下,无窦道,叩诊(-),无松动。

全口牙龈退缩3~4 mm,色粉红,质韧。牙石(++),无牙周袋及松动。

病例分析:

(1)主诉疾病的诊断和诊断依据。

(2)非主诉疾病的诊断和诊断依据。

(3)主诉疾病的治疗原则。

(4)全口其他疾病的治疗设计。

表 5-2-1 任务评价表

评价内容		具体分值	得分	教师评价
诊断 （主诉疾病）	13、14、15 楔状缺损			
诊断依据 （主诉疾病）	刷牙、吃酸、甜食物和咬硬物时右侧上后牙酸痛，无自发痛			
	13、14、15 牙颈部楔状深沟，边缘整齐，表面光滑坚硬，色素沉着，机械刺激敏感			
诊断 （非主诉疾病）	23、24、25 楔状缺损（充填后），33、43，楔状缺损，34、44 牙体缺损，牙龈退缩			
诊断依据 （非主诉疾病）	33、43 牙颈部楔状缺损，探诊不敏感			
	23、24、25 牙颈部有白色充填物，与牙色不协调，表面粗糙。冷试（-），叩诊（-）			
	34、44 残根达龈下，无窦道，叩诊（-），无松动			
	牙龈退缩，但色和质正常			
治疗 （主诉疾病）	13、14、15 充填术（垫底）			
	采用正确的刷牙方法，避免横刷			
治疗 （其他疾病）	全口龈上洁治术			
	23、24、25 重新充填			
	33、43 充填术			
	34、44 拍 X 线片，如果牙根长，牙周组织正常，行牙冠延长术，根管治疗后桩冠修复，否则拔除			

实战例题 2：请阅读例题，完成任务评价表（表 5-2-2）。

患者，女，40 岁。

主诉：左下后牙咬合刺激痛 2 个月。

现病史：2 个月来，左下后牙咬合时刺激痛明显，饮用冷水、酸甜食物加剧。无自发痛史。

既往史：否认有全身系统性疾病、传染病及药物过敏史。

检查：36 牙齿重度磨损，咬合面有浅黄色牙本质暴露，探痛明显，尖锐的探针在牙面上滑动，可找到数个敏感区，未见龋坏及牙隐裂，牙髓活力测验正常，X 线片显示牙周及根尖周未见异常。45 残冠，根管口可见白色充填物，冷试（-），叩诊（-），无松动，牙龈未见窦道。X 线片显示根管充填物良好，根尖无暗影。

病例分析:
(1)主诉疾病的诊断、诊断依据、鉴别诊断。
(2)非主诉疾病的诊断,诊断依据。
(3)主诉疾病的治疗。
(4)全口其他疾病的治疗设计。

表 5-2-2 任务评价表

评价内容		具体分值	得分	教师评价
诊断 (主诉疾病)	36 牙本质敏感症			
诊断依据 (主诉疾病)	2 个月来,左下后牙咬合时刺激痛明显,饮用冷水、酸甜食物加剧			
	牙齿重度磨损,咬合面有浅黄色牙本质暴露			
	探痛明显,尖锐的探针在牙面上滑动,可找到数个敏感区			
	无自发痛史,未见龋坏及牙隐裂,牙髓活力测验正常			
	X 线片显示牙周及根尖周未见异常			
鉴别诊断 (主诉疾病)	釉质平滑面浅龋:病损表面呈白垩色或棕褐色,可感觉到牙表面粗糙、质软、连续性丧失			
	点隙窝沟浅龋:病损色黑成呈墨浸状,探诊可能卡住探针			
	根面浅龋:龋损呈棕色,探诊粗糙、质软			
	釉质发育不全:病损成组对称分布,患者婴幼儿期有相关病损,探诊硬而光滑			
诊断 (非主诉疾病)	45 牙体缺损(根管治疗后)			
诊断依据 (非主诉疾病)	45 残冠,根管口可见白色充填物,冷试(-),叩诊(-),无松动,牙龈未见窦道			
	X 线片显示根管充填物良好,根尖无暗影。			

续表

评价内容		具体分值	得分	教师评价
治疗 （主诉疾病）	根据敏感点的部位选用合适的脱敏药物			
	激光的热效应作用于牙本质小管，可在瞬间使暴露的牙本质小管热凝封闭，从而达到脱敏作用			
	治疗相应的牙体疾病，牙硬组织磨损较多者可作充填治疗，磨损严重、症状明显而脱敏无效者可考虑牙髓治疗，必要时全冠修复			
	调磨对颌牙过高的牙尖			
治疗 （其他疾病）	45桩冠修复			

情境五　病例分析		任务三　牙髓病		日期	
姓名		班级		学号	

任务三　牙髓病

任务介绍

牙髓病是发生于牙髓组织的一组最常见的炎症性疾病。感染、创伤、物理和化学因素等均可引起牙髓病，其中感染是牙髓病的主要病因，其他病因还有来自牙周袋的逆行性感染和非常少见的血源性感染。根据临床及执业医师实践技能考试，下面主要讲述：可复性牙髓炎、急性牙髓炎、慢性牙髓炎、残髓炎、逆行性牙髓炎、牙髓坏死。

任务实施

一、诊断

一般情况下依据临床表现可做出诊断，必要时采用牙髓活力测验、实验性备洞、选择性麻醉、X线等辅助检查明确诊断。

二、诊断依据

1.可复性牙髓炎

可复性牙骨髓称作"牙髓充血"，若能得到适当治疗，牙髓可恢复至原有状态。

症状：患牙遇到冷热酸甜刺激时，立即出现瞬间的疼痛反应，尤其对冷刺激更敏感，但无自发痛。

检查:

(1)患牙有近髓的牙体硬组织病损(如深龋、深楔状缺损等)、充填体、深牙周袋或有殆创伤。

(2)叩诊:反应与正常对照牙相同,即叩痛(-)。

(3)牙髓活力温度测验:患牙对温度测验敏感,且反应迅速,尤其对冷测反应强烈;去除刺激后,症状随即消失,即呈一过性敏感反应。

2.急性牙髓炎

急性牙髓炎发病急,疼痛剧烈。

症状:

(1)自发性疼痛,阵发性发作或加剧。

(2)夜间疼痛较白天剧烈。

(3)疼痛呈放散性,患者常不能定位患牙。

(4)温度刺激可激发或加剧疼痛。去除刺激疼痛不消失。炎症牙髓出现化脓或部分坏死时,可表现为热痛冷缓解。

检查:

(1)患牙有近髓的牙体硬组织疾患,或可见有充填体、深牙周袋。

(2)牙髓活力温度测验:极其敏感或激发痛,且刺激去除后症状要持续一段时间,或热测激发痛,冷测缓解或迟钝。

(3)叩诊:不适或轻度疼痛,即叩痛(±)或叩痛(+)。

3.慢性牙髓炎

慢性牙髓炎临床最常见的牙髓炎。

症状:

(1)无剧烈的自发痛,有较长时间的冷、热刺激痛史。

(2)一般可以定位患牙。

(3)患牙可有叩痛,轻微咬合不适。

(4)髓腔暴露,探痛明显,食物入洞激发较剧烈疼痛(溃疡型)。

(5)多发于青少年乳、恒磨牙龋洞穿髓孔较大者,探诊时一般不痛,但易出血(增生型)。

检查:

(1)患牙有引起牙髓炎的牙体硬组织疾患。

(2)探诊:洞内探诊较为迟钝。有时探入深部可引起较剧烈的疼痛和少量出血(溃疡型);也可见有去净腐质后仍无露髓孔者(闭锁型);有时还可在大而深的龋洞中见到有髓腔内突出的红色肉芽状牙髓息肉,探诊迟钝但极易出血,常伴随大量失用性牙石,多出现在根尖孔和穿髓孔均较宽大的年轻人患牙(增生型)。

(3)牙髓活力温度测验:异常。

(4)叩诊:轻度疼痛或不适,即叩痛(+)或(±)。

4.残髓炎

症状:

(1)牙齿治疗后自发性钝痛、放散性痛、温度刺激痛。

(2)咬合不适或轻微咬合痛。

检查:

(1)牙冠有做过牙髓治疗充填体或暂封材料。

(2)牙髓活力温度测验:迟缓性痛。

(3)叩诊:轻度疼痛或不适,即叩痛(+)或(±)。

(4)去除充填物可找到遗漏根管,探查根管深部有感觉或疼痛。

5.逆行性牙髓炎

症状:

(1)急性牙髓炎症状:自发性、阵发性痛,冷热刺激痛,夜间痛,放散性痛等。

(2)慢性牙髓炎症状:不典型自发性钝痛或胀痛,冷热刺激敏感或激发痛。

(3)长期牙周炎病史,口臭、牙齿松动、咬合无力等症状。

检查:

(1)有深达根尖区牙周袋或严重根分叉病变。牙龈炎症,牙周溢脓。

(2)无引发牙髓病变的牙体硬组织疾病。

(3)牙髓活力温度测验:同一个牙齿的不同根管可反应不同。

(4)叩诊:轻度至中度疼痛,即叩痛(+)~(++),叩诊呈浊音。

(5)X线片显示广泛牙周组织破坏或根分叉病变。

6.牙髓坏死

症状:无明显自觉症状。可见牙冠变色。

检查:

(1)牙冠变色。

(2)温度测验和电活力测验均无反应。

(3)探诊穿髓孔无反应。

(4)X线片显示根尖周影像无明显异常。

三、鉴别诊断

1.可复性牙髓炎与以下疾病相鉴别

(1)深龋:深龋患牙对牙髓温度测验的反应为"正常"或"同对照牙",只有当冷水(或热水)入洞时才会有一过性敏感反应。而可复性牙髓炎在冷测牙面时,可出现一过性敏感。

(2)不可复性牙髓炎:不可复性牙髓炎有自发痛史,牙髓活力温度测验疼痛反应程度重,持续时间久。

(3)牙本质敏感症:牙本质敏感症患牙对机械刺激和酸甜化学刺激更敏感。可复性牙髓炎对温度刺激一过性敏感。

2.急性牙髓炎与以下疾病相鉴别

(1)三叉神经痛:疼痛发作有"扳机点",温度刺激一般不引起疼痛,三叉神经痛较少于夜间发作。

(2)急性龈乳头炎:

1)疼痛性质为持续的胀痛,多可定位。

2)局部龈乳头充血、水肿,触痛明显。两邻牙间有食物嵌塞的痕迹或食物嵌塞史。

3)未查及引起牙髓炎的牙体及其他疾患。

(3)急性上颌窦炎:

1)疼痛性质为持续性胀痛,上颌前磨牙和磨牙可同时出现叩痛。

2)伴有头痛、鼻塞、脓鼻涕等上颌窦炎的症状。

3)未查及引起牙髓炎的牙体疾患。

(4)干槽症:为拔牙伤口感染,邻牙可有叩痛,牙髓温度测试敏感但不疼痛。

3.慢性牙髓炎与以下疾病相鉴别

(1)深龋:

1)患牙对温度测验的反应正常,仅在冷水进入深洞时才会出现一过性敏感,无迟缓性疼痛反应。

2)叩诊反应与正常对照牙相同,即叩痛(-)。

(2)可复性牙髓炎:

1)无自发痛。

2)患牙对温度测验的反应仅有很短暂的疼痛,即一过性敏感。

3)叩诊反应与正常对照牙相同,即叩痛(-)。

(3)牙龈息肉:患牙深洞内的息肉来源于邻面牙间隙的龈乳头者是为牙龈息肉,冷刺激无疼痛。

(4)牙周膜息肉:患牙深洞内的息肉来源于根分叉处,牙周组织自髓底穿孔处长入髓腔的肉芽组织则为牙周膜息肉,冷刺激无疼痛。

(5)干槽症:

1)拔牙伤口感染,牙槽窝骨面暴露,有臭味。

2)邻牙虽可有冷、热敏感和轻度叩痛,但无明确牙体疾患体征。

四、治疗

治疗原则是保存具有正常生理功能的牙髓或保存患牙。

(1)可复性牙髓炎:去除感染源,避免外界温度刺激患牙,给牙髓恢复正常提供条件。

(2)急性牙髓炎:摘除牙髓,止痛,缓解急性症状。

(3)慢性牙髓炎:根管治疗。

(4)残髓炎:去除残髓,处理遗漏根管,行根管再治疗。

(5)逆行性牙髓炎:

1)行牙周系统治疗。

2)根据患牙牙周病变的程度和牙周治疗的预后来决定是否保留患牙。患牙如能保留,先摘除全部牙髓,消除急性症状,再行根管治疗。

3)必要时考虑将患根截除,保留患牙。如牙周病变严重,治疗预后差,则可直接拔除患牙。

(6)牙髓坏死:根管治疗。

任务实战

实战例题 1:请阅读例题,完成任务评价表(表 5-3-1)。

患者,女,15 岁。

主诉:左上后牙自发性、阵发性痛 3 天。

现病史:左上后牙经常嵌塞食物,遇冷热、酸甜敏感,昨天突然自发性剧痛、夜间痛不能入睡,口服"止痛片"无效,今来就诊。

既往史:否认有其他全身系统性疾病、传染病及药物过敏史。

检查:26 颌面深龋近髓,洞底有大量软化牙本质,探诊(++),未探及穿髓孔,冷热诊(++),且疼痛持续较长时间,牙髓电活力测验结果 14(对照牙 25),叩诊(−),松动(−)。35 咬合面中央窝有一锥形突起的牙尖,高度约 3 mm,无磨损,探诊(−),冷试(−),叩诊(−),牙龈及黏膜转折处未见明显异常。

病例分析:

(1)主诉疾病的诊断、诊断依据和鉴别诊断。

(2)非主诉疾病的诊断和诊断依据。

(3)主诉疾病的治疗原则。

(4)全口其他疾病的治疗设计。

表 5-3-1　任务评价表

评价内容		具体分值	得分	教师评价
诊断 (主诉疾病)	26 急性牙髓炎			
诊断依据 (主诉疾病)	患者有自发痛、夜间痛加剧等急性牙髓炎典型症状			
	患牙深龋近髓,探诊(++)			
	温度测试阳性,叩诊阴性,牙髓电活力测试比对照牙反应增高			

续表

评价内容		具体分值	得分	教师评价
鉴别诊断（主诉疾病）	三叉神经痛：较少于夜间发作；疼痛发作有"扳机点"；温度刺激一般不引起疼痛			
	急性龈乳头炎：疼痛性质为持续的胀痛，多可定位。有时也出现冷热刺激痛；局部龈乳头充血、水肿，触痛明显；患处两邻牙间有食物嵌塞的痕迹或可问及食物嵌塞史。未查及引起牙髓炎的牙体及其他疾患			
	急性上颌窦炎：疼痛性质为持续性胀痛，上颌前磨牙和磨牙可同时受累，出现叩痛；未查及引起牙髓炎的牙体疾患；上颌窦前壁有压痛；同时伴有头痛、鼻塞、脓鼻涕等上颌窦炎的症状，或近期有感冒史			
诊断（非主诉疾病）	35畸形中央尖			
诊断依据（非主诉疾病）	35咬合面中央窝有一约3 mm高的锥形突起的牙尖			
	牙尖无磨损，探诊(-)，冷试(-)，叩诊(-)			
	牙龈及黏膜转折处未见明显异常，能排除根尖病变			
治疗（主诉疾病）	应急治疗：首先开髓引流，丁香油棉球安抚，缓解患牙急性症状			
	待急性症状缓解后，行活髓切断术（患者15岁，年轻恒牙，病程短，无叩痛）观察			
	若观察有症状再行根管治疗			
	或者根管治疗一次完成，彻底清除牙髓病变			
治疗（其他疾病）	如果畸形中央尖与对颌牙无接触，可不作处理，定期复查观察			
	如果畸形中央尖与对颌牙有接触，可少量多次磨除，或磨除中央尖垫底充填			

实战例题2：请阅读例题，完成任务评价表（表5-3-2）。

患者，男，45岁。

主诉：左上后牙遇冷热刺激不适感半年余。

现病史：半年来左上后牙遇冷热刺激出现不适感，尤其吸凉风时明显，偶有自发性隐痛，一般不影响吃饭。

既往史：1年前左上后牙曾经有过类似症状，未治疗自行消失。否认有其他全身系统性疾病、传染病及药物过敏史。

检查:25 远中邻面颈部深龋,探诊(+),质软,无穿髓孔。冷、热试验引起迟缓性疼痛,刺激去除后仍延续较长时间,牙髓电活力测试 42(对照牙 26)。叩诊(+),无松动。15 𬌗面龋洞,探诊(-),冷试(-),叩诊(-),无松动。16、17 残根,探根管口(-),无松动,牙龈颜色正常,无窦道。X 线显示:15、16、17 根尖均无明显异常。

病例分析:
(1)主诉疾病的诊断、诊断依据和鉴别诊断。
(2)非主诉疾病的诊断、诊断依据和鉴别诊断。
(3)主诉疾病的治疗原则。
(4)全口其他疾病的治疗设计。

表 5-3-2　任务评价表

评价内容		具体分值	得分	教师评价
诊断 (主诉疾病)	25 慢性闭锁性牙髓炎			
诊断依据 (主诉疾病)	有患牙遇冷热刺激不适感半年余病史,偶有自发性隐痛,曾经有过类似症状			
	远中颈部深龋,未穿髓,探诊不敏感			
	冷、热试验引起迟缓性疼痛,刺激去除后仍延续较长时间,牙髓活力明显降低			
	叩诊不适			
鉴别诊断 (主诉疾病)	深龋:无自发痛;刺激仅入洞引起疼痛,刺激去除后疼痛立即消失,温度测试正常			
	可复性牙髓炎:无自发痛,冷刺激引起疼痛,刺激去除很快消失,温度测试一过性敏感			
	干槽症:患者近期有拔牙史;牙槽窝空虚,骨面暴露、出现臭味;拔牙窝邻牙有冷热刺激敏感及叩痛,但无明确牙体疾患表现			
诊断 (非主诉疾病)	15 𬌗面中龋,16、17 牙体缺损伴牙髓坏死			
诊断依据 (非主诉疾病)	15 𬌗面龋洞,探诊(-),冷试(-),叩诊(-),无松动			
	16、17 残根,探根管口(-),无松动,牙龈颜色正常,无窦道			
治疗 (主诉疾病)	根管治疗术			
治疗 (其他疾病)	15 充填术			
	16、17 根管长度够根管治疗后做桩冠,根管长度不够根管治疗后可做覆盖义齿,或者拔除			

实战例题 3:请阅读例题,完成任务评价表(表 5-3-3)。

患者,女,50 岁。

主诉:右上后牙牙龈肿痛,牙疼痛一周。

现病史:半年前患者右上后牙刷牙出血,近日牙齿疼痛逐渐加重,无法入眠来诊。

检查:右上第一、二磨牙牙石(++),菌斑指数 PLI 为 3,牙龈红肿。BOP(+),探诊深度 6 mm,附着丧失 3 mm,叩诊(++),冷试(++),探诊(++),松动度Ⅰ度,X 线片显示根尖 1/3 处有圆形的透射影。12~22 唇侧切端 1/3 处有黄褐色斑块,表面光滑,无釉质缺损。

病例分析:

(1)主诉疾病的诊断、诊断依据。

(2)非主诉疾病的诊断、诊断依据。

(3)主诉疾病的治疗原则。

(4)全口其他疾病的治疗设计。

表 5-3-3 任务评价表

评价内容		具体分值	得分	教师评价
诊断 (主诉疾病)	逆行性牙髓炎			
诊断依据 (主诉疾病)	牙齿疼痛逐渐加重,无法入眠来诊			
	右上第一、二磨牙牙石(++),菌斑指数 PLI 为 3,牙龈红肿			
	BOP(+),探诊深度 6 mm,附着丧失 3 mm			
	X 线片显示根尖 1/3 处有圆形的透射影			
	叩诊(++),冷试(++),探诊(++),松动度Ⅰ度			
诊断 (非主诉疾病)	12~22 氟牙症			
诊断依据 (非主诉疾病)	12~22 唇侧切端 1/3 处有黄褐色斑块			
	表面光滑,无釉质缺损			
治疗 (主诉疾病)	首先清除大块牙石,冲洗牙周袋,平整根面,刮治后可用复方碘液等消炎收敛药物处理牙周袋及根面			
	清除感染的牙髓,完善根管治疗			
	定期复诊,指导患者保持好口腔卫生,在复诊时检查菌斑控制情况并记录			
治疗 (其他疾病)	外漂白法或光敏复合树脂修复			

实战例题 4:请阅读例题,完成任务评价表(表 5-3-4)。

患者,女,40 岁。

主诉:右上前牙变色,牙间隙变宽两年余。

现病史:近两年来发现右上前牙逐渐变为灰黄色,牙间隙变宽,除影响美观外无任何不适。

既往史:20年前因外伤上前牙被撞击,当时遇冷热刺激敏感,咬食物疼痛,经医生检查未作治疗,建议观察,一周后好转,一直无其他症状。

否认有其他全身系统性疾病、传染病及药物过敏史。

检查:11牙冠完整,无缺损,呈灰黄色,发暗,无光泽。根尖牙龈黏膜无窦道口。冷、热试验(-),牙髓电活力测试无反应。叩诊(-),无松动。

12~22约有2~3 mm的间隙,牙冠较小,牙龈色、形、质正常。无牙周袋和附着丧失,无松动及移位。咬合关系正常。

46缺失,47邻面龋坏,达牙本质深层,未探及穿髓孔,叩诊(-),探诊敏感。

X线片显示:11牙髓腔无充填物,根尖周和牙周影像无明显异常。

12~22牙槽骨未见明显异常。

病例分析:

(1)主诉疾病的诊断、诊断依据和鉴别诊断。

(2)非主诉疾病的诊断和诊断依据。

(3)主诉疾病的治疗原则。

(4)全口其他疾病的治疗设计。

表5-3-4 任务评价表

评价内容		具体分值	得分	教师评价
诊断 (主诉疾病)	11牙髓坏死			
诊断依据 (主诉疾病)	上前牙外伤史			
	11牙冠逐渐变色且无任何症状			
	11牙髓无活力			
	X线片显示11牙髓腔无充填物,根尖无明显异常			
鉴别诊断 (主诉疾病)	慢性根尖周炎:X线片表现为根尖周骨密度减低影像或根周膜影像模糊增宽			
诊断 (非主诉疾病)	46缺失,47邻面龋坏			
诊断依据 (非主诉疾病)	46缺失			
	47邻面龋坏,达牙本质深层,未探及穿髓孔,叩诊(-),探诊敏感			
治疗 (主诉疾病)	11根管治疗术			
	11牙冠的美容修复(贴面或烤瓷冠)			
治疗 (其他疾病)	47充填,46义齿修复			
	12~22考虑烤瓷冠修复间隙			

情境五　病例分析	任务四　根尖周炎	日期
姓名	班级	学号	

任务四　根尖周炎

任务介绍

根尖周炎多为牙髓病的继发病,主要是根管内的感染通过根尖孔作用于根尖周组织引发的炎症性病变。当根管内病原刺激的毒力强,机体抵抗力弱时,病变以急性的形式表现出来,称为急性根尖周炎;反之,若机体抵抗力较强,而病原刺激较弱,病变则呈慢性,称为慢性根尖周炎。

任务实施

一、诊断

一般情况下急性根尖周炎依据患牙典型的临床症状及体征、疼痛及红肿的程度做出诊断,慢性根尖周炎除临床表现外主要依靠 X 线片检查结果明确诊断。

二、诊断依据

(一)急性根尖周炎

急性根尖周炎是从根尖部牙周膜出现浆液性炎症到根尖周组织形成化脓性炎症的一系列反应过程,可分为浆液期、化脓期。化脓期又包括根尖周脓肿期、骨膜下脓肿期、黏膜下脓肿期三个阶段。

1.急性浆液性根尖周炎

症状:

(1)初期患牙根尖部不适,咬合时与对颌牙有早接触感,有时咬紧患牙稍感舒适。

(2)随着病情发展,患牙浮出和伸长的感觉逐渐加重,出现自发性、持续性钝痛,咬合时不仅不能缓解症状,反而引起较剧烈的疼痛。

(3)疼痛局限于牙根部,患者能够指明患牙。

检查:

(1)可见牙体硬组织疾患或深牙周袋。

(2)牙髓活力测验:无反应。若患牙为乳牙或年轻恒牙,则活力测试可有反应,甚至出现疼痛。

(3)叩诊:轻度至中度疼痛,即叩痛(+)~(++)。

(4)扪诊:患牙根尖部位出现不适或疼痛。牙龈尚无明显异常。
(5)松动度检查:患牙可有Ⅰ度松动。

2.急性化脓性根尖周炎的根尖周脓肿期

症状:自发性、剧烈持续的跳痛,伸长感加重,咬合时首先接触患牙并引起剧痛,患牙不敢咬合。

检查:
(1)患牙可查及能引发牙髓坏死的牙体病损、深牙周袋或充填体等。
(2)牙髓活力测验:无反应。
(3)患牙叩痛(++)~(+++),松动度Ⅱ~Ⅲ度。
(4)扪诊:轻微疼痛,根尖部牙龈潮红,尚无明显肿胀。相应的下颌下淋巴结或颏下淋巴结可有肿大及压痛。

3.急性化脓性根尖周炎的骨膜下脓肿期

症状:
(1)患牙持续性、搏动性跳痛剧烈程度达顶峰,患牙更觉浮起、松动,轻触患牙即觉疼痛难忍。
(2)全身症状明显,如头痛发热、全身无力等,患牙附近组织可发生肿胀。

检查:
(1)患者痛苦面容,精神疲惫。
(2)牙髓活力测验:无反应。
(3)患牙叩痛(+++),松动Ⅲ度。
(4)扪诊:患牙牙龈红肿,移行沟变平,有明显的压痛,扪诊深部有波动感。严重者牙的相应颌面部可出现蜂窝织炎,表现为软组织肿胀、压痛,面容改变。

4.急性化脓性根尖周炎的黏膜下脓肿期

症状:患者自发性胀痛及咬合痛减轻且全身症状缓解。

检查:
(1)患牙可查及能引发牙髓坏死的牙体病损、深牙周袋等。
(2)牙髓活力测验:无反应。
(3)患牙叩痛(+)~(++),松动度Ⅰ度。
(4)扪诊:根尖区黏膜肿胀呈半球形隆起,波动感明显,脓肿易破溃。

(二)慢性根尖周炎

慢性根尖周炎是指因根管内长期存在感染及病原刺激物导致根尖周围组织产生的慢性炎症反应。病变类型有根尖周肉芽肿、慢性根尖周脓肿、根尖周囊肿和根尖周致密性骨炎。

症状:一般无明显的自觉症状,可有咀嚼不适感或牙龈反复起脓包史。

检查:
(1)牙冠变色,失去光泽,可查及累及牙髓的牙体硬组织疾患。

(2)探诊及牙髓活力测验均无反应。根尖周致密性骨炎患牙可能有牙髓活力。

(3)叩痛:无明显异常或仅有不适感,一般不松动。

(4)有窦型慢性根尖周炎者可查及窦道开口。

(5)患牙根尖部呈半球状隆起,扪诊有乒乓球感或有弹性时,考虑可能为根尖周囊肿。

(6)X线片显示患牙根尖区骨质变化的影像,不同类型的慢性根尖周炎在X线片上各有特点。

1)根尖周肉芽肿:根尖部有圆形的透射影像,边界清晰,周围骨质正常或稍显致密,透影区范围较小,直径一般不超过1 cm。

2)慢性根尖周脓肿:根尖部透影区边界不清楚,形状不规则,周围骨质较疏松而呈云雾状。

3)根尖周囊肿:较小的囊肿在X线片上显示的透射影像与根尖周肉芽肿难以区别,大的根尖周囊肿可见较大的圆形透影区,边界很清楚,由一圈由致密骨组成的阻射白线围绕,囊肿压迫可致使邻牙移位或牙根吸收。

4)根尖周致密性骨炎:根尖部骨质呈局限性的致密阻射影像,无透射区,多在下颌后牙发现。

三、鉴别诊断

1.急性根尖周炎

(1)急性牙周脓肿:牙周脓肿多发生在牙周炎的晚期,一般为急性过程。患牙除具有急性脓肿的表现外,还有牙周袋存在、袋口溢脓、牙槽骨吸收和牙松动等牙周炎的表现。急性根尖周脓肿的患牙多有较长时间的牙体病损(如龋洞),有牙痛史、牙髓治疗史。鉴别思路可从病史和检查结果中获得(表5-4-1)。

表5-4-1 急性根尖周脓肿与急性牙周脓肿的鉴别要点

鉴别要点	急性根尖周脓肿	急性牙周脓肿
感染来源	根管感染	牙周袋感染
病史	较长期牙体缺损史、牙痛史、牙髓治疗史	长期牙周病史
牙体情况	深龋洞或近髓的非龋疾患或修复体	一般无牙体疾患
牙髓活力	多无	多有
牙周袋	无	深,迂回曲折
脓肿部位	靠近根尖部中心位于龈颊沟附近	较近牙龈缘
脓肿范围	较弥散	局限于牙周袋壁
疼痛程度	重	相对较轻
牙松动度	相对轻,病愈后牙恢复稳固	明显,消肿后仍很松动
叩痛	很重	相对较轻
X线片表现	无明显异常表现,若患牙为慢性根尖周炎急性发作,根尖周牙槽骨显透射影像	牙槽骨嵴破坏,可有骨下袋
病程	相对较长,脓液自根尖周向外排出的时间约需5~6日	相对较短,一般3~4天可自溃

(2)急性牙髓炎:急性牙髓炎患牙自发性、阵发性、放散性痛,疼痛不能定位,温度和牙髓电活力测试表现为牙髓敏感性增强,探痛明显,X线片显示根尖区无异常。

(3)牙髓坏死:牙髓活力测试无反应,无叩痛,X线片显示根尖区无异常。

2.慢性根尖周炎

(1)非牙源性的颌骨囊肿:患牙的牙髓活力多为正常,囊肿长大时可引起颌骨肿胀,在X线片上显示囊肿与根尖部牙周间隙的影像无联系。

(2)成釉细胞瘤:牙髓活力可正常,X线片周围囊壁边缘常不整齐,呈半月形切迹。

四、治疗

1.急性根尖周炎

(1)开髓引流,疏通根管。

(2)若有波动感,开放髓腔,同时行脓肿切开引流术。

(3)急性炎症缓解后行根管治疗术。

(4)若根尖瘘管不消,可行根尖切除术。

(5)在局部治疗的同时辅以全身抗感染治疗。

2.慢性根尖周炎

(1)根管治疗。

(2)有窦型慢性根尖周炎,待窦道口闭合后再行根管充填。

(3)较大的根尖病变,尤其是根尖周囊肿患牙,在根管治疗的基础上有时还需做根尖切除和倒充术。

(4)根管治疗后,择期进行牙冠的修复。

任务实战

实战例题1:请阅读例题,完成任务评价表(表5-4-2)。

患者,男,36岁。

主诉:左上后牙肿胀疼痛3天余。

现病史:3天来右上后牙自发性、持续性跳痛,口服阿莫西林无效,跳痛更加剧烈,牙齿浮出、伸长、松动,不敢咬食物;牙床肿胀且有触痛;影响进食和睡眠,发烧,全身乏力。

既往史:喜欢吃有韧性和较硬的食物,曾用牙齿开酒瓶盖后有过冷热疼痛史,未做过治疗。否认有其他全身系统性疾病、传染病及药物过敏史。

检查:26咬合面磨损,牙尖陡高,远中发育沟加深,有色素沉着越过边缘嵴,表面涂2%碘酒,随后乙醇脱碘,可见发育沟内着色。冷试(-),牙髓电活力测试无反应,叩痛(+++),松动度Ⅲ度,面部左侧明显肿胀,皮肤不红肿。26黏膜移行皱襞变浅,根尖部牙龈红,肿胀较局限,触痛明显,扪诊深部有波动感。痛苦面容,精神疲惫,体温38.2℃。46远中邻颌面大龋洞中央可见粉红色肉芽组织,探痛(+),易出血。冷热试(-),牙髓电活力测试无反应。叩诊(-),无松动。颊侧牙龈有一小脓肿,35远中邻颌面银汞充填物部分脱落,余留部分密合好。冷试(+),叩诊(-)。X线片显示:46髓底可见低密度影,根分叉骨质稀疏,根管充填不密合,近中根管充填至根中1/2处,45充填物周边和下方未见低密度影。

病例分析:
(1)主诉疾病的诊断、诊断依据和鉴别诊断。
(2)非主诉疾病的诊断和诊断依据。
(3)主诉疾病的治疗原则。
(4)全口其他疾病的治疗设计。

表5-4-2 任务评价表

评价内容		具体分值	得分	教师评价
诊断 (主诉疾病)	26急性化脓性根尖周炎(骨膜下脓肿)			
诊断依据 (主诉疾病)	有自发性持续性跳痛,牙齿浮出、伸长、松动,不敢咬食物,牙床肿胀			
	曾用牙齿开酒瓶盖后有过冷热疼痛史,有咬韧性和较硬食物习惯			
	牙齿咬合面有磨耗,牙尖陡高及隐裂			
	冷试(-),牙髓电活力测试无反应,叩痛(+++),松动度Ⅲ度			
	左侧面颊部肿胀,龈颊沟变浅,根尖部牙龈红,肿胀较局限,触痛明显,扪诊深部有波动感。伴有发烧、乏力等全身症状			
鉴别诊断 (主诉疾病)	急性牙周脓肿:牙周袋感染,有长期牙周病史,一般无牙体疾患,牙髓多有活力,有深而曲折的牙周袋,脓肿部位接近牙龈缘并局限于牙周袋壁,疼痛程度相对较轻,牙明显松动,消肿后仍松动,叩痛较轻,X线片显示牙槽骨嵴破坏可有骨下袋,病程相对较短,3~4天可自溃			
诊断 (非主诉疾病)	46底穿并发牙周膜息肉;35充填物部分脱落			

续表

评价内容		具体分值	得分	教师评价
诊断依据 (非主诉疾病)	46大龋洞中央可见粉红色肉芽组织,探痛(+),易出血,冷热试(-),牙髓电活力测试无反应。叩诊(-),无松动,颊侧牙龈有一小脓肿。X线片显示46髓底可见低密度影,根分叉骨质稀疏,根管充填不密合,近中根管充填至根中1/2处			
	35银汞充填物部分脱落,余留部分密合好。冷试(+),叩诊(-)。X线片显示:45充填物周边和下方未见低密度影			
治疗 (主诉疾病)	26先行应急治疗(牙冠结扎和磨改过陡牙尖),建立引流途径。①开髓、拔髓和通畅根管引流;②行骨膜下脓肿切开排脓;③疏通根管时防止器械折断、器械滑脱及过氧化氢液冲洗根管发生皮下气肿			
	全身给抗生素和支持疗法			
	急性症状消除后行根管治疗术(尽量缩短疗程)			
	因系隐裂牙,永久充填材料用光敏树脂,不能用银汞充填,建议26作全冠			
治疗 (其他疾病)	46根管再治疗术后,修补髓底永久充填或行分牙术,桩固位修复牙冠外形,作全冠			
	35重新充填			

实战例题2:请阅读例题,完成任务评价表(表5-4-3)。

患者,男,42岁。

主诉:颏部皮肤反复流脓1年。

现病史:3年前打球碰伤下前牙,牙冠折断、疼痛,未经治疗但症状逐渐减轻。1年后唇侧牙龈及颏部反复肿胀、疼痛。约半年前开始颏部皮肤破溃流脓,疼痛不明显,此后颏下部经常反复流脓,曾在医院做过2次手术(手术名称不详),局部皮肤有一硬结,破溃后仍然流脓。

既往史:否认全身系统性疾病、传染病及药物过敏史。

检查:41牙冠切1/3缺损,呈黑褐色,松动Ⅰ度,叩诊异样感,牙髓电活力测试无反应。未探及牙周袋。唇侧龈沟移行部黏膜正常。相应颏部皮肤可见窦道口,稍高出皮肤,质韧,窦道口有少量脓液溢出,下颌下淋巴结未触及。余牙未见明显异常。X线片示:41根管内未见充填物,根尖周约0.5 cm×0.6 cm透射区,形状不规则,边界模糊不清。

右侧颊黏膜微红,可见珠光白色条纹,呈网状交错。

病例分析:

(1)主诉疾病的诊断、诊断依据和鉴别诊断。

(2)非主诉疾病的诊断和诊断依据。

(3)主诉疾病的治疗原则。

(4)全口其他疾病的治疗设计。

表5-4-3 任务评价表

评价内容		具体分值	得分	教师评价
诊断 (主诉疾病)	41慢性根尖周脓肿(颏部皮窦)			
诊断依据 (主诉疾病)	牙外伤和疼痛,颏部反复肿胀流脓,手术效果不佳			
	41牙冠切1/3缺损,呈黑褐色,牙髓电活力测试无反应			
	颏部皮肤有窦道口,且溢脓			
	X线片根尖周透射区,形状不规则,边界模糊不清			
鉴别诊断 (主诉疾病)	根尖周肉芽肿:①牙龈或皮肤无窦道口;②X线片示根尖周圆形阻射影,边界清,无骨白线;周围骨质正常或稍显致密,病变范围小			
	根尖周囊肿:①小囊肿在牙龈表面多无异常表现,囊肿发展较大时可见患牙根尖部的牙龈处呈半球状隆起,牙龈颜色正常,扪时有乒乓球感,有弹性;②X线片示根尖病变圆形透射区周围被一圈骨白线包绕			
诊断 (非主诉疾病)	右颊黏膜扁平苔藓			
诊断依据 (非主诉疾病)	右侧颊黏膜微红,可见珠光白色条纹,呈网状交错			
治疗 (主诉疾病)	41根管治疗			
	41核桩冠修复或烤瓷冠			
	必要时行皮肤窦道手术			
治疗 (其他疾病)	调理全身情况,局部应用肾上腺皮质激素软膏、药膜、含片、气雾剂等			

实战例题 3：请阅读例题，完成任务评价表(表 5-4-4)。

患者,女,40 岁。

主诉:右上前牙反复肿胀半年余。

现病史:半年前,右上前牙肿胀疼痛,口服消炎药后好转,此后 1~2 个月发作一次,仍口服消炎药后好转,每次肿胀后局部都未出现破溃。近 1 个月右上前牙肿胀疼痛,咀嚼食物不适,冷热刺激无反应,同时发现右侧面部稍肿胀,经口服替硝唑 1 周后疼痛缓解,局部仍肿胀,未发现破溃。

既往史:5 年前上前牙因有洞补过,否认全身系统性疾病及传染病史和药物过敏史。

检查:11 远中邻面及 12 近中邻面有树脂充填物,洞边缘色黑质软,探诊(-),冷热温度试验(-),牙髓电活力测试无反应,叩诊(-),无松动。46 牙龈红肿,近中根暴露移位。牙周袋深达根尖,松动Ⅲ度。47 缺失,牙槽黏膜正常。

X 线片示:11、12 根管内未见根充物,根尖部可见约 2.5 cm×1.5 cm 椭圆形透射区,边界清楚,有阻射白线。46 近中根纵裂,移位。牙槽骨水平吸收达根尖部。

处理:11、12 开髓后根管内均有浅黄色液体溢出。

病例分析:

(1)主诉疾病的诊断和诊断依据。

(2)非主诉疾病的诊断和诊断依据。

(3)主诉疾病的治疗原则。

(4)全口其他疾病的治疗设计。

表 5-4-4 任务评价表

评价内容		具体分值	得分	教师评价
诊断 (主诉疾病)	11、12 继发龋,根尖周囊肿			
诊断依据 (主诉疾病)	5 年前补牙史,近半年反复肿胀未出现破溃			
	11 远中邻面及 12 近中邻面有树脂充填物,死髓,无叩痛和松动			
	11、12 根管内未见根充物,根尖部可见约 2.5 cm×1.5 cm 椭圆形透射区,边界清楚,有阻射白线			
	11、12 开髓后根管内均有浅黄色液体溢出			
诊断 (非主诉疾病)	46 重度牙周炎伴发近中根纵裂;牙列缺损(47 缺牙)			
诊断依据 (非主诉疾病)	46 牙龈红肿,近中根暴露移位。牙周袋深达根尖,松动Ⅲ度			
	46 近中根纵裂,移位。牙槽骨水平吸收达根尖部			
	47 缺失			

续表

评价内容		具体分值	得分	教师评价
治疗（主诉疾病）	11、12 根管治疗术			
	酌情行囊肿摘除术			
	11、12 去除充填材料及继发龋重新充填			
治疗（其他疾病）	46 拔除			
	46、47 择期义齿修复			

情境五 病例分析		任务五 慢性龈炎		日期	
姓名		班级		学号	

任务五　慢性龈炎

任务介绍

牙龈的炎症主要位于游离龈和龈乳头,是牙龈病中最常见的疾病,又称慢性龈缘炎、单纯性龈炎、边缘性龈炎。此病青少年好发,及时治疗预后良好,易复发。患者常在刷牙或咬硬物时牙龈出血,但一般无自发性出血,有的患者可感到牙龈局部发痒、发胀。

临床检查可见色泽改变,因牙龈组织内血管增生、充血导致游离龈和龈乳头呈鲜红或暗红色,严重时炎症充血范围可波及附着龈,形态改变,水肿的牙龈冠向和颊舌向肿胀,龈缘变厚,不再紧贴牙面。龈乳头圆钝肥大。附着龈水肿时,点彩消失,表面光滑发亮。质地变化,结缔组织水肿和胶原破坏,牙龈质地松软,缺乏弹性。探诊出血。

任务实施

一、诊断

慢性龈炎也称慢性龈缘炎、单纯性龈炎、边缘性龈炎。

二、诊断依据

(1)牙龈色、形、质改变,探诊出血。
(2)龈缘处牙面有菌斑、牙石等刺激物。
(3)无附着丧失和牙槽骨吸收。

三、鉴别诊断

1. 早期牙周炎

牙周炎在临床可探到或看到牙釉质牙骨质界,即有附着丧失,也有牙周袋形成。X线片示有牙槽骨吸收,在颌翼片上可发现早期的牙槽嵴顶吸收。

2. 坏死性溃疡性龈炎

牙龈自发性疼痛、出血,腐败性口臭,龈乳头和龈缘坏死为其特征性损害。

3. 血液病引起的牙龈出血

此类牙龈出血多见自发性出血,应通过病史和血液学检查与血液系统疾病相鉴别。

4. HIV 相关性龈炎

临床可见游离龈缘呈明显的火红色线状充血带,称为牙龈线形红斑。去除局部炎症后,牙龈的充血仍不消退。血清学检测有助于确诊。

5. 妊娠性龈炎

妊娠性龈炎患者为妊娠期妇女,全口牙龈、牙间乳头红肿,有自发性出血。

四、治疗原则

1. 去除病因

通过龈上洁治术控制菌斑。炎症较重患者可配合局部用药,常用药物为 1% 过氧化氢溶液、0.12%~0.2% 氯己定以及碘制剂。

2. 手术治疗

经基础治疗炎症消退后牙龈形态仍不能恢复正常,可行牙龈成形术。

3. 防止复发

积极开展椅旁口腔卫生宣教,定期(每 6~12 个月一次)进行复查和维护。

任务实战

实战例题:请阅读例题,完成任务评价表(表 5-5-1)。

患者,女,45 岁。

主诉:刷牙时牙龈出血半年余。

现病史:半年来,刷牙时牙龈出血,咬硬物时出血。曾口服甲硝唑、维生素 C 等,牙龈出血未见改善。

既往史:曾有牙龈出血,口服维生素 C 可减轻,否认全身性疾病、出血性疾病、传染病、药物过敏史。

检查:全口牙龈缘及龈乳头暗红,龈缘厚,龈乳头圆钝,点彩消失,质软。牙石(+++),探诊出血明显,无附着丧失,无牙周袋,无牙齿松动,咬合关系未见异常。37 远中釉质缺损,探诊(-),冷试(-),叩诊(-),不松动。38 近中颌面龋洞,探诊(+),冷试(+),叩诊(-),不松动,无对颌牙。

X 线片显示全口无牙槽骨吸收。

病例分析:

(1)主诉疾病的诊断、诊断依据和鉴别诊断。
(2)非主诉疾病的诊断和诊断依据。
(3)主诉疾病的治疗原则。
(4)全口其他疾病的治疗设计。

表 5-5-1 任务评价表

评价内容		具体分值	得分	教师评价
诊断（主诉疾病）	慢性龈炎			
诊断依据（主诉疾病）	刷牙时牙龈出血,咬硬物时出血,全口牙龈缘及龈乳头暗红			
	龈缘厚,龈乳头圆钝,点彩消失,牙石(+++),探诊出血明显			
	无附着丧失,无牙周袋,无牙齿松动,咬合关系未见异常			
	X线片显示全口无牙槽骨吸收			
鉴别诊断（主诉疾病）	早期牙周炎:有附着丧失、牙周袋形成,X线片示牙槽骨吸收			
	坏死性溃疡性龈炎:牙龈自发性疼痛,龈乳头和龈缘坏死为其特征性损害			
	血液病引起的牙龈出血:多见自发性出血,应通过病史和血液学检查与血液系统疾病相鉴别			
	HIV相关性龈炎:可见牙龈线形红斑,去除局部炎症后,牙龈的充血仍不消退,血清学检测有助于确诊			
	妊娠性龈炎:患者为妊娠期妇女,有自发性出血			
诊断（非主诉疾病）	37远中牙体缺损,38近中𬌗面深龋			
诊断依据（非主诉疾病）	37远中釉质缺损,探诊(-),冷试(-),叩诊(-),不松动			
	38近中𬌗面龋洞,探诊(+),冷试(+),叩诊(-),不松动,无对颌牙。			
治疗（主诉疾病）	去除病因:洁治术,局部用药			
	手术治疗:牙龈成形术			
	防止复发:定期复查			
治疗（其他疾病）	37牙体充填,38去龋后牙体充填			

情境五 病例分析	任务六 药物性牙龈肥大	日期
姓名	班级	学号	

任务六　药物性牙龈肥大(助理不考)

任务介绍

可引起牙龈肥大增生的药物有三大类：抗癫痫类药物、免疫抑制剂以及钙拮抗剂。

任务实施

一、诊断

(1)服药史。
(2)牙龈色、形、质的改变，尤其是形态的改变，一般不易出血。

二、诊断依据

(1)长期用药史，特别是长期服用导致牙龈增生的三类药物：抗癫痫类药物(苯妥英钠)，免疫抑制剂(环孢素)，钙拮抗剂(硝苯地平)。

(2)牙龈色泽改变：牙龈呈鲜红色或暗红色，无炎症或炎症消退后的牙龈色泽多呈淡粉色。牙龈形态改变：龈缘肥厚，牙龈乳头呈结节状肥大、增生，肥大的牙龈可覆盖部分牙面，严重者附着龈也出现增生、肥大。牙龈质地变化：有炎症时，质地松软，无炎症时质地坚实，略有弹性。

(3)牙龈肥大增生好发于前牙，初起为龈乳头增大，继之扩展至附着龈，严重者可影响发音和咀嚼。

三、鉴别诊断

1.慢性龈炎

慢性龈炎中有一部分表现为牙龈增生肥大，是牙龈肥大的常见疾病，好发于青少年。牙龈肥大主要局限于牙龈乳头和边缘龈，一般有明显的局部刺激因素。

2.遗传性牙龈纤维瘤病

此病可有家族史，无服药史，牙龈增生较广泛，大多覆盖牙面的2/3以上，以纤维性增生为主。

3.白血病牙龈病损

牙龈明显肥大，颜色暗红或苍白，无服药史，可有局部和全身淋巴结肿大。血涂片检查可见大量幼稚细胞。

4.妊娠期龈炎

此病发生在妊娠期妇女,表现出牙龈乳头肥大,多呈鲜红色,质地松脆,易出血。

四、治疗

(1)牙周基础治疗,清除局部刺激因素,控制炎症。

(2)必要时牙周手术。

(3)定期维护,防止复发。

(4)经上述治疗症状改善不明显或很快复发,可以与相关科室医师沟通后,考虑更换引起牙龈增生的药物。

任务实战

实战例题:请阅读例题,完成任务评价表(表5-6-1)。

患者,男,35岁。

主诉:前牙区牙龈肥大1年,并要求修复缺失前牙。

现病史:近1年来发现前牙区牙龈肥大,偶有刷牙出血,未曾牙周治疗,上前牙3个月前外伤折断后拔除。

既往史:因癫痫服用苯妥英钠1年,否认药物过敏史。

家族史:无特殊。

检查:全口牙龈乳头肥大、圆钝,质地较韧,探诊点状出血,以前牙区为重,探诊深度3~5 mm,未探及釉牙骨质,21缺失,拔牙创口愈合良好,22牙冠完整,11轻度舌倾,舌面磨损,前牙颜色和咬合关系正常,不松动,叩痛(−),余未见异常。

病例分析:

(1)主诉疾病的诊断。

(2)主诉疾病的诊断依据。

(3)主诉疾病的鉴别诊断。

(4)主诉疾病的治疗原则及修复设计。

表5-6-1 任务评价表

评价内容		具体分值	得分	教师评价
诊断(主诉疾病)	药物性牙龈肥大、上颌牙列缺损			
诊断依据 (主诉疾病)	牙龈形态改变(肥大、圆钝、质韧)			
	苯妥英钠服药史			
	无附着丧失			
	外伤史			
	21缺失			
鉴别诊断 (主诉疾病)	慢性龈炎:有明显的局部刺激因素,牙龈红肿、探诊出血等炎症表现,无服药史			
	遗传性牙龈纤维瘤病:可有家族史,无服药史			

续表

	评价内容	具体分值	得分	教师评价
治疗 （主诉疾病）	口腔卫生宣教			
	牙周洁治			
	刮治探诊深度大于 4 mm 的位点			
	必要时牙周手术			
	牙周维护治疗			
	修复缺失牙			
	修复设计：11/21/22 烤瓷固定桥修复			
	21 种植义齿修复			
	上颌可摘局部义齿修复			

情境五 病例分析		任务七 妊娠期龈炎		日期	
姓名		班级		学号	

任务七 妊娠期龈炎（助理不考）

任务介绍

妊娠期龈炎指妇女在妊娠期间，由于女性激素水平升高，原有的牙龈慢性炎症加重，使牙龈肿胀或形成龈瘤样的改变，分娩后病损可自行减轻或消退。

任务实施

一、诊断

（1）育龄妇女。
（2）牙龈呈现鲜红色，高度水肿、肥大，且有明显出血倾向，或有龈瘤样表征。
（3）询问其月经情况，了解是否妊娠。若已怀孕，便可诊断。

二、诊断依据

（1）妊娠期，从妊娠 2~3 个月后开始出现明显症状，至 8 个月时达到高峰，分娩后约 2 个月时，龈炎可减轻至妊娠前水平。
（2）吮吸、刷牙或进食时牙龈易出血，或者一个或多个牙龈乳头呈瘤样肥大，妨碍进食，严重时可有轻度疼痛。
（3）龈缘和龈乳头呈鲜红或暗红色，松软而光亮，或呈现显著的炎性肿胀、肥大，有龈袋形成,可发生于个别牙龈,也可为全口的牙龈,多以前牙区为重。

(4)妊娠期龈瘤(孕瘤)多发生于前牙,尤其是下前牙唇侧龈乳头,或发生于个别牙排列不齐的龈乳头,检查时可见单个或多个牙的牙龈乳头增大,色泽鲜红光亮或暗紫,表面光滑,质地松软,极易出血。瘤体常呈扁圆形向近远中扩延,一般直径不超过2 cm,但严重的病例可因瘤体较大而妨碍进食或被咬破而出血感染。

(5)分娩后,妊娠期龈瘤能逐渐自行缩小。

三、鉴别诊断

1. 长期服用激素类避孕药

长期服用激素类避孕药的妇女有些也有类似的临床表现,询问是否妊娠和服药情况即可鉴别。

2. 化脓性肉芽肿

此病表现为个别牙龈乳头的无痛性肿胀突起的瘤样物,有蒂或无蒂,牙龈颜色鲜红或暗红,质地松软,极易出血。表面多有溃疡和脓性渗出物,一般多可找到局部刺激因素,发生于非妊娠妇女。

3. 慢性龈炎

牙龈色红、水肿,病变程度与局部刺激因素一致,但一般不会呈鲜红色。水肿较妊娠期龈炎轻,很少呈明显出血倾向。任何年龄和性别均可发生。

4. 遗传性牙龈纤维瘤病

此病可有家族史,无服药史。牙龈增生较广泛,大多覆盖牙面的2/3以上,以纤维性增生为主。

5. 白血病牙龈病损

牙龈明显肥大,颜色暗红或苍白,无服药史。可有局部和全身淋巴结肿大,血涂片检查可见大量幼稚细胞。

四、治疗

(1)动作轻柔地去除局部刺激因素,尽量减少出血和疼痛。

(2)认真细致地进行口腔卫生指导。

(3)炎症表现严重者可使用刺激性小、不影响胎儿生长发育的含漱液含漱。尽量避免使用全身药物治疗,以免影响胎儿发育。

(4)对体积较大已妨碍进食的妊娠期龈瘤,可手术切除,手术时机应尽量选择在妊娠期的4~6个月,以免引起流产或早产。术中应避免流血过多。术后应严格控制菌斑,以防复发。

任务实战

实战例题:请阅读例题,完成任务评价表(表5-7-1)。

患者,女,28岁。

主诉:牙龈出血5个月,加重1周。

现病史:5个月来刷牙时经常牙龈出血,吸吮及进食时亦常有出血,以前牙为重,出血量较多,漱口可止,近1周牙龈出血加重,偶有自发出血,自觉上下前牙牙龈红肿,不敢刷前牙,妊娠6个月。

检查:菌斑软垢量较多,上下前牙龈缘及邻面较明显,牙石(++),上下前牙唇侧龈乳头色鲜红,明显肿胀,质地松软,PD(牙周探诊深度)3~4 mm,未探及附着丧失,余牙牙龈轻至中度红肿,PD(牙周探诊深度)2~3 mm,未探及附着丧失。16 MO(下颌的左侧牙齿)深龋洞,色黑,探诊无痛,冷试正常,叩痛(−),不松动。

病例分析:
(1)主诉疾病的诊断、诊断依据和鉴别诊断。
(2)非主诉疾病的诊断和诊断依据。
(3)主诉疾病的治疗。
(4)全口其他疾病的治疗设计。

表 5-7-1 任务评价表

评价内容		具体分值	得分	教师评价
诊断 (主诉疾病)	主诉疾病:妊娠期龈炎			
	非主诉疾病:16 MO 深龋			
诊断依据 (主诉疾病)	妊娠6个月			
	牙龈鲜红、肿胀、出血明显			
	无附着丧失			
	21缺失			
鉴别诊断 (主诉疾病)	慢性龈炎:有明显的局部刺激因素,牙龈红肿、探诊出血等炎症表现,无妊娠史			
	慢性牙周炎:有牙周袋和附着丧失			
诊断依据 (主诉疾病)	16 MO 龋洞深,色黑,探诊无痛,冷试正常,叩痛(−),不松动			
治疗 (主诉疾病)	口腔卫生指导			
	动作轻柔进行洁治			
	使用刺激性小的含漱剂含漱			
	牙周维护治疗			
治疗 (其他疾病)	16 MO 充填治疗			

情境五　病例分析	任务八　慢性牙周炎	日期
姓名	班级	学号	

任务八　慢性牙周炎(助理不考)

任务介绍

慢性牙周炎是最常见的一类牙周炎,是由长期存在的慢性龈炎向深部牙周组织扩展而引起的慢性炎症。该病常见于成人,但也可发生于儿童和青少年,是我国成年人牙齿丧失的首位原因。

任务实施

一、诊断

(1)患者多为成年人,疾病进展缓慢。
(2)牙面有菌斑、牙石等局部刺激物。
(3)牙龈色、形、质改变,探诊出血。
(4)存在附着丧失和牙槽骨吸收。
(5)局部的炎症和破坏程度与刺激物的量相一致。

二、诊断依据

1.刷牙或咬硬物时牙龈出血,牙齿松动、移位,牙龈反复肿胀。

2.牙龈炎症表现

(1)色泽改变:牙龈组织内血管增生、充血、局部血液循环阻滞,导致牙龈呈鲜红色或暗红色。

(2)形态改变:由于组织水肿,牙龈冠向和颊舌向肿胀,龈缘变厚,不再紧贴牙面。龈乳头圆钝。附着龈水肿时点彩消失,表面光滑发亮。牙龈还可以表现为牙龈退缩。

(3)质地变化:由于结缔组织水肿和胶原的破坏,牙龈质地松软,缺乏弹性。

3.附着丧失

能探到或看到牙釉质牙骨质界。

4.X线片

X线片显示牙槽骨吸收。

5.牙周炎晚期所见

牙齿松动、移位,根分叉病变。

三、鉴别诊断

1. 龈炎

无附着丧失,无牙槽骨吸收,病变可逆。

2. 侵袭性牙周炎

发病年龄轻;附着丧失,牙槽骨吸收的程度重,病程进展速度快,与年龄不相称;菌斑和牙石等局部刺激量与牙周组织炎症和破坏程度多不成比例,刺激量相对少,但也可见量多者,主要见于广泛型侵袭性牙周炎;可有家族聚集性。

3. 根尖脓肿

牙髓活力无反应,牙齿可松动,牙周炎牙髓活力正常。

4. 牙周脓肿

牙周脓肿不但有牙周炎的基本特点,还是牙周炎发展到晚期的一种临床表现,表现为牙周袋壁或深部牙周组织内的局限性化脓性炎症。

四、治疗

(1)去除局部致病因素,洁治、刮治和根面平整,口腔卫生指导。

(2)必要时手术治疗。

(3)建立平衡的咬合关系。

(4)拔除无保留价值的患牙。

(5)消除吸烟等危险因素。

(6)牙周支持治疗。

任务实战

实战例题:请阅读例题,完成任务评价表(表5-8-1)。

患者,男,52岁。

主诉:刷牙时牙龈出血20年。

现病史:刷牙时牙龈出血20年,有时出现牙龈肿胀,4年前左上一后牙出现松动,2年前拔除,一直未修复,曾做过洁治。

既往史:身体无其他疾病,否认药物过敏史。

个人史:吸烟20年,每天吸烟1~2支。

检查:全口牙牙石(+~++),以下颌牙舌侧为多,软垢较多,牙龈普遍退缩1~3 mm,龈缘及乳头轻度红或暗红,轻度水肿,探诊后有出血,全口牙PD 4~6 mm,未见牙松动。X线片示牙槽骨普遍吸收达根长1/3,27缺失。

病例分析:

(1)主诉疾病的诊断、诊断依据和鉴别诊断。

(2)非主诉疾病的诊断和诊断依据。

(3)主诉疾病的治疗。

(4) 全口其他疾病的治疗设计。

表 5-8-1 任务评价表

评价内容		具体分值	得分	教师评价
诊断 (主诉疾病)	主诉疾病:慢性牙周炎 非主诉疾病:上颌牙列缺损			
诊断依据 (主诉疾病)	患者年龄:52 岁			
	长期刷牙刺激时牙龈出血,龈缘及乳头色红,探诊出血			
	有牙周袋和附着丧失			
	牙槽骨吸收			
	有牙齿因松动而丧失			
鉴别诊断 (主诉疾病)	慢性龈炎:有明显的局部刺激因素,牙龈红肿、探诊出血等炎症表现,无牙周袋、附着丧失和牙槽骨吸收			
诊断依据 (主诉疾病)	27 缺失			
治疗 (主诉疾病)	口腔卫生指导			
	洁治			
	刮治和根面平整			
	牙周手术			
	牙周维护治疗			
治疗 (其他疾病)	27 义齿修复			
	种植义齿			
	固定义齿			
	可摘局部义齿			

情境五 病例分析		任务九 侵袭性牙周炎		日期	
姓名		班级		学号	

任务九　侵袭性牙周炎

任务介绍

侵袭性牙周炎是发生于全身健康的年轻人，疾病进展快速，有家族聚集性的一类牙周炎，旧分类中也称为青少年牙周炎或快速进展性牙周炎，分为局限型和广泛型两类。

任务实施

一、诊断

（1）患病年龄大多不超过35岁。

（2）无明显全身疾病。

（3）快速的附着丧失和骨吸收；牙周组织破坏程度与年龄不一致，与局部刺激量也可不一致。

（4）多有家族聚集性。

（5）局限型侵袭性牙周炎病变局限于第一恒磨牙和/或切牙，其他患牙不超过2颗，X线片显示第一恒磨牙牙槽骨近中吸收或"弧形吸收"，前牙可为水平吸收。

（6）广泛型侵袭性牙周炎病变不局限于第一恒磨牙或和切牙，其他患牙有3颗以上。

二、诊断依据

1. 诊断依据病变进展速度快，早期就会出现牙松动、移位，年轻时就会有牙齿脱落；有的还可出现全口牙龈多部位反复肿胀、疼痛甚至溢脓。

2. 牙龈炎症导致的色、形、质改变

牙龈鲜红或暗红；龈缘变厚，龈乳头变圆钝肥大，甚至可与牙面剥离；牙龈表面光滑发亮；或者牙龈显著退缩，也有牙龈表面色、形、质没有明显改变者，特别多见于局限型患者。而一些广泛型患者在疾病的活跃期牙龈普遍鲜红肿大，龈缘区可出现肉芽性增殖。

3. 探诊出血和探诊疼痛

即使牙龈表面无明显炎症，也会有探诊出血、溢脓。

4. 探诊深度和附着丧失

此病普遍有较深的牙周袋，中、重度的附着丧失。突出表现是牙周组织破坏程度重，但与年龄和局部刺激物的量不成比例。

5.局限型患者

深牙周袋和附着丧失主要局限于第一恒磨牙或切牙,至少其中一个为第一磨牙,其他患牙(非第一磨牙和切牙)不超过 2 颗。广泛型患者除外第一恒磨牙和切牙,其他患牙必须超过 3 颗。

6.X 线片显示

X 线片显示牙槽骨中、重度吸收,其中局限型的典型表现是牙槽骨吸收局限于第一恒磨牙和切牙,第一磨牙的近中多有垂直型骨吸收,严重时可在近远中均有垂直型骨吸收,形成典型的"弧形吸收"。

7.年轻患者即有牙松动、移位或有根分叉病变甚至脓肿等晚期牙周炎的表现。

三、鉴别诊断

1.慢性牙周炎

慢性牙周炎多见于成人,有附着丧失和牙槽骨吸收,病变程度与局部刺激量相一致,疾病进展缓慢。

2.反映全身疾病的牙周炎

有系统性疾病等牙周炎的全身促进因素,即可排除。

3.慢性龈炎

慢性龈炎有牙龈炎症表现,但无附着丧失和牙槽骨吸收。

四、治疗

(1)彻底清除菌斑生物膜,消除菌斑滞留因素,控制感染,牙周基础治疗。

(2)辅助应用抗菌药物。

(3)调整机体的防御功能。

(4)必要时手术治疗。

(5)建立平衡的𬌗关系,包括正畸矫治牙齿移位。

(6)牙周定期维护和防止复发,复查复治间隔期宜短。

任务实战

实战例题:请阅读例题,完成任务评价表(表 5-9-1)。

患者,男,16 岁。

主诉:刷牙出血,咀嚼无力 1 月余。

检查:切牙和第一磨牙松动度Ⅰ度,切牙唇侧移位,牙周袋 5~6 mm,第一磨牙牙周袋 6 mm,菌斑指数和牙龈指数为 1,探诊牙龈出血。X 线片显示第一恒磨牙牙槽骨近中吸收,前牙水平吸收。

病例分析:

(1)主诉疾病的诊断、诊断依据和鉴别诊断。

(2)主诉疾病的治疗。

表 5-9-1 任务评价表

评价内容		具体分值	得分	教师评价
诊断 (主诉疾病)	局限型侵袭性牙周炎			
诊断依据 (主诉疾病)	男,16岁,刷牙出血,切牙和第一磨牙松动度I度			
	牙周袋5~6 mm,第一磨牙牙周袋6 mm,菌斑指数和牙龈指数为1			
	X线片显示第一恒磨牙牙槽骨近中吸收,前牙水平吸收			
鉴别诊断 (主诉疾病)	慢性牙周炎:多见于成人,有附着丧失和牙槽骨吸收,病变程度与局部刺激量相一致,疾病进展缓慢			
	Down综合征:常伴有智力低下,牙周病很重。			
	掌跖角化综合征:手掌和脚上有大量角化物,并有臭汗味,伴有牙周病			
	牙外伤:牙松动但有外伤史			
治疗 (主诉疾病)	洁治、刮治根面平整;局部冲洗上药			
	辅助应用抗菌药物			
	调整机体的防御功能			
	牙周定期维护和防止复发,复查复治间隔期宜短			
	正畸治疗			

情境五 病例分析		任务十 牙周脓肿		日期	
姓名		班级		学号	

任务十　牙周脓肿

任务介绍

牙周脓肿是牙周炎发展到中晚期出现深牙周袋后一个常见的伴发症状,一般为急性过程。

任务实施

一、诊断

(1) 牙龈局部肿胀和波动性疼痛史。

(2) 牙龈表现为椭圆形或半球状的肿胀突起。牙龈发红,水肿,表面光亮。患牙叩痛,松动明显。有时扪诊有波动感和溢脓。

(3) 可探及深牙周袋和附着丧失。

(4) 牙髓活力存在。

(5) X 线片显示患牙有中、重度的牙槽骨吸收或根分叉病变。

二、诊断依据

(1) 牙龈发红、水肿,表面光亮,形成椭圆形或半球状的肿胀突起。

(2) 患牙松动明显,叩痛。

(3) 脓肿的后期,脓肿表面较软,扪诊可有波动感,轻压牙龈可有脓液从袋内流出。

(4) 可探及深牙周袋。

(5) 存在附着丧失。

(6) X 线片显示患牙有中、重度的牙槽骨吸收或根分叉病变。

(7) 牙髓活力存在。

(8) 可有局部淋巴结肿大。

三、鉴别诊断

1. 牙龈脓肿

牙龈脓肿仅局限于龈乳头及龈缘。无附着丧失,无牙槽骨吸收。

2. 牙槽脓肿

无牙髓活力,范围较弥散,中心位于龈颊沟附近。叩痛较重。如果有骨破坏,主要集中于根尖周围。

四、治疗

急性牙周脓肿的治疗原则是止痛、防止感染扩散以及引流脓液。

任务实战

实战例题:请阅读例题,完成任务评价表(表 5-10-1)。

患者,男,40 岁。

主诉:右上后牙牙龈肿痛 4 天。

现病史:牙周洁治后右上后牙肿痛 4 天,伴牙浮起感。右下后牙龋病,2 周前完成根管治疗。

既往史:否认全身系统性疾病及其他传染病、遗传病史,否认药物过敏史。

检查:右上6腭侧牙龈肿胀,腭侧中央探诊深度9 mm,余位点探诊深度3~5 mm,探诊出血,探及釉牙骨质界。牙髓活力测验同对照牙。右下6、7大面积白色暂封物,剩余牙体组织壁薄,叩痛(-),不松动,X线片示已根充完善。余牙未探及釉牙骨质界,全口探及龈下牙石。

病例分析:
(1)主诉疾病的诊断、诊断依据和鉴别诊断。
(2)主诉疾病的治疗。

表 5-10-1　任务评价表

评价内容		具体分值	得分	教师评价
诊断 (主诉疾病)	右上6急性牙周脓肿			
诊断依据 (主诉疾病)	起病急			
	牙龈肿胀			
	深牙周袋,附着丧失			
	牙髓活力存在			
	牙浮起感			
鉴别诊断 (主诉疾病)	牙龈脓肿:脓肿仅局限于牙龈,无牙周组织破坏			
	牙槽脓肿:牙髓无活力,根尖周可有骨质破坏			
治疗 (主诉疾病)	口腔卫生宣教			
	切开引流,局部冲洗上药			
	必要时全身用药或支持疗法			
	急性期后牙周基础治疗			
	牙周维护治疗			

情境五　病例分析		任务十一　牙周-牙髓联合病变(助理不考)		日期	
姓名		班级		学号	

任务十一　牙周-牙髓联合病变(助理不考)

任务介绍

牙周-牙髓联合病变是指同一颗牙并存牙周病变和牙髓病变,且互相融合连通。感染可源于牙髓,也可源于牙周,或者两者独立发生,但是相通的。

任务实施

一、诊断

同时具有深牙周袋等牙周炎表现和牙髓异常或根尖周病变的表现,即可诊断。

二、诊断依据

(一)源于牙髓

本类型共同特点:牙髓无活力或活力异常;牙周袋和根分叉区病变局限于个别牙或牙的局限部位,邻牙的牙周组织基本正常或病变轻微;与根尖周病变相连的牙周骨质破坏,呈"烧瓶状"。

1.牙槽脓肿经牙周引流,引起牙周组织的一过性急性炎症

检查可见:

(1)窄而深达根尖的牙周袋(多根牙在根分叉处形成窄而深的牙周袋)。邻牙一般无严重的牙周炎。

(2)患牙多为死髓牙,通过及时彻底的牙髓治疗,牙周组织即可迅速愈合,牙不松动,不遗留牙周病变。

2.牙槽脓肿反复发作且多次从牙周排脓导致的牙周病变

检查可见:

(1)患牙有深牙周袋、骨吸收、牙松动(可无),此为真正的联合病变,被称为逆行性牙周炎。

(2)患牙有牙髓病变或不完善的牙髓治疗及修复体。

(3)有根尖区或根分叉区阴影及牙周袋,而其他部位无明显牙周病变者。

3.牙髓治疗时或治疗后造成的牙周病变

根管壁侧穿或髓室底穿通、髓腔或根管内封入烈性药等,均可通过根分叉区或侧支根管伤及牙周组织。

4.根纵裂

(1)患牙有窄而深的牙周袋,可反复发生牙周脓肿,出现窦道。

(2)X线片:在早期仅见围绕牙根一侧或全长的牙周膜增宽,或窄的"日晕"状根尖阴影。活髓牙的根纵裂可见到典型的根尖部根管影像变宽。

(二)牙周病变引起牙髓的病变

1.逆行性牙髓炎

牙髓有明显的激发痛等牙髓症状,或典型的急性牙髓炎症状。

检查可见:患牙有深达根尖区的牙周袋或严重的牙龈退缩,牙一般松动达Ⅱ度以上。

2.长期存在的牙周病变引起牙髓慢性炎症、变性、钙化甚至坏死

检查可见:深牙周袋,可能尚未表现出牙髓症状,牙髓温度测验反应异常。

（三）牙周病变与牙髓病变并存

发生于同一颗牙上各自独立的牙髓和牙周病变,当病变发展到严重阶段时,两者互相融合和影响。

三、鉴别诊断

(1)根尖周病变:单独牙髓和根尖周病变表现。
(2)牙周炎:无牙髓症状或根尖周病变的表现。

四、治疗

治疗原则:查清病源,明确治疗顺序。病源不能确定时,死髓牙先做根管治疗,配合牙周治疗;活髓牙则先做系统的牙周治疗和调𬌗,若疗效不佳,再视情况行牙髓治疗。

1.查清病源

应尽量找原发病变,积极处理牙周、牙髓两方面的病灶,彻底消除感染源。

2.由根尖周病变引起牙周病变的患牙

此类患牙尽早进行根管治疗。

(1)病程短者:单纯进行根管治疗后,牙周病变即可完全愈合。
(2)病程长者:牙周袋存在时间长,则应在根管治疗的同时实施常规的牙周治疗,消除袋内的感染,促使牙周组织愈合。

3.由牙周病变引起牙髓病变的患牙

对一些病程长且反复急性发作、牙周袋很深、根分叉区受累的患牙,或虽经彻底牙周治疗仍效果不佳者,应采用多种手段检测牙髓的活力,以确定是否行牙髓治疗。

(1)对牙周袋较深而牙髓活力虽尚存但已迟钝的牙齿,不宜过于保守,应同时做牙髓治疗,这有利于牙周病变的愈合。
(2)逆行性牙髓炎的患牙能否保留,主要取决于该牙牙周病变的程度和牙周治疗的预后。

1)牙周袋能消除或变浅,病变能得到控制,则可先做牙髓治疗,同时开始牙周炎的一系列治疗。

2)如果多根牙只有一个牙根有深牙周袋引起的牙髓炎,且患牙不太松动,则可在根管治疗和牙周炎症得到控制后,将患根截除,保留患牙。

3)如牙周病变已十分严重,不易彻底控制炎症,或患牙过于松动,则可直接拔牙镇痛。

任务实战

实战例题1:请阅读例题,完成任务评价表(表5-11-1)。

患者,男,25岁。

主诉:左下后牙肿痛2天。

现病史:左下后牙肿胀疼痛2天,进食冷、热食物后均可引起疼痛,自服阿莫西林(剂量不详)后无效,遂来我院就诊。

既往史:左下后牙反复肿痛1年。

检查:36牙体未见明显异常,牙龈明显红肿,探诊牙周袋8 mm,有冷、热刺激痛,叩痛(+)。松动Ⅲ度。38萌出不全,颊向阻生,上方龈瓣略红肿,挤压有咸味液体溢出,无对颌牙。余牙未见异常。

X线片如右图所示:36根尖周呈烧瓶状阴影,可见牙槽骨吸收。

病例分析:
(1)主诉疾病的诊断及诊断依据。
(2)非主诉疾病的诊断及诊断依据。
(3)主诉疾病的鉴别诊断。
(4)主诉疾病的治疗原则。
(5)非主诉疾病的治疗原则。

表5-11-1 任务评价表

评价内容		具体分值	得分	教师评价
诊断 (主诉疾病)	36牙周-牙髓联合病变			
诊断依据 (主诉疾病)	左下后牙肿痛2天			
	检查见36牙体未见明显异常,探牙周袋深8 mm,有冷、热刺激痛,叩痛(+),松动Ⅲ度			
	X线片显示:36根尖周烧瓶状阴影,可见牙槽骨吸收			
诊断 (主诉疾病)	38慢性智齿冠周炎			
诊断依据 (非主诉疾病)	38萌出不全,颊向阻生,上方龈瓣略红肿,挤压有咸味液体溢出			
	左下后牙反复肿痛史			
鉴别诊断 (主诉疾病)	36根尖周病变:单独牙髓和根尖周病变表现			
	36牙周炎:无牙髓异常或根尖周病变的表现			
治疗原则 (主诉疾病)	牙髓有急症时先应急处理,同时进行牙周的同步治疗			
	36根管治疗同时进行牙周治疗			
治疗 (其他疾病)	38拔除术			
	口腔卫生宣教			

实战例题 2:请阅读例题,完成任务评价表(表 5-11-2)。

患者,男,46 岁。

主诉:右下后牙肿痛 3 天。

现病史:3 天来感觉右下后牙肿胀疼痛,进食冷、热刺激性食物后疼痛加剧,自服消炎药(药名、剂量不详)后疼痛无明显缓解,故来就诊。

既往史:既往体健,否认全身系统性疾病史,否认药物过敏史。

检查:46 牙体未见明显异常,牙龈明显红肿,探牙周袋深 7 mm,有冷、热刺激痛,叩痛(+)。36 远中邻面龋,无探痛,冷试正常,叩痛(-)。余牙未见异常。全口口腔卫生差。

X 线片显示:46 根尖周烧瓶状阴影,可见牙槽骨吸收。36 远中邻面龋达牙本质浅层。

病例分析:

(1)主诉疾病的诊断及诊断依据。
(2)非主诉疾病的诊断及诊断依据。
(3)主诉疾病的鉴别诊断。
(4)主诉疾病的治疗原则。
(5)全口其他疾病的治疗设计。

表 5-11-2　任务评价表

评价内容		具体分值	得分	教师评价
诊断 (主诉疾病)	46 牙周-牙髓联合病变			
诊断依据 (主诉疾病)	右下后牙肿痛 3 天			
	检查见 46 牙体未见明显异常,牙龈明显红肿,探牙周袋深 7 mm,有冷、热刺激痛,叩痛(+)			
	X 线片显示:46 根尖周烧瓶状阴影,可见牙槽骨吸收			
诊断 (非主诉疾病)	36 远中邻面中龋			
诊断依据 (非主诉疾病)	36 远中邻面龋,无探痛,冷试正常,叩痛(-)			
	X 线片显示:36 远中邻面龋达牙本质浅层			
鉴别诊断 (主诉疾病)	根尖周病变:单独牙髓和根尖周病变表现			
	牙周炎:无牙髓异常或根尖周病变的表现			
治疗原则 (主诉疾病)	牙髓有急症时先应急处理,同时进行牙周的同步治疗			
	46 根管治疗,同时进行牙周治疗			
治疗 (其他疾病)	36 去腐充填治疗			
	口腔卫生宣教			

实战例题 3：请阅读例题，完成任务评价表(表 5-11-3)。

患者,女,45 岁。

主诉:右下后牙疼痛 3 天。

现病史:右下后牙疼痛 3 天,喝水和吃东西均可引起疼痛。

检查:45 牙体未见异常,牙龈红肿,有真性牙周袋形成,冷、热刺激痛,叩痛(+)。

X 线片显示:45 根尖周呈烧瓶状阴影,有牙槽骨吸收。

病例分析：

(1)主诉疾病的诊断。

(2)主诉疾病的诊断依据。

(3)主诉疾病的鉴别诊断。

(4)主诉疾病的治疗原则。

表 5-11-3　任务评价表

评价内容		具体分值	得分	教师评价
诊断 (主诉疾病)	45 牙周-牙髓联合病变			
诊断依据 (主诉疾病)	右下后牙疼痛 3 天,右下 45 牙体未见异常			
	牙龈红肿,有真性牙周袋形成,冷、热刺激痛,叩痛(+)			
	X 线片显示 45 根尖周呈烧瓶状阴影,有牙槽骨吸收			
鉴别诊断 (主诉疾病)	牙髓炎:只有牙髓炎症状,没有牙周病症状			
	根尖炎:只有根尖炎症状,没有牙髓炎症状			
	牙周炎:有牙周病变,无牙髓症状			
治疗 (主诉疾病)	治疗原则:牙髓有急症时先应急处理,同时进行牙周的同步治疗。预后取决于牙周的破坏情况。			
	45 根管治疗			
	45 牙周治疗			

情境五　病例分析	任务十二　复发性阿弗他溃疡	日期	
姓名	班级	学号	

任务十二　复发性阿弗他溃疡

任务介绍

复发性阿弗他溃疡又称复发性口腔溃疡或复发性阿弗他性口炎,是最常见且病因不明的口腔黏膜溃疡类疾病。其主要表现为轻型复发性阿弗他溃疡、疱疹样复发性阿弗他溃疡及重型复发性阿弗他溃疡。

任务实施

一、轻型复发性阿弗他溃疡

(一)诊断

根据病史和临床特征综合判断。

(二)诊断依据

1.病史

溃疡周期性反复发作,有自限性,好发于黏膜上皮角化较差的区域。一般7~10天溃疡愈合,不留瘢痕。

2.症状

溃疡发生时,病损局部疼痛明显,特别是进食刺激性食物疼痛加重。

3.检查所见

轻型复发性阿弗他溃疡初起时局部黏膜充血水肿,可见粟粒状红点,继而形成浅表溃疡。溃疡呈圆形或椭圆形,2 mm~10 mm 大小,边缘整齐,溃疡中心稍凹陷,表面有黄白色假膜覆盖,周围充血,疼痛明显。溃疡一般为3~5个,最多不超过10个,散在分布。

(三)鉴别诊断

1.白塞病

白塞病是一种慢性血管炎症性疾病。除反复发作的、自限性的口腔溃疡外,可同时或先后出现眼、生殖器、皮肤等病损。

眼部病损:可有虹膜睫状体炎、前房积脓、脉络膜炎、结膜炎、角膜炎、视神经乳头炎、视神经萎缩等病变,眼病由于反复发作,可造成视力逐步减退,甚至失明。

生殖器病损:男、女生殖器黏膜均可出现溃疡,但一般间歇期较口腔溃疡大,也有同时出现肛门损害的情况。

皮肤病损:较常见,表现为结节性红斑、毛囊炎及针刺反应阳性。白塞病还可伴有关节、心血管、消化道、神经系统等全身症状或损害。

2. 创伤性溃疡

有创伤史,溃疡的形态常与慢性机械创伤因子基本契合,周围有炎症性增生反应,黏膜发白。除去创伤因素后,溃疡可逐渐好转。

(四)治疗

(1)以对症治疗为主,并将减轻疼痛、促进溃疡愈合、延长复发间歇期作为治疗的目的。寻找诱因,去除可能的致病因素。

(2)以局部治疗为主,局部治疗主要是消炎、止痛、防止继发感染、促进溃疡愈合。

二、疱疹样复发性阿弗他溃疡

疱疹样复发性阿弗他溃疡亦称口炎型口疮,约占复发性阿弗他溃疡患者的5%~10%。

(一)诊断

根据病史和临床特征综合判断。

(二)诊断依据

1. 病史

多发于成年女性,好发部位及病程与轻型相似,但溃疡直径较小,数目多。

2. 症状

溃疡散在分布于口腔内,可发生于角化黏膜,病变不成簇。唾液增多,疼痛明显。相应部位淋巴结肿大,有时伴有头疼、发热等症状。

3. 检查所见

溃疡数目多可达十几个甚至几十个,散在分布,似"满天星"。溃疡多为 2 mm~5 mm 大小,相邻的溃疡可融合成片,黏膜广泛充血发红。

(三)鉴别诊断

1. 疱疹性龈口炎

此病多发生于儿童,溃疡成簇,可相互融合形成较大的溃疡,边缘不整齐,牙龈明显充血水肿。

2. 疱疹性咽峡炎

此病常见于儿童,病毒感染引起,软腭、悬雍垂、扁桃体等口腔后部出现丛集成簇的小水疱,不久形成溃疡。抗病毒治疗有效。

3. 手足口病

此病多发生于儿童,口腔黏膜、手掌、足底散在水疱、丘疹。水疱破溃形成溃疡。

(四)治疗

(1)以对症治疗为主,并将减轻疼痛、促进溃疡愈合、延长复发间歇期作为治疗的目的。寻找诱因,去除可能的致病因素。

(2)以局部治疗为主,局部治疗主要是消炎、止痛、防止继发感染、促进溃疡愈合。

(3)全身可以选用中药和免疫调节剂治疗。

三、重型复发性阿弗他溃疡

重型复发性阿弗他溃疡亦称复发性坏死性黏膜腺周围炎或腺周口疮,占复发性阿弗他溃疡患者的10%~15%。

(一)诊断

根据病史和临床特征综合判断。

(二)诊断依据

1. 病史

好发于青春期,患者都有复发性阿弗他溃疡病史。病损持续时间长,可达1~2个月或更长。

2. 症状

溃疡深大,溃疡数目少,多为单发1~2个,疼痛明显,进食刺激食物疼痛加重。常伴低热、乏力等全身不适症状。溃疡局部区域相应的淋巴结肿痛。愈合后可留瘢痕。发生于舌腭弓、软、硬腭交界处等口腔后部时可造成组织缺损,影响言语及吞咽。

3. 检查所见

溃疡大而深,似"弹坑"状,直径可大于1 cm,周围组织红肿,微隆起,基底微硬,表面由灰黄色假膜覆盖。其他黏膜处可见溃疡愈合遗留的瘢痕。

(三)鉴别诊断

1. 创伤性溃疡

有创伤史,溃疡的形态常与慢性机械创伤因子基本契合,周围有炎症性增生反应,黏膜发白。除去创伤因素后,损害可逐渐好转。

2. 癌性溃疡

溃疡深大,病变进展迅速,基底有细颗粒状突起,似菜花状;边缘隆起,扪诊基底有硬结,相应的淋巴结坚硬、粘连。

3. 结核性溃疡

患者有结核病史。口腔中最常见的是继发性结核损害。此病可发生于口腔黏膜任何部位,但常见于舌部,为慢性持久性溃疡。通常溃疡边界清楚或呈线形,表现为浅表、微凹陷的溃疡,其底覆有少许脓性渗出物,除去渗出物后,可见暗红色的桑葚样肉芽肿。溃疡边缘微隆,呈鼠啮状,并向中央卷曲,形成潜掘状边缘。患者早期即有疼痛,以舌部溃疡较为明显。

(四)治疗

(1)以对症治疗为主,并将减轻疼痛、促进溃疡愈合、延长复发间歇期作为治疗的目的。寻找诱因,去除可能的致病因素。

(2)以局部治疗为主。局部治疗主要是消炎、止痛、防止继发感染、促进溃疡愈合。深大的腺周口疮经久不愈,可用醋酸泼尼松龙混悬液在溃疡基底部注射。

(3)全身可以选用中药和免疫调节剂治疗。

任务实战

实战例题 1:请阅读例题,完成任务评价表(表 5-12-1)。

患者,女,50 岁。

主诉:舌部溃疡疼痛 3 天。

现病史:口腔溃疡反复发作十余年,近几年发作次数明显增加,溃疡数目多,10 天左右自行愈合,3 天前又复发,疼痛明显,影响正常生活。

既往史:否认全身系统性病史,否认传染病病史及药物过敏史,否认眼部、外阴溃疡。

检查:舌腹部可见粟粒状大小的浅表溃疡,似"满天星",溃疡中心微凹,周围红晕,表面覆有黄白色假膜(见右图)。双侧下颌下淋巴结肿痛。11、12、21、22 牙龈红肿,探诊出血,舌侧可见大量结石,牙周探诊深度 3 mm。26 咬合面龋,探无痛,叩痛(-),牙髓活力测验同对照牙。余未见异常。

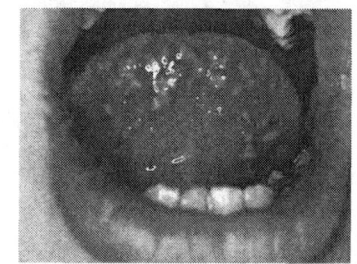

病例分析:

(1)主诉疾病的诊断和诊断依据。

(2)非主诉疾病的诊断和诊断依据。

(3)主诉疾病的鉴别诊断。

(4)主诉疾病的治疗原则。

(5)非主诉疾病的治疗原则。

表 5-12-1　任务评价表

评价内容		具体分值	得分	教师评价
诊断 (主诉疾病)	疱疹样阿弗他溃疡			
诊断依据 (主诉疾病)	口腔溃疡反复发作史,有自限性			
	溃疡数目多,直径小,似"满天星"			
	检查:舌腹部可见粟粒状大小的浅表溃疡,周边红,溃疡表面覆盖黄白色假膜,溃疡中心微凹陷,疼痛明显			
诊断 (非主诉疾病)	11、12、21、22 慢性牙龈炎			
	26 咬合面中龋			

续表

	评价内容	具体分值	得分	教师评价
诊断依据（非主诉疾病）	口腔卫生差,11、12、21、22 牙龈红肿,探诊出血			
	11、12、21、22 牙周探诊深度 3 mm,无附着丧失			
	26 咬合面龋,探无痛,叩痛(-)。牙髓活力测验同对照牙			
鉴别诊断（主诉疾病）	手足口病:多见于儿童,不但有口腔溃疡,还有手和足的溃烂			
	白塞病:不但有口腔黏膜的溃疡,还有眼和生殖器的溃疡			
	创伤性溃疡:溃疡常发生于邻近或接触机械刺激因子的部位,无复发性和自限性。溃疡发展缓慢,故疼痛不明显。刺激去除后溃疡可愈合			
	疱疹性龈口炎:儿童多见,溃疡成簇并可相互融合,边缘不规整,牙龈充血水肿明显。			
治疗原则（主诉疾病）	局部治疗:以消炎、镇痛、防止继发感染、促进愈合为主			
	全身治疗:寻找诱因,去除可能的致病因素,延长发作间歇期			
治疗原则（非主诉疾病）	牙龈炎:去除病因,行龈上洁治术,控制菌斑。进行口腔卫生宣教			
	26 去腐充填			

实战例题 2:请阅读例题,完成任务评价表(表 5-12-2)。

患者,女,35 岁。

主诉:反复发生口腔溃烂 2 年余。

现病史:2 年来口腔内反复发生溃烂,且部位不断变化,发作间隙半个月到 1 个月,发作时疼痛明显,影响进食,10 天左右愈合。近 4 天舌部出现破溃,疼痛明显,影响进食。自述工作压力大,晚上休息差。

口腔检查:舌左侧缘有 1 个直径 4 mm 的表浅溃疡,周边红,溃疡表面覆盖淡黄色假膜,溃疡表面微凹陷,触痛明显。口内其他检查未见异常。

病例分析:

(1)主诉疾病的诊断。

(2)主诉疾病的诊断依据。

(3)主诉疾病的鉴别诊断。

(4)主诉疾病的治疗。

表 5-12-2　任务评价表

评价内容		具体分值	得分	教师评价
诊断 (主诉疾病)	复发性口腔溃疡(轻型)			
诊断依据 (主诉疾病)	有口腔溃疡反复发作史,有自限性,发作间隙半个月到1个月,10天左右愈合			
	工作压力大,晚上休息差			
	检查见舌左侧缘有1个直径4 mm的表浅溃疡,周边红,溃疡表面覆盖淡黄色假膜,溃疡表面微凹陷,触痛明显			
鉴别诊断 (主诉疾病)	手足口病:多见于儿童,不但有口腔溃疡,还有手和足的溃烂			
	白塞病:不但有口腔黏膜的溃疡,还有眼和生殖器的溃疡			
	创伤性溃疡:溃疡常发生于邻近或接触机械刺激因子的部位,无复发性和自限性。溃疡发展缓慢,故疼痛不明显。刺激去除后溃疡可愈合			
	结核性溃疡:初起为无痛性小结节,溃疡扩大后表现为界线清楚,边缘微隆,呈鼠啮状向中央卷曲的形态特征,底部可见暗红色的桑葚样肉芽肿,常并发肺部结核感染			
	癌性溃疡:老年多见,呈菜花状,基底硬结,淋巴结坚硬粘连			
治疗 (主诉疾病)	局部治疗:以消炎、镇痛、防止继发感染、促进溃疡愈合为主			
	全身治疗:寻找诱因,去除可能的致病因素,延长发作间歇期			
	口腔卫生宣教			

实战例题3:请阅读例题,完成任务评价表(表5-12-3)。

患者,女,38岁。

主诉:左颊部溃疡疼痛3天。

现病史:十余年来口腔内反复发生溃疡,每次发作可同时有数个溃疡,小米粒大小,15天左右愈合。近几年发作次数明显增加,部位不固定,发作时疼痛明显,影响正常生活。3天前左侧颊黏膜出现溃疡,疼痛剧烈,未做任何治疗,前来就诊。

既往史：否认药物过敏史，否认眼病、外阴溃疡及皮肤病史。

口腔检查：左颊黏膜可见十余个小溃疡，周边红，溃疡表面覆盖淡黄色假膜，溃疡表面微凹陷，触痛明显。46烤瓷冠修复，远中颊面崩瓷，46、47之间有食物嵌塞，牙龈乳头红肿，探诊出血，无附着丧失，叩痛（-），无松动。X线片检查显示46根管充填恰填。口内其他检查未见异常。

病例分析：

（1）主诉疾病的诊断及诊断依据。

（2）非主诉疾病的诊断及诊断依据。

（3）主诉疾病的鉴别诊断。

（4）主诉疾病的治疗原则。

（5）口内其他疾病的治疗原则。

表 5-12-3 任务评价表

评价内容		具体分值	得分	教师评价
诊断（主诉疾病）	疱疹样阿弗他溃疡或口炎型口疮			
诊断依据（主诉疾病）	十余年来口腔内反复发生溃疡，每次发作可同时有数个溃疡，小米粒大小，15天左右愈合。发作时疼痛明显，影响正常生活			
	3天前左侧颊黏膜出现溃疡，疼痛剧烈			
	检查见左颊黏膜有十余个小溃疡，周边红，溃疡表面覆盖淡黄色假膜，溃疡表面微凹陷，触痛明显			
	否认眼病、外阴溃疡及皮肤病史			
诊断（非主诉疾病）	46牙体缺损			
	46、47慢性牙龈炎			
诊断依据（非主诉疾病）	46烤瓷冠修复，远中颊面崩瓷；X线片检查显示46根管充填恰填			
	46、47之间有食物嵌塞，牙龈乳头红肿，探诊出血，无附着丧失，叩痛（-），无松动。			
鉴别诊断（主诉疾病）	手足口病：多见于儿童，不但有口腔溃疡，还有手和足的溃烂			
	白塞病：不但有口腔黏膜的溃疡，还有眼和生殖器的溃疡			
	创伤性溃疡：溃疡常发生于邻近或接触机械刺激因子的部位，无复发性和自限性。溃疡发展缓慢，故疼痛不明显。刺激去除后溃疡可愈合			

续表

评价内容		具体分值	得分	教师评价
治疗原则（主诉疾病）	局部治疗：以消炎、镇痛、防止继发感染、促进愈合为主			
	寻找诱因，去除可能的致病因素，延长发作间歇期			
治疗原则（其他疾病）	拆除46烤瓷冠			
	46重新全冠修复（金属烤瓷冠、金属冠、全瓷冠）			
	全口口腔卫生指导			

情境五　病例分析		任务十三　口腔念珠菌病		日期	
姓名		班级		学号	

任务十三　口腔念珠菌病

任务介绍

口腔念珠菌病是人类最常见的口腔真菌感染，是由念珠菌感染引起的口腔黏膜病。临床主要将口腔念珠菌病分为急性假膜型念珠菌性口炎、急性红斑型（萎缩型）念珠菌性口炎、慢性红斑型（萎缩型）念珠菌病、慢性增殖性念珠菌病。

任务实施

一、急性假膜型念珠菌性口炎（新生儿鹅口疮或雪口病）

（一）诊断

根据病史、临床特征及实验室检查综合诊断。

（二）诊断依据

1.临床表现

此病好发于新生儿、小婴儿、艾滋病患者、长期使用抗生素或激素的患者以及长期卧床者。新生儿鹅口疮多在出生后2~8日发生，好发于唇、舌、颊、腭黏膜处。

2.症状

患者口腔干燥，黏膜灼痛。患儿烦躁不安、啼哭、哺乳困难，有时有轻度发热。

3.检查所见

口腔黏膜充血，有散在色白如雪的柔软小斑点，表面可见白色乳凝状假膜，用力可将假膜擦去,下方为充血的基底。

4.实验室检查

涂片镜检可见念珠菌菌丝和孢子,培养法也可确诊念珠菌感染。

(三)鉴别诊断

1.口腔白斑病

病损呈白色斑块状,镜检无菌丝和孢子。

2.口腔红斑病

病损区质地柔软,呈鲜红色;直接镜检一般无菌丝和孢子。

3.口腔扁平苔藓

主要为黏膜的白色网状或线状条纹;舌黏膜主要表现为浅白色斑块;直接镜检一般无菌丝和孢子。

4.红斑狼疮

口腔黏膜常见红斑、糜烂、出血,在唇红部可出血结痂。陈旧性病变有萎缩、角化,病损周围见放射状条纹;直接镜检一般无菌丝和孢子。

(四)治疗

1.儿童患者

喂养用具要清洁与消毒。注意防止因喂养工作人员而引起的交叉感染。轻症小婴儿可用2%~4%碳酸氢钠液擦洗口腔。较重的患儿可用10万U制霉菌素甘油液涂擦。

2.成人患者

要尽量去除病因,尽可能不要长期使用抗生素和糖皮质激素。HIV感染者要到相关科室系统治疗。成人患者可局部和全身应用抗真菌治疗。用药要连续2周,应连续3次真菌检查阴性方可认为治愈。

二、急性红斑型(萎缩型)念珠菌性口炎

(一)诊断

根据病史、临床特征及实验室检查综合诊断。

(二)诊断依据

1.病史

患者多有服用大量抗生素和糖皮质激素史。

2.症状

患者口腔干燥,口腔黏膜疼痛并有明显的烧灼感。

3.检查所见

口腔黏膜充血,形成广泛的红色斑片,边缘不整齐。好发于舌、颊及腭黏膜。舌部好发于舌背中线处,局部丝状乳头萎缩,病变双侧的丝状乳头增生,与病变区形成明显的界线。这种表现又称抗生素舌炎,严重时在萎缩的红斑区可形成小的溃疡面。相对应的腭

黏膜可出现充血的红斑区。

4.实验室检查

涂片镜检可见念珠菌菌丝和孢子,培养法也可确诊念珠菌感染。

(三)鉴别诊断

1.口腔白斑病

病损呈白色斑块状,镜检无菌丝和孢子。

2.口腔红斑病

病损区质地柔软,呈鲜红色;直接镜检一般无菌丝和孢子。

3.口腔扁平苔藓

主要为黏膜的白色网状或线状条纹;舌黏膜主要表现为浅白色斑块;直接镜检一般无菌丝和孢子。

4.红斑狼疮

口腔黏膜常见红斑、糜烂、出血,在唇红部可出血结痂。陈旧性病变有萎缩、角化,病损周围见放射状条纹;直接镜检一般无菌丝和孢子。

(四)治疗

1.去除诱因

停止使用诱发的药物。

2.药物治疗

可局部和全身应用抗真菌治疗。用碱性漱口液含漱。

三、慢性红斑型(萎缩型)念珠菌病

慢性红斑型(萎缩型)念珠菌病又称义齿性口炎。

(一)诊断

根据病史、临床特征及实验室检查综合诊断。

(二)诊断依据

1.病史

此病好发于戴上颌义齿的患者口中,病损部位常在上颌义齿腭侧面接触的腭黏膜、牙龈黏膜。慢性病程可持续数月至数年。

2.症状

大多无症状,少数患者可有黏膜灼痛和轻度口干等症状。

3.检查所见

义齿承托区充血呈点状或片状红斑和水肿,严重者伴有颗粒或乳头样增生。舌背乳头可萎缩,舌质红。多数患者伴有口角炎,表现为双侧口角潮红。

4.实验室检查

义齿组织面涂片检查可见念珠菌菌丝或培养法证实念珠菌感染。

（三）鉴别诊断

1. 口腔白斑病

病损呈白色斑块状，镜检无菌丝和孢子。

2. 口腔红斑病

病损区质地柔软，呈鲜红色；直接镜检一般无菌丝和孢子。

3. 口腔扁平苔藓

主要为黏膜的白色网状或线状条纹；舌黏膜主要表现为浅白色斑块；直接镜检一般无菌丝和孢子。

4. 红斑狼疮

口腔黏膜常见红斑、糜烂、出血，在唇红部可出血结痂。陈旧性病变有萎缩、角化，病损周围见放射状条纹；直接镜检一般无菌丝和孢子。

（四）治疗

（1）戴义齿的患者应注意义齿的清洁，睡觉前将义齿取下，浸泡在2%~4%碳酸氢钠液中。除去局部创伤。

（2）义齿固位不好引起创伤的应重衬或重新修复。

（3）局部抗真菌治疗。

四、慢性增殖性念珠菌病

慢性增殖性念珠菌病，又称慢性肥厚性念珠菌性口炎、念珠菌性白斑。

（一）诊断

根据临床表现、实验室检查及病理学检查综合诊断。

（二）诊断依据

1. 症状

多数没有症状；可有轻度口干和轻微疼痛。

2. 检查所见

颊黏膜病损，常对称地位于口角内侧三角区，红色与白色结节状或颗粒状增生，或为固着紧密的白色角质斑块，类似一般黏膜白斑。腭部损害可由义齿性口炎发展而来，黏膜呈乳头状增生。

3. 实验室检查

病损区涂片检查可见菌丝和孢子。

4. 组织病理检查

表现为上皮不全角化，可见白色念珠菌菌丝侵入，可见到轻度到中度的上皮不典型增生。

（三）鉴别诊断

1. 口腔白斑病

病损呈白色斑块状，镜检无菌丝和孢子。

2. 口腔红斑病
病损区质地柔软，呈鲜红色；直接镜检一般无菌丝和孢子。

3. 口腔扁平苔藓
主要为黏膜的白色网状或线状条纹；舌黏膜主要表现为浅白色斑块；直接镜检一般无菌丝和孢子。

4. 红斑狼疮
口腔黏膜常见红斑、糜烂、出血，在唇红部可出血结痂。陈旧性病变有萎缩、角化，病损周围见放射状条纹；直接镜检一般无菌丝和孢子。

(四) 治疗

1.抗真菌治疗
可局部(2%~4%碳酸氢钠溶液、制霉菌素等)和全身(复康唑、酮康唑等)行抗真菌治疗。一般病损在抗真菌治疗后，充血及溃疡消失，黏膜恢复正常或留下白色斑块。

2.手术治疗
表面出现颗粒增生的病损及组织学检查有上皮异常增生的病损，抗真菌治疗后应手术切除。

3.去除诱因
吸烟的患者应戒烟。

4.支持治疗
调整全身情况，如缺铁者应补充铁；内科配合治疗全身疾病；增强免疫功能。

任务实战

实战例题1：请阅读例题，完成任务评价表(表5-13-1)。

患者，男，65岁。

主诉：戴义齿后黏膜不适1年。

现病史：全口牙列缺失病进行全口义齿修复3年，饭后不清洁义齿，睡觉时也不取下义齿。1年前感觉口腔发干，上腭黏膜发红，进食刺激性食物时可有疼痛感，且症状逐渐加重，遂来我院就诊。

既往史：既往体健，否认全身系统性病史，否认药物过敏史。

检查：全口牙列缺失，上、下颌牙弓大小及位置协调，上、下颌剩余牙槽嵴丰满。义齿承托区黏膜发红，上颌义齿腭侧前部见白色斑点，棉签可擦去。义齿基托面可见大量软垢附着。上、下颌义齿与黏膜贴合，人工牙排列位置正常，正中颌时后牙接触均匀、稳定，覆颌覆盖正常。

实验室检查：涂片可见菌丝和孢子。

病例分析：

(1)主诉疾病的诊断。

(2)主诉疾病的诊断依据。
(3)主诉疾病的治疗。

表5-13-1 任务评价表

评价内容		具体分值	得分	教师评价
诊断（主诉疾病）	慢性红斑型（萎缩型）念珠菌病或义齿性口炎			
	上、下颌牙列缺失			
诊断依据（主诉疾病）	1.慢性红斑型（萎缩型）念珠菌病或义齿性口炎			
	病史：戴全口义齿，饭后不清洁义齿，睡觉时也不取下义齿			
	检查所见：义齿承托区黏膜发红，上颌义齿腭侧前部见白色斑点，棉签可擦去。义齿基托面可见大量软垢附着			
	实验室检查：涂片可见菌丝和孢子			
	2.上、下颌牙列缺失：全口牙缺失，上下颌牙列无牙齿			
治疗（主诉疾病）	清洁义齿，继续戴用			
	口腔卫生宣教：饭后清洁义齿，睡前清洗义齿，睡觉时将义齿取下			
	局部抗真菌治疗			
	2%～4%碳酸氢钠溶液中浸泡义齿			

实战例题2：请阅读例题，完成任务评价表（表5-13-2）。

患者，男，10岁。

主诉：口内出现白膜3天，左下后牙自发痛1天。

现病史：两周前因感冒服用抗生素（药物名称、剂量不详），3天前发现下唇白膜；1天前左下后牙出现自发痛，夜间疼痛加重。

既往史：既往体健，否认全身系统性疾病及传染病、遗传病史，否认药物过敏史。

检查：下唇黏膜乳白色斑片，可擦去。左下第一磨牙𬌗面深龋洞，探诊疼痛明显，叩痛（−），冷、热刺激疼痛，刺激去除后疼痛持续时间长，牙齿无松动。余牙未见异常。

实验室检查：涂片可见菌丝和孢子。

病例分析：

(1)主诉疾病的诊断。

(2)主诉疾病诊断依据。

(3)左下第一磨牙的鉴别诊断。

(4)主诉疾病的治疗原则。

表 5-13-2　任务评价表

评价内容		具体分值	得分	教师评价
诊断 （主诉疾病）	急性假膜型念珠菌性口炎			
	左下第一磨牙急性牙髓炎			
诊断依据 （主诉疾病）	1.急性假膜型念珠菌性口炎			
	病史：使用抗生素史			
	检查所见：下唇黏膜乳白色斑片，可擦去			
	实验室检查：涂片可见菌丝和孢子			
	2.左下第一磨牙急性牙髓炎			
	病史：自发痛史			
	检查所见：左下第一磨牙𬌗面深龋洞，探诊疼痛明显，叩痛（-），冷、热刺激疼痛，刺激去除后疼痛持续时间长，牙齿无松动			
鉴别诊断 （主诉疾病）	可复性牙髓炎：冷试一过性疼痛，很快消失			
	急性根尖周炎：牙髓活力测验无反应，叩痛（++）			
	急性龈乳头炎：有食物嵌塞史，龈乳头肿胀疼痛；牙髓活力测验同正常牙			
治疗原则 （主诉疾病）	2%~4%碳酸氢钠溶液漱口			
	局部抗真菌治疗			
	左下第一磨牙根管治疗术			
	口腔卫生宣教			

实战例题 3：请阅读例题，完成任务评价表（表 5-13-3）。

患者，男，13 岁。

主诉：口内出现白膜 2 天。

现病史：4 天前左下后牙出现肿胀疼痛，不敢咀嚼，自服抗生素及止痛药（药物不详）。2 天来口内出现白膜，开始为点状，逐渐扩大成片状。遂来我院就诊。

既往史：既往体弱，否认全身系统性病史，否认药物过敏史。

家族史：无。

检查:下唇黏膜可见白色凝乳状斑片,可擦去,基底黏膜充血发红。36咬合面有深龋洞,探诊无反应,叩痛(+),牙髓电活力测验无反应,颊侧牙龈黏膜红肿,有一瘘管,有脓液往外溢出,触痛不明显。

X线片检查:36咬合面龋深达牙髓,根尖周有约0.4 cm×0.3 cm透射区。

实验室检查:病变区白膜涂片可见菌丝和孢子。

病例分析:

(1)主诉疾病的诊断及诊断依据。

(2)非主诉疾病的诊断及诊断依据。

(3)主诉疾病的治疗原则。

(4)非主诉疾病的治疗原则。

表5-13-3 任务评价表

评价内容		具体分值	得分	教师评价
诊断 (主诉疾病)	急性假膜型念珠菌口炎(只答口腔念珠菌病给1分)			
诊断依据 (主诉疾病)	使用抗生素史,下唇黏膜可见白色凝乳状斑片,可擦去			
	涂片可见菌丝和孢子			
诊断 (非主诉疾病)	36慢性根尖周脓肿(黏膜瘘)			
诊断依据 (非主诉疾病)	36咬合面有深龋洞,探诊无反应,叩痛(+),牙髓电活力测验无反应,颊侧牙龈黏膜红肿,有一瘘管,有脓液往外溢出,触痛不明显			
	X线片检查:36咬合面龋深达牙髓,根尖周有约0.4 cm×0.3 cm透射区			
治疗原则 (主诉疾病)	局部抗真菌治疗			
	2~4%碳酸氢钠溶液漱口			
治疗 (非主诉疾病)	36行根管治疗术			
	36桩核冠修复或烤瓷冠修复			

情境五 病例分析	任务十四 口腔白斑病(助理不考)	日期
姓名	班级	学号	

任务十四 口腔白斑病(助理不考)

任务介绍

口腔白斑病是发生于口腔黏膜上的一种以白色为主,不能被擦去,也不能诊断为其他任何可定义的疾病的损害,可分为均质型和非均质型两大类。WHO(世界卫生组织)将其列为癌前病变或潜在恶性病变范畴。

任务实施

一、诊断

须根据临床表现和病理表现做出综合性判断。

二、诊断依据

1. 临床表现

此病好发于40岁以上的中老年男性,但近年来女性患者有增多的趋势。其可发生在口腔的任何部位。好发部位包括牙龈、颊黏膜咬合线区域和舌部,唇、前庭沟、腭及口底也有发生。患者可无症状或自觉局部粗糙、木涩,较周围黏膜硬。伴有溃疡或癌变时可出现刺激痛或自发痛。

2. 检查所见

(1) 斑块型:口腔黏膜上出现白色或灰白色的均质型斑块,斑块表面光滑或稍粗糙,可有皲裂,不高出或稍高出黏膜表面,边界清楚,触之柔软,周围黏膜多正常。

(2) 皱纹纸型:多见于口底和舌腹,其他部位较少发生,病损呈灰白色或白垩色,表面粗糙,高低起伏如白色皱纸,边界清楚,触之柔软,周围黏膜正常,可有刺激痛。

(3) 颗粒型:多见于颊部黏膜口角区,亦称颗粒-结节状口腔白斑病,白色损害呈颗粒状突起,故黏膜表面不平整,病损间黏膜充血,似有小片状或点状糜烂,患者可有刺激痛。本型口腔白斑病多数可以发现白色念珠菌感染。

(4) 疣状型:多见于牙槽嵴、口底、唇、腭等部位。病损呈灰白色刺状或绒毛状突起,表面粗糙,明显高出黏膜,触诊稍硬。增殖性疣状白斑是疣状型白斑的一个亚型,多发生于老年女性,呈多病灶,易复发,且持续进展,癌变风险高。

(5) 溃疡型:在以上各型病损的白色斑块上发生糜烂或溃疡,常有明显疼痛。

3. 实验室诊断

组织病理检查：上皮单纯增生或上皮异常增生。

三、鉴别诊断

1. 白色角化症

此病好发于双颊，表现为灰白、浅白或乳白色的边界不清的斑块或斑片，不高出或微高于黏膜表面，平滑、柔软、无结节且无自觉症状。其是因长期受明显的机械或化学因素刺激而引起的，刺激去除后病损逐渐变薄，最后完全消退。病理表现为上皮过度角化。

2. 白色水肿

此病好发于双颊咬合线附近，为灰白色或乳白色半透明斑膜，一般无自觉症状，扪之柔软。病理表现为上皮增厚，上皮细胞内水肿，胞核固缩或消失，出现空泡性变。

3. 异位皮脂腺

此病好发于颊部及唇部，是皮脂腺在黏膜上的异位，常呈针头至粟粒大小的淡黄色颗粒，有些也可融合成片状或不规则的黄色斑块，多无自觉症状。男性多于女性，儿童少见，随年龄增加更为明显。

4. 白色海绵状斑痣

此病好发于颊黏膜，其他部位也可罹患，甚至波及整个口腔黏膜，为一种常染色体显性遗传疾病。除了口腔黏膜外，此病还可发生在鼻腔、肛门与外生殖器处。病损为灰白色或乳白色皱襞状、海绵状或鳞片状粗厚软性组织，形似海绵，扪之柔软，有正常黏膜的质地与弹性。

5. 口腔扁平苔藓

斑块型扁平苔藓与白斑有时难以鉴别，特别是舌背上的扁平苔藓与白斑鉴别时较困难，有时需要依靠组织病理检查来确诊。通常斑块型扁平苔藓多伴有口腔其他部位的病损，可见白色线状花纹，常有充血、糜烂；而口腔白斑病多为独立病损，变化慢，黏膜不充血。扁平苔藓常伴有皮肤病损。

6. 口腔黏膜下纤维化

此病以颊、咽、软腭多见，主要与咀嚼槟榔有关。初期为小水疱与溃疡，随后为淡白色斑纹，似云雾状，并可触及黏膜下纤维性条索，后期可出现舌运动及开口受限、吞咽困难等自觉症状。

7. 梅毒黏膜斑

Ⅱ期梅毒患者口腔黏膜可出现"梅毒斑"。初期为圆形或椭圆形红斑，随后表面糜烂，形成乳白色或黄白色假膜且不易揭去，直径 5 mm～10 mm 或更大，稍高出黏膜表面，表面光亮。此病可同时伴有皮肤梅毒疹-玫瑰疹的出现，通过实验室检查可以进行鉴别。

8.口腔念珠菌病

急性假膜型表现为白色凝乳状斑块,可被擦去,下方为充血的黏膜面。涂片可见菌丝和孢子。

四、治疗

目前尚无根治的方法。治疗的目标是缓解症状、监测和预防癌变。

(1)口腔卫生宣教。

(2)去除可能的致病因素,如戒烟、禁酒、去除不良修复体等。

(3)0.1%~0.3%维A酸软膏局部涂布(充血、糜烂病损不适用)。

(4)中医中药治疗。

(5)手术治疗:小面积的病损可手术切除,大面积的病损主要是定期复查。若发现有恶变倾向或位于危险区时,应及早予以手术切除。术后必须定期复查。

(6)物理治疗:动力治疗、激光治疗、冷冻治疗等。

(7)伴白色念珠菌感染的病损可配合抗真菌治疗。

任务实战

实战例题1:请阅读例题,完成任务评价表(表5-14-1)。

患者,男,49岁。

主诉:下唇白色斑块3个月。

现病史:3个月前发现下唇偏右侧出现一灰白色斑块,不高出黏膜,也无疼痛感,也不能被擦掉。

既往史:既往体健,否认全身系统性病史,否认药物过敏史。

个人史:有抽烟史,烟龄35年,一天30支。

检查:下唇偏右侧有一直径约3 mm的灰白色斑块,与黏膜平齐,无触痛,不能擦去,基底部软,周围无红肿,病损处未见溃疡。全口口腔卫生差,下前牙牙龈红肿,自述刷牙时偶有出血。余未见明显异常。

病例分析:

(1)主诉疾病的诊断。

(2)主诉疾病的诊断依据。

(3)主诉疾病的鉴别诊断。

(4)主诉疾病的治疗。

(5)口腔其他问题的处理。

表 5-14-1 任务评价表

评价内容		具体分值	得分	教师评价
诊断 （主诉疾病）	下唇斑块型白斑			
诊断依据 （主诉疾病）	3 个月前发现下唇偏右侧出现一灰白色斑块，不高出黏膜，也无疼痛感，也不能被擦掉			
	有大量吸烟史			
	检查见下唇偏右侧有一直径约 3 mm 的灰白色斑块，与黏膜平齐，无触痛，不能擦去，基底部软，周围无红肿			
鉴别诊断 （主诉疾病）	白色角化症：因长期受明显的机械或化学因素刺激而引起，刺激去除后病损逐渐变薄，最后完全消退，病损处未见溃疡			
	白色水肿：好发于双颊咬合线附近，为灰白色或乳白色半透明斑膜，一般无自觉症状			
	口腔扁平苔藓：斑块型扁平苔藓多伴有口腔其他部位的病损，可见白色线状花纹，常有充血、糜烂；而口腔白斑病多为独立病损，变化慢，黏膜不充血。扁平苔藓常伴有皮肤病损			
	白色海绵状斑痣：为一种常染色体显性遗传疾病。除了口腔黏膜外，还可发生在鼻腔、肛门与外生殖器处。病损为灰白色或乳白色皱襞状、海绵状或鳞片状粗厚软性组织，形似海绵，扪之柔软，有正常黏膜的质地与弹性			
	口腔黏膜下纤维化：以颊、咽、软腭多见，主要与咀嚼槟榔有关。初期为小水疱与溃疡，随后为淡白色斑纹，似云雾状，并可触及黏膜下纤维性条索，后期可出现舌运动及开口受限、吞咽困难等自觉症状			
治疗 （主诉疾病）	去除可能的致病因素，如戒烟、禁酒、去除不良修复体等			
	局部药物治疗：可用 0.1%～0.3% 维 A 酸软膏局部涂布			
	口服药物治疗：可内服鱼肝油或维生素 A 5 万 U/d 口服中药等			
	定期复查			
口腔其他 问题处理	全口进行龈上洁治			
	进行口腔卫生宣教			

实战例题 2:请阅读例题,完成任务评价表(表 5-14-2)。

患者,男,64 岁。

主诉:舌黏膜发白半年余。

现病史:半年前偶然发现舌黏膜有一白色斑块,有粗糙感。自行去药店买漱口水(药名不详)进行含漱,未见好转,遂来我院就诊。

既往史:否认全身系统性疾病、出血性疾病、传染病病史及药物过敏史。吸烟史 30 年,一天 20 支。

检查:左舌侧缘有一白色斑块(见下图),稍高出于黏膜,与周围组织界线清楚,无痛,扪诊稍硬,不能被擦去。15、16 缺失,牙槽嵴丰满。全口口腔卫生差。

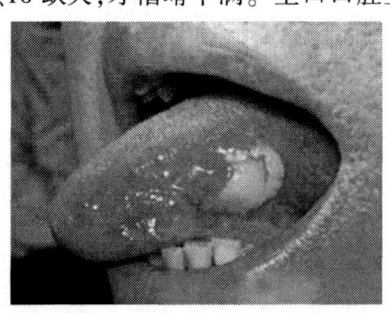

病例分析:

(1)主诉疾病的诊断及诊断依据。

(2)非主诉疾病的诊断及诊断依据。

(3)主诉疾病的鉴别诊断。

(4)主诉疾病的治疗原则。

(5)非主诉疾病的治疗原则。

表 5-14-2 任务评价表

评价内容		具体分值	得分	教师评价
主诉疾病的诊断	左舌侧缘黏膜斑块型白斑			
诊断依据 (主诉疾病)	半年前偶然发现舌黏膜有一白色斑块,有粗糙感			
	有大量吸烟史			
	检查见左舌侧缘有一白色斑块,稍高出于黏膜,与周围组织界线清楚,无痛,扪诊稍硬,不能被擦去			
诊断 (非主诉疾病)	上颌牙列缺损:15、16 缺失			

续表

评价内容		具体分值	得分	教师评价
诊断 (非主诉疾病)	15、16缺失,牙槽嵴丰满			
鉴别诊断 (主诉疾病)	白色角化症:因长期受明显的机械或化学因素刺激而引起,刺激去除后病损逐渐变薄,最后完全消退,病损处未见溃疡			
	白色水肿:好发于双颊咬合线附近,为灰白色或乳白色半透明斑膜,一般无自觉症状			
	口腔扁平苔藓:斑块型扁平苔藓多伴有口腔其他部位的病损,可见白色线状花纹,常有充血、糜烂;而口腔白斑病多为独立病损,变化慢,黏膜不充血。扁平苔藓常伴有皮肤病损			
	白色海绵状斑痣:为一种常染色体显性遗传疾病。除了口腔黏膜外,还可发生在鼻腔、肛门与外生殖器处。病损为灰白色或乳白色皱襞状、海绵状或鳞片状粗厚软性组织,形似海绵,扪之柔软,有正常黏膜的质地与弹性			
	口腔黏膜下纤维化:以颊、咽、软腭多见,主要与咀嚼槟榔有关。初期为小水疱与溃疡,随后为淡白色斑纹,似云雾状,并可触及黏膜下纤维性条索,后期可出现舌运动及开口受限、吞咽困难等自觉症状			
治疗原则 (主诉疾病)	去除可能的致病因素,如戒烟、禁酒、去除不良修复体等			
	局部药物治疗:可用0.1%~0.3%维A酸软膏局部涂布			
	定期复查			
治疗 (非主诉疾病)	15、16活动义齿修复、固定桥修复或种植义齿修复			
	进行口腔卫生宣教			

情境五　病例分析	任务十五　口腔扁平苔藓(助理不考)	日期
姓名	班级	学号	

任务十五　口腔扁平苔藓(助理不考)

任务介绍

口腔扁平苔藓是一种常见的口腔黏膜慢性炎症性疾病,是口腔黏膜病中仅次于复发性阿弗他溃疡的常见疾病。病损可同时或分别发生在皮肤和黏膜。WHO将其列入口腔黏膜潜在恶性疾患的范畴。

任务实施

一、诊断

(1)根据临床表现和(或)结合组织病理学检查以明确诊断。

(2)根据病损是否有糜烂面,分为糜烂型和非糜烂型两种。

(3)如病损发生在危险区,斑块型、萎缩型和反复糜烂的病损建议做病理检查。

二、诊断依据

1. 口腔症状

口腔多无自觉症状或仅有粗涩感,充血的病损对刺激性食物敏感。糜烂或溃疡时可伴有疼痛症状。

此病可发生于口腔黏膜任何部位,多见于颊黏膜及前庭沟,其次为舌、唇、牙龈。病损常呈对称性。多种口腔损害可同时出现,相互重叠,相互转化。

根据病损形态特征,此病分为以下6种。

(1)网纹型:多见于双颊、前庭沟、咽旁等部位,呈灰白色,交织成网状,稍高隆起于黏膜表面。

(2)斑块型:多发生于舌背,为略显淡蓝色的白色斑块,斑块大小不一,形状不规则,类圆形或不规则形,微凹下,舌乳头萎缩致病损表面光滑。

(3)萎缩型:多位于白色网纹周围,患者可有烧灼感或刺激痛等症状,表现为上皮萎缩变薄,常伴充血性红色斑片及糜烂。

(4)水疱型:可发生在颊、唇、前庭沟及翼下颌韧带等处。上皮与上皮下结缔组织分离形成水疱,呈半透明或透明状,周围有斑纹或丘疹,水疱破溃后形成糜烂面。

(5)糜烂型:不规则糜烂面上覆盖淡黄色假膜,边缘充血发红,常伴充血性红斑、白色网纹病损,多出现于舌背、颊黏膜。

(6)丘疹型:多见于舌背、颊黏膜等处,呈灰白色丘疹状斑点,微隆起,周围常可见白色斑纹。

2.皮肤损害

为扁平的浅紫红色多角形丘疹,表面有细薄鳞屑,丘疹0.5~2 cm大小,边缘境界清楚,微高出皮肤表面,质地坚硬干燥,融合后状如苔藓。损害区粗糙,丘疹表面可见白色的小斑点或浅的网状白色条纹,在放大镜下观察更加清晰,称为Wickham纹。

3.指(趾)甲病损

病损常呈对称性,表现为甲床变薄,无光泽,甲体表面可有纵沟、点隙、纵裂,严重者可使甲体脱落,还可发生甲床溃疡坏死。特征性表现为甲翼状胬肉。

三、鉴别诊断

1.盘状红斑狼疮

发生部位可作为鉴别参考。盘状红斑狼疮常发生在唇部、颊黏膜、舌背、口底舌腹等部位,女性多见,皮肤损害多见于头面部。黏膜病损为中央萎缩,外围为白色放射状条纹,边缘不规则但界线清楚。

2.口腔白斑病

舌背和颊部的扁平苔藓与口腔白斑病难以鉴别。舌背部扁平苔藓病损灰白而透蓝色,舌乳头萎缩或部分舌乳头呈灰白色小斑块状突起,局部柔软。舌背白斑为白色或白垩色斑块,质地粗糙稍硬,偶有沟纹或沟裂。可借助组织学检查进行鉴别。

3.口腔红斑病

此病好发于舌腹、舌缘、口底、口角区黏膜。镜下见上皮萎缩,角化层消失,棘细胞萎缩,仅有2~3层。常伴有上皮异常增生或已是原位癌。其与口腔扁平苔藓很易混淆,常需依靠组织病理检查确诊。

4.类天疱疮

类天疱疮病损多发生在牙龈,患者有进食黏膜起血疱或亮疱的病史,附着龈呈鲜红色,与剥脱性龈炎的表现类似。组织病理为上皮下疱,直接免疫荧光检查示IGG在基底膜处沉积。

5.苔藓样反应

使用银汞合金充填治疗牙齿或金属冠修复或患者服用某些药物后,可引起相对应颊、舌黏膜发生类似于扁平苔藓样反应,停药或充填物改为其他树脂材料后,病变会明显减轻或消失。

6.异位皮脂腺

异位皮脂腺是皮脂腺在黏膜上的异位,常见于颊部及唇部,病损常为针头至粟粒大小的淡黄色斑丘疹。

四、治疗

(1) 无症状者不需处理,定期复查,观察病情变化。

(2) 嘱咐患者消除精神紧张,合理饮食,限制刺激性饮食,注意保持口腔卫生。

(3) 糜烂的病损可用中药和免疫调节剂进行全身和局部治疗。

(4) 长期未愈的溃疡或可疑癌变的病损应及时进行病理组织检查。

任务实战

实战例题 1:请阅读例题,完成任务评价表(表 5-15-1)。

患者,女,42 岁。

主诉:双侧颊部不适 1 个月,有刺激痛 5 天。

现病史:1 个月来感觉两侧颊黏膜粗糙不适。近 5 天开始有自发痛,吃刺激性食物时疼痛加剧。于当地诊所买药(药名、剂量不详)服用 3 天无明显效果,遂来我院就诊。

既往史:否认全身系统性疾病,否认药物过敏史,否认传染病史。

检查:双侧颊黏膜和下唇黏膜可见白色网状条纹(如下图所示),稍高于黏膜。46 龈颊沟黏膜充血糜烂,周围有白色条纹。31、32、41、42 牙龈暗红,附着龈肿胀,牙周袋深 8 mm,探诊有脓,Ⅰ度松动。

X 线片如下图所示,余牙未见异常。

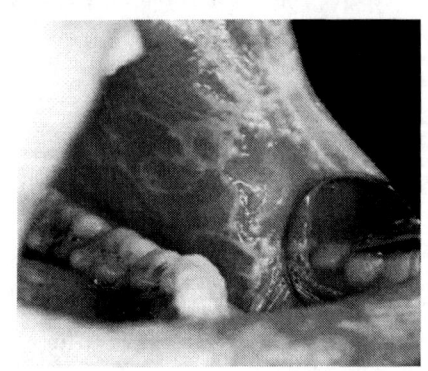 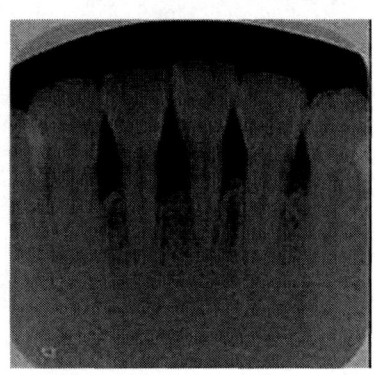

病例分析:

(1) 主诉疾病的诊断及诊断依据。

(2) 非主诉疾病的诊断及诊断依据。

(3) 主诉疾病的鉴别诊断。

(4) 主诉疾病的治疗原则。

(5) 全口其他疾病的治疗设计。

表 5-15-1　任务评价表

评价内容		具体分值	得分	教师评价
诊断 （主诉疾病）	1.双颊部及下唇扁平苔藓 2.龈颊沟糜烂型扁平苔藓			
诊断 （非主诉疾病）	31、32、41、42 慢性牙周脓肿			
诊断依据 （主诉疾病）	双侧颊部粗糙感 1 月,自发痛 5 天,刺激性疼痛			
	检查见双侧颊黏膜有白色网状条纹,稍高于黏膜			
	46 相应龈颊沟黏膜充血糜烂,周围有白色条纹			
诊断依据 （非主诉疾病）	31、32、41、42 牙龈暗红,附着龈肿胀,牙周袋深 8 mm,探诊有脓,Ⅰ度松动			
	X 线片示 31、32、41、42 牙槽骨吸收达牙根中下部			
鉴别诊断 （主诉疾病）	盘状红斑狼疮:常发生在唇部、颊黏膜、舌背、口底舌腹等部位,黏膜病损为中央萎缩,外围为白色放射状条纹,边缘不规则但界线清楚			
	口腔白斑病:均质型白斑为白色或白垩色均质斑块,质地粗糙稍硬,常见细小裂纹			
	口腔红斑病:好发于舌腹、舌缘、舌底、口角区黏膜,界线清楚,触诊柔软,类似"天鹅绒",损害微凹或平状			
	类天疱疮:多发生在牙龈,患者有进食黏膜起血疱或亮疱的病史,附着龈呈鲜红色,与剥脱性龈炎的表现类似			
治疗原则 （主诉疾病）	调节身心健康,不吃刺激性食物			
	双颊部病损可用维 A 酸类药物进行涂擦,46 牙龈病损可局部注射激素			
	全身可应用糖皮质激素、免疫抑制剂羟氯喹等			
	定期复查			
治疗 （其他疾病）	31、32、41、42 行牙周基础治疗,松牙固定,必要时手术治疗			
	口腔卫生宣教			

实战例题 2:请阅读例题,完成任务评价表(表 5-15-2)。

患者,女,30 岁。

主诉:上下唇及右侧舌缘白色病损伴口干灼痛 1 年余。

现病史:患者 1 年前发现右侧舌缘白色条纹状病损,未予重视,后又发现上下唇唇红黏膜有散在条纹状白色病损,伴烧灼样疼痛。于外院治疗(具体不详),效果不佳,遂就诊于我院。

既往史:否认处于妊娠期,否认全身系统性病史,否认药物过敏史,否认传染病史。

家族史:姐姐曾患扁平苔藓。

检查:患者上下唇唇红黏膜见白色条纹,较黏膜表面稍高,病损表面干燥,呈暗红色,右侧舌缘见 0.8 cm×1.2 cm 白色条纹,表面呈珠光色,病损区黏膜较光滑,舌乳头轻度萎缩,无明显糜烂及充血。全口口腔卫生差,口腔异味明显,全口牙龈红肿,刷牙出血,探诊无附着丧失。

病例分析:

(1)主诉疾病的诊断及诊断依据。

(2)非主诉疾病的诊断及诊断依据。

(3)主诉疾病的鉴别诊断。

(4)主诉疾病的治疗原则。

(5)全口其他疾病的治疗设计。

表 5-15-2　任务评价表

评价内容		具体分值	得分	教师评价
诊断 (主诉疾病)	舌部及下唇扁平苔藓			
诊断依据 (主诉疾病)	1 年前发现右侧舌缘白色条纹状病损,后又发现上下唇唇红黏膜有散在条纹状白色病损,伴烧灼样疼痛			
	检查见患者上下唇唇红黏膜有白色条纹,较黏膜表面稍高,病损表面干燥,呈暗红色,右侧舌缘见 0.8 cm×1.2 cm 白色条纹,表面呈珠光色,病损区黏膜较光滑,舌乳头轻度萎缩,无明显糜烂及充血			
	有家族史			
诊断 (非主诉疾病)	慢性牙龈炎			
诊断依据 (非主诉疾病)	全口口腔卫生差,全口牙龈红肿,刷牙出血			
	探诊无附着丧失			

续表

评价内容		具体分值	得分	教师评价
鉴别诊断（主诉疾病）	盘状红斑狼疮：常发生在唇部、颊黏膜、舌背、口底舌腹等部位，黏膜病损为中央萎缩，外围为白色放射状条纹，边缘不规则但界线清楚			
	口腔白斑病：均质型白斑为白色或白垩色均质斑块，质地粗糙稍硬，常见细小裂纹			
	类天疱疮：多发生在牙龈，患者有进食黏膜起血疱或亮疱的病史，附着龈呈鲜红色，与剥脱性龈炎的表现类似			
治疗原则（主诉疾病）	调节身心健康，不吃刺激性食物			
	黏膜病损可用维 A 酸类药物进行涂擦			
	全身可应用糖皮质激素、免疫抑制剂羟氯喹等			
	定期复查			
治疗（其他疾病）	行全口龈上洁治术			
	口腔卫生宣教			

情境五　病例分析	任务十六　牙外伤	日期	
姓名	班级	学号	

任务十六　牙外伤

任务介绍

牙外伤是指牙齿受到急剧创伤而引起的牙体、牙髓和牙周组织损伤，多见于上颌前牙。牙外伤包括牙震荡、牙折、牙脱位、牙脱臼，这些情况可以单独发病，也可以同时出现。年轻恒牙外伤多发生于 7~9 岁的儿童，牙折断、移位多见；乳牙外伤多发生在 1~2 岁的儿童，牙移位较常见。

接诊牙外伤患者时应仔细询问患者的年龄和外伤的原因，受伤的时间、地点，受伤的部位，当时的症状，如有无头痛、恶心、呕吐等，排除全身外伤、颅脑损伤。询问是否做过处理，怎么处理的及患者目前的症状。临床上注意检查咬合关系，关节、颌骨和软组织损伤情况。牙外伤时判断牙髓状况很重要,可以结合症状和临床检查,必要时采取温度测试、电活力测试。为明确诊断,要拍摄X线片观察外伤牙和邻牙的发育状态、牙周情况,必要时还可以拍摄相应X线片明确颌骨和关节的损伤。乳牙外伤时一定要评估外伤对继承恒牙的影响,根据患儿的年龄、合作程度、外伤严重程度考虑治疗患牙还是拔除患牙。外伤后一定要定期复查,观察牙髓状况、牙齿愈合情况。

任务实施

一、牙震荡和亚脱位

牙震荡是指患牙的牙周组织受到损伤。当牙周支持组织损伤较重,患牙出现松动时,又称为亚脱位。牙震荡和亚脱位的患牙既没有移位,也没有缺损。

牙髓活力的测试结果从一过性敏感到无反应均可出现,当时有活力,后来消失,则提示牙髓坏死;当时无活力,半年后有可能逐渐恢复活力。因此要注意定期复查,观察牙髓活力。

(一)诊断

(1)牙位描述清楚。

(2)牙齿表现为咬合不适、松动不明显者一般为牙震荡;牙齿表现为咬合疼痛、松动明显者一般为亚脱位。

(3)牙外伤常伴有软组织撕裂与牙槽突骨折,在临床检查时应注意并做出相应诊断。

(二)诊断依据

1.病史

牙外伤的病史。

2.临床表现

牙可有酸痛,咬合不适,出现叩诊不适或者不同程度的叩痛;亚脱位可出现咬合疼痛和牙齿明显松动。

3.牙髓活力测试的结果

从一过性敏感到无反应,均可出现。

4.X线片

显示根尖周无异常或者根尖牙周间隙稍增宽。

(三)鉴别诊断

1.部分脱出

患牙临床牙冠变长,X线片显示根尖牙周间隙明显增宽。

2.根折

X线片显示根折线。根尖1/3折断可以表现为无明显松动。

3.不全冠折

牙冠釉质上出现裂纹。

(四)治疗

治疗原则为消除咬合创伤、避免刺激、预防感染、定期复查。

(1)消除创伤:早接触调𬌗;深覆𬌗做𬌗垫。

(2)避免刺激:1~2周内患牙休息,忌过冷过热。

(3)预防感染:注意口腔卫生。

(4)定期复查:观察牙体色泽,注意牙髓活力。出现牙髓病变或者坏死则进行根管治疗。

二、牙折

牙折分为不全冠折、冠折、根折和冠根折。

(一)不全冠折(釉质裂纹)

牙齿没有实质性缺损,在牙冠釉质上出现了裂纹。患牙常无明显症状,检查时应注意松动度检查和叩诊。这种情况一般不需要特殊处理,可使用釉质粘接剂或涂布保护性涂料。

(二)冠折

1.诊断

(1)牙位描述清楚。

(2)根据冠折程度诊断为牙釉质折断、牙釉质-牙本质折断或冠折露髓。

(3)牙外伤常伴有软组织撕裂与牙槽突骨折,在临床检查时应注意并做出相应诊断。

2.诊断依据

(1)牙釉质折断:折断位置局限在牙釉质,多位于上颌中切牙的切角或切缘。一般没有明显自觉症状,粗糙的折断面或者锐缘锐尖可能磨伤软组织。牙表面可有裂纹。

(2)牙釉质-牙本质折断:牙釉质和牙本质同时折断,常出现冷、热刺激痛和牙本质敏感症状,近髓处敏感,可"透红"。

(3)冠折露髓:牙冠缺损多,牙髓暴露,有出血现象。患牙症状明显,有明显触痛和冷、热刺激痛,不敢咬物。X线片可见牙冠缺损累及牙髓,尤其要注意牙根的发育情况。

3.鉴别诊断

与根折进行鉴别,注意拍摄X线片,根折在X线片上显示根折线影像。

4.治疗

(1)牙釉质折断:无任何症状的可不做处理,有锐缘锐尖的打磨光滑。

(2)牙釉质-牙本质折断:儿童采取护髓治疗,采用氢氧化钙制剂间接盖髓后应用玻璃离子水门汀或光敏复合树脂充填;成人根据缺损范围和修复方案采用间接盖髓或根管治疗,后用光敏复合树脂充填修复。

(3)冠折露髓:乳牙采用牙髓摘除术,若患儿太小不予配合可酌情考虑拔牙;年轻恒牙采用活髓切断术,去除冠髓,保留根髓,后采用光敏树脂充填,待牙根发育完成后,行根管治疗和冠修复;年轻恒牙若外伤时间较长,牙髓感染坏死,采用根尖诱导成形术,根尖孔封闭后进行根管治疗和冠修复;牙根发育完成的恒牙采用牙髓摘除术,6~8周后行冠修复。

(4)预防感染,保持口腔卫生。

(5)定期复诊,观察牙髓活力,拍摄X线片。

(三)根折

根折多见于牙根发育完全的牙齿。

1.诊断

(1)牙位描述清楚。

(2)根据折断位置诊断为根尖1/3折断、根中1/3折断和近冠1/3折断。

2.诊断依据

(1)不同部位的根折可出现不同程度的松动度和叩痛。

(2)根尖1/3折断可表现出无明显症状。

(3)根中1/3折断和近冠1/3折断表现为牙冠稍伸长,有咬合创伤。

(4)结合X线片检查,显示根折线的位置。

3.治疗

(1)断端复位固定,消除咬合创伤。

(2)弹性固定4周,近冠1/3折断可延长固定至4个月。

(3)根尖1/3折断,症状不明显者可观察。

(4)近冠1/3折断,若与龈沟相通,可拔除牙冠。根据所留牙根的位置和长度,考虑采用根牵引或冠延长手术,或采用桩核冠修复,或保留间隙以后永久修复。

(5)定期复诊,观察牙髓活力,拍摄X线片。出现牙髓病变行牙髓治疗。

(6)乳牙根折,若患儿小不予配合,可考虑拔除。断根拔除困难者,可保留断根,定期观察。

(四)冠根折

牙冠和牙根均折断,常表现为斜行折断,牙髓往往暴露。牙齿松动,牙冠下垂,出现咬合干扰;牙冠活动时,表现为疼痛,牙龈可出血;X线片显示斜行或横行的折断线波及牙冠和牙根。

冠根折的治疗一般根据临床情况采用去除断冠、桩核冠修复、断冠粘接修复、根管-正畸联合治疗等。

三、牙脱位

牙脱位是指牙齿受外力脱离牙槽窝。根据脱位方向分为脱出性脱位(部分脱出)、侧向性脱位(侧方移位)和嵌入性脱位(牙挫入)。

1.诊断

(1)牙位描述清楚。

(2)根据冠脱位方向诊断为脱出性脱位(部分脱出)、侧向性脱位(侧方移位)和嵌入性脱位(牙挫入)。

(3)牙外伤常伴有软组织撕裂与牙槽突骨折,在临床检查时应注意并做出相应诊断。

2.诊断依据

(1)脱出性脱位(部分脱出):患牙伸长,伴有不同程度的松动和叩痛,X线片显示根尖牙周间隙明显增宽。

(2)侧向性脱位(侧方移位):患牙偏离牙体长轴,伴有不同程度的松动和叩痛,X线片显示移位侧牙周间隙消失,对侧牙周间隙增宽。

(3)嵌入性脱位(牙挫入):患牙临床牙冠变短,比邻牙短,不松动,叩诊呈高金属音调。X线片显示牙根与牙槽骨之间的牙周间隙和骨硬板影像消失。

3.嵌入性脱位(牙挫入)的鉴别诊断

(1)正常萌出的牙:叩诊呈低沉音调。X线片显示正常的牙周间隙和骨硬板。

(2)牙脱臼(全脱出):X线片表现为牙槽窝空虚,未见患牙影像。

4.治疗

(1)脱出性脱位(部分脱出)和侧向性脱位(侧方移位):局麻下复位固定2周,若牙槽突骨折固定4周。消除咬合创伤。术后定期复查,拍摄X线片,观察牙髓活力,出现牙髓病变行牙髓治疗。

(2)嵌入性脱位(牙挫入):牙根未发育完全的年轻恒牙有萌出潜力,应定期复查,观察牙髓情况;牙根发育完成的牙齿,挫入较轻可观察,4周后仍未有萌出迹象可采用正畸牵引复位,挫入严重(7 mm以上)可采用外科手法复位。一般在外伤2周后行牙髓治疗,预防牙根吸收。

(3)乳牙出现脱出性脱位和侧向性脱位,只要可能影响恒牙胚的发育,或因患儿较小不予配合,均考虑拔除;乳牙出现嵌入性脱位,只要可能影响恒牙胚的发育,或与牙槽骨粘连不能自行萌出的,均考虑拔除。

(4)预防感染,保持口腔卫生。

四、牙脱臼

牙脱臼也叫全脱位或全脱出。

1.临床检查

需认真检查患牙的保存情况、牙根发育情况和表面污染情况。

2.X线片

X线片牙槽窝空虚,常规患牙完全离体或少许软组织相连。

3.治疗

患牙应及时放置于生理盐水中,尽快行牙再植术。

(1)清洁患牙:生理盐水冲洗,不能刮牙根表面。去除血凝块,不要搔刮牙槽窝,生理盐水清洗牙槽窝。

(2)植入患牙:手持牙冠,轻轻将脱臼患牙放入牙槽窝内,不要用力。

(3)固定患牙:弹性固定7~10天。急诊可用缝线悬吊固定。门诊可以采取树脂-钢丝夹板固定、正畸托槽固定、全牙列𬌗垫固定。全牙列𬌗垫可以固定患牙,解除咬合创伤,且患牙还有一定生理动度,有利于患牙愈合。

(4)全身应用抗生素,减少感染。

(5)牙髓治疗时机:牙根尖孔发育完成的全脱出再植牙应在术后2周内进行根管治疗。应用氢氧化钙制剂根管封药约1个月,预防根吸收。根尖未发育完全,牙根尖孔较大的牙,可以观察牙髓症状。如果出现牙髓症状,可以采用氢氧化钙糊剂根管充填。牙根发育 Nolla Ⅷ期以上的牙建议在再植后2周内进行牙髓摘除术,应用氢氧化钙糊剂根管充填,预防牙根外吸收。完全脱出的牙在半小时内再植,成功率较高。成人全脱出牙干燥时间大于1小时,根管治疗在再植前或再植后7~10天进行亦可。

(6)定期复查:需要长期观察。一般1个月内每周复查1次,第一疗程治疗结束后每2~3个月复查1次,半年后可每3或6个月进行复查,观察牙根愈合情况。

(7)乳牙完全脱出不进行再植术。

任务实战

实战例题1:请阅读例题,完成任务评价表(表5-16-1)。

患者,女,28岁。

主诉:上前牙外伤后牙齿变短1小时。

现病史:1小时前骑自行车跌倒,嘴唇着地,发现牙齿变短。

既往史:否认全身系统病史。

检查:11、21牙龈红肿,龈沟渗血,牙冠完整,内倾,比邻牙短2 mm。叩诊(++),松动(±)。上唇黏膜红肿,约有1.5 mm长裂口。

X线显示:11、21根尖周膜间隙消失,未见根折线。

38低位垂直阻生,龈瓣红肿,盲袋无分泌物。

病例分析:

(1)主诉疾病的诊断、诊断依据和鉴别诊断。

(2)非主诉疾病的诊断和诊断依据。

(3)主诉疾病的治疗原则。

(4)全口其他疾病的治疗设计。

表 5-16-1　任务评价表

评价内容		具体分值	得分	教师评价
诊断 （主诉疾病）	11、21 嵌入性脱位			
	上唇挫裂伤			
诊断 （非主诉疾病）	38 慢性冠周炎			
诊断依据 （主诉疾病）	牙外伤史			
	临床检查所见			
	X 线片显示 11、21 根尖周膜间隙消失，未见根折线			
诊断依据 （非主诉疾病）	38 低位垂直阻生，龈瓣红肿，盲袋无分泌物			
主诉鉴别诊断	正常萌出的牙齿：辅助 X 线片			
	全脱出：辅助 X 线片			
主诉疾病治疗	局麻下复位、固定，消除咬合创伤			
	定期复诊，拍摄 X 线片，观察牙髓活力			
	上唇清创缝合术			
治疗 （其他疾病）	切除 38 远中龈瓣			

实战例题 2：请阅读例题，完成任务评价表（表 5-16-2）。

患者，女，25 岁。

主诉：前牙外伤 2 天，下唇反复溃疡 4 年。

现病史：2 天前前牙外伤冠折，急诊处理去除舌侧断片。4 年来口腔反复溃疡，每次 2~3 个黄豆大小，20 天左右愈合，溃疡愈合后有瘢痕。1 周前再次出现下唇溃疡。否认眼部、外阴溃疡及皮肤病史。

既往史：否认系统性疾病及传染病史。

家族史：母亲有口腔溃疡病史。

检查：右上中切牙大部缺损，牙髓暴露，唇侧断端位于龈上 2.5 mm，舌侧齐龈；左上中切牙 1/3 缺损，牙髓暴露，不松动。X 线片未见根折。下唇见 2 cm×2 cm 大小溃疡。

病例分析：
(1) 主诉疾病的诊断和诊断依据。
(2) 与黏膜病鉴别诊断的疾病。
(3) 主诉疾病的治疗原则。

表 5-16-2　任务评价表

评价内容		具体分值	得分	教师评价
诊断 （主诉疾病）	11、21 冠折露髓			
	下唇腺周口疮			
诊断依据 （主诉疾病）	外伤史			
	溃疡病史			
	临床检查			
	X 线片检查			
鉴别诊断 （主诉疾病）	白塞病：眼部、外阴溃疡及皮肤病史			
	创伤性溃疡：有明显局部刺激			
	癌性溃疡：火山口状，不能自行愈合			
	结核性溃疡：有全身结核病表现			
治疗原则 （主诉疾病）	11、21 根管治疗后桩核冠修复			
	寻找病因，去除致病因素，延长溃疡发作的间隔时间			
	严重者全身药物治疗			
	局部消炎止痛，促进溃疡愈合			

情境五　病例分析		任务十七　干槽症		日期	
姓名		班级		学号	

任务十七　干槽症

任务介绍

干槽症属于牙拔除术的术后并发症之一，其主要特点表现为拔牙后的剧烈疼痛和拔牙创的愈合障碍。干槽症多见于下颌后牙拔除术后，发生率最高的是下颌第三磨牙，其次是下颌第一磨牙、下颌第二磨牙，其他牙少见，前牙更为罕见。

干槽症的组织病理学表现主要是牙槽骨骨壁的骨炎或轻微的局限性骨髓炎。目前认为干槽症的病因是综合性的，是多种因素综合作用的结果，包括：感染、创伤、解剖因素、纤维蛋白溶解，以及全身因素和吸烟等。

干槽症发生在牙拔除术后 2~3 天之后，拔牙区出现持续性的剧烈疼痛，疼痛可向耳颞部、下颌区或头顶部放射，一般服用止痛药是无效的。

临床检查可发现，患者面部无明显红肿，开口受限也不严重。拔牙创剧痛，拔牙窝内可空虚，称非腐败型干槽症；拔牙窝内也可见腐败变性的血凝块，闻之有恶臭，称腐败型干槽症。临床上腐败型干槽症更为常见，但近来非腐败型干槽症的发生比例日趋增高，可能与拔牙后预防性使用抗菌药物有关。

任务实施

一、诊断

（1）牙位描述清楚。

（2）仅表现为剧痛和拔牙窝空虚的诊断为非腐败型干槽症；拔牙窝内有腐败坏死物的诊断为腐败型干槽症。

（3）有些牙拔除术可造成牙槽骨骨折或牙龈撕裂，在临床检查时应注意并做出相应诊断。

二、诊断依据

（1）牙拔除术病史，特别是下颌第三磨牙或死髓劈裂磨牙等拔牙创伤较大，手术时间较长的拔牙史。

（2）牙拔除术后反应已经逐渐减轻或消退，但术后2~3天以后发生了拔牙区域的剧烈疼痛，有放射痛，吃止痛药不能缓解，全身反应不明显，面部红肿和开口受限亦不明显。

（3）临床检查可见，拔牙窝内空虚，骨面裸露，有腐败坏死物覆盖，闻之恶臭，下颌下区可有淋巴结肿大。

三、鉴别诊断

（1）拔牙后反应性疼痛：较难拔除的牙齿因创伤较大或手术时间较长往往存在一定的术后反应，但是正常的反应性疼痛一般在拔牙术后2~3天逐渐减轻或消退。

（2）牙拔除术后感染：一般在术后3~4天出现，疼痛程度不如干槽症剧烈，同时存在明显的局部红肿和全身反应，使用抗菌药物和止痛药物能产生效果。

（3）拔除牙邻牙的牙体、牙髓、根尖周、牙周病变：在临床检查中应注意对拔除牙的邻牙和对颌牙进行认真检查，比如下颌阻生第三磨牙拔除后，下颌第二磨牙远中颈部龋暴露引起的疼痛和炎症。这些感染性疾病都有自身的临床特点，注意鉴别。

（4）急性龈乳头炎：多由机械或化学刺激引起，有明确的局部刺激因素，如食物嵌塞或不良充填体等，牙龈乳头红肿，易出血。

（5）三叉神经痛：与拔牙无关，是发生在三叉神经分布区域内的阵发性的刀割样、电击样、针刺样剧痛，大多由扳机点引起。

（6）急性上颌窦炎：与拔牙无关，主要表现为鼻塞、脓涕、面颊部疼痛。

四、治疗

局麻下彻底清创，隔离刺激，促进肉芽组织生长。

在阻滞麻醉完全无痛的状态下彻底清创，以3%过氧化氢棉球反复擦洗拔牙创，去除腐败坏死性物质，直至拔牙窝清洁无臭味，然后用0.9%氯化钠溶液冲洗，严密填入碘仿纱条（碘仿纱条可加入适量丁香油和2%丁卡因），10日后换药，去除碘仿纱条，观察创口情况。

特别注意：清创时，只有拔牙窝内存在大量的腐败坏死物才建议使用刮匙。

任务实战

实战例题 1：请阅读例题，完成任务评价表(表 5-17-1)。

患者,女,40 岁。

主诉:右下后牙拔除后疼痛 2 天,加重 1 天。

现病史:3 天前拔除左下后牙,术后轻微疼痛,昨日疼痛加重,口服"芬必得"无明显缓解。

既往史:否认全身系统病史。

检查:48 缺失,牙槽窝周围牙龈红肿,牙槽窝空虚,探痛(+++),有腐败坏死物,棉球蘸取内容物,闻及恶臭。

病例分析：

(1)主诉疾病的诊断。

(2)主诉疾病的诊断依据。

(3)主诉疾病的鉴别诊断。

(4)主诉疾病的治疗。

表 5-17-1 任务评价表

评价内容		具体分值	得分	教师评价
诊断 (主诉疾病)	48 干槽症(腐败型)			
诊断依据 (主诉疾病)	拔牙病史			
	术后 3 天剧烈放射性疼痛,吃"芬必得"不能缓解			
	48 牙槽窝周围牙龈红肿,牙槽窝空虚,探痛(+++),有腐败坏死物,棉球蘸取内容物,闻及恶臭			
	无明显全身反应			
鉴别诊断 (主诉疾病)	右下颌第二磨牙的牙体、牙髓、根尖周、牙周病变:检查邻牙			
	拔牙后反应性疼痛:术后当日出现,逐渐缓解,拔牙创正常			
	拔牙后感染:术后 3~4 天出现,有明显局部肿胀和全身反应			
	急性龈乳头炎:有明确局部刺激因素			
	三叉神经痛:扳机点			
治疗	治疗原则:局麻下彻底清创,隔离刺激,促进肉芽组织生长			
	在阻滞麻醉下以 3%过氧化氢棉球反复擦洗拔牙创,去除腐败坏死物,0.9%氯化钠溶液冲洗,严密填入碘仿纱条			
	10 日后换药,去除碘仿纱条			
	如未好转,及时复诊			

实战例题2:请阅读例题,完成任务评价表(表5-17-2)。

患者,男,30岁。

主诉:左下后牙拔出术后5天,拔牙创剧痛1天。

现病史:5天前,在一门诊行"左下智齿拔除术",术后3天伤口轻度疼痛,1天前疼痛加重,呈持续性,并向头部放射。

检查:左下第三磨牙拔牙窝空虚,有腐败坏死物残留,用棉球蘸取内容物嗅之有恶臭。左下第二磨牙远中颈部龋坏,深达牙本质深层,探酸疼,冷、热敏感,叩诊(-)。

病例分析:

(1)主诉疾病的诊断。

(2)主诉疾病的诊断依据。

(3)主诉疾病的鉴别诊断。

(4)主诉疾病的治疗。

表5-17-2 任务评价表

	评价内容	具体分值	得分	教师评价
诊断（主诉疾病）	38干槽症(腐败型)			
诊断（非主诉疾病）	37远中颈部深龋			
诊断依据（主诉疾病）	拔牙病史			
	术后3天伤口轻度疼痛,1天前疼痛加重,呈持续性,并向头部放射			
	38拔牙窝空虚,有腐败坏死物残留,用棉球蘸取内容物嗅之有恶臭。			
鉴别诊断（主诉疾病）	右下颌第二磨牙的牙体、牙髓、根尖周、牙周病变;检查邻牙			
	拔牙后反应性疼痛:术后当日出现,逐渐缓解,拔牙创正常			
	拔牙后感染:术后3~4天出现,有明显局部肿胀和全身反应			
	急性龈乳头炎:有明确局部刺激因素			
	三叉神经痛:扳机点			
治疗（主诉疾病）	治疗原则:局麻下彻底清创,隔离刺激,促进肉芽组织生长			
	在阻滞麻醉下以3%过氧化氢棉球反复擦洗拔牙创,去除腐败坏死物,0.9%氯化钠溶液冲洗,严密填入碘仿纱条			
	10日后换药,去除碘仿纱条			
	如未好转,及时复诊			

情境五　病例分析	任务十八　智齿冠周炎	日期	
姓名		班级		学号	

任务十八　智齿冠周炎

任务介绍

冠周炎是指牙齿萌出不全或阻生时，牙冠周围软组织发生的炎症。临床上以下颌第三磨牙冠周炎最常见，上颌第三磨牙和上颌尖牙发生冠周炎的概率较低。冠周炎主要发生在18~30岁的年轻人。

冠周炎的根本病因为牙齿萌出空间不足引起的阻生，导致部分牙冠龈瓣覆盖，形成较深的盲袋，食物及细菌极易嵌塞于盲袋内，加之冠部牙龈因咀嚼食物而易损伤，形成溃疡。全身抵抗力下降、局部细菌毒力增强时可引起冠周炎的急性发作。

冠周炎常以急性炎症的形式出现。冠周炎症状初期，患者自觉患侧磨牙后区胀痛不适，当咀嚼、吞咽、开口活动时疼痛加重；冠周炎急性发作时，冠周牙龈红肿明显，触痛，龈瓣下可有脓液溢出，炎症遍及咀嚼肌时出现开口受限，患侧颌下、颈深上淋巴结肿大、压痛，全身出现畏寒、发热、头痛、全身不适等症状，实验室检查可见白细胞计数增加；冠周炎转为慢性期后在临床上多无明显症状，仅局部有轻度压痛、不适。

冠周炎在急性期应以消炎、镇痛、切开引流、增强全身抵抗力的治疗为主。当炎症转入慢性期后，不可能萌出的阻生牙应尽早拔除，以防感染再发。

任务实施

一、诊断

（1）牙位描述清楚。

（2）应诊断清楚为急性冠周炎还是慢性冠周炎。

（3）冠周炎扩散至咬肌前缘与颊肌后缘间的薄弱处并穿破皮肤形成瘘，应同时诊断为面颊瘘；冠周炎扩散至相邻间隙，应同时诊断为间隙感染。

二、诊断依据

（1）有反复发作的病史。

（2）急性冠周炎临床表现为局部红肿热痛、口受限、淋巴结肿痛，全身症状明显，白细胞计数增加，慢性冠周炎口内或面颊部皮肤可形成窦道排脓。

（3）临床检查通过探诊可探及未完全萌出或阻生的牙冠。

(4)X线片可发现未萌出阻生牙的情况,慢性冠周炎时还可发现牙周骨质阴影的存在。

三、鉴别诊断

(1)下颌第一磨牙牙槽脓肿或牙周脓肿:下颌智齿冠周炎沿下颌骨外斜线向前于下颌第一磨牙颊侧黏膜转折处的骨膜下形成脓肿或破溃成瘘。应注意检查下颌第一磨牙的病变深度和牙髓活力,同时检查同侧第三磨牙的病变情况。

(2)下颌第二磨牙根尖周炎:多因第二磨牙远中深龋引起,尤其是已经出现牙槽脓肿时,应注意检查下颌第二磨牙的病变深度和牙髓活力。

(3)下颌第三磨牙区牙龈的恶性肿瘤:没有典型急性炎症的局部和全身表现,检查是否有进行性增大的新生物,伴随疼痛和功能障碍,X线片表现为骨的破坏。

(4)干槽症:有拔牙病史,疼痛为持续的放射性剧烈疼痛,可见拔牙创异常。

(5)急性龈乳头炎:多由机械或化学刺激引起,有明确的局部刺激因素,如食物嵌塞或不良充填体等,牙龈乳头红肿,易出血。

(6)三叉神经痛:发生在三叉神经分布区域内的阵发性的刀割样、电击样、针刺样剧痛,大多由扳机点引起。

(7)外伤后血肿:有外伤史,血肿起初呈紫红色瘀斑,待血肿逐渐吸收后呈现黄绿色变化。

四、治疗

急性智齿冠周炎的治疗以局部冲洗、上药为主,脓肿形成及时行切开引流术,全身给予抗生素和支持疗法,待炎症控制转为慢性期后再清理病灶。

慢性智齿冠周炎应及时清理病灶。阻生牙无保留价值,应尽早行牙拔除术,有窦道的同时应切窦道,刮净肉芽,缝合瘘口;阻生牙牙位正常且有对𬌗牙,应行冠周龈瓣切除术。

特别注意:急性冠周炎和慢性冠周炎的治疗原则不同,应根据实际诊断名称合理叙述治疗方法。

任务实战

实战例题:请阅读例题,完成任务评价表(表5-18-1)。

患者,女,30岁。

主诉:右颊部皮肤肿胀破溃反复流脓2个月。

现病史:半年前右下后牙区牙龈肿痛,右颊部肿胀,后吃消炎药缓解,具体药名和剂量不详。2个月前右下后牙区牙龈出现肿痛,右颊部皮肤红肿、破溃、流脓,口服消炎药缓解。此后颊部经常反复流脓,现皮肤有一小硬结,来诊。

既往史:否认全身系统病史。

检查:48牙冠部分萌出,远中部分牙龈覆盖,红肿,有压痛,有少许分泌物溢出。右颊部皮肤见一窦道口,少量脓液溢出,下颌下淋巴结未触及。47远中颈部龋洞,探诊不适,无叩痛,不松动。

X线片显示:48近中阻生;47远中颈部低密度影,未及髓腔,根尖周未见明显异常。

病例分析:

(1)主诉疾病的诊断。

(2)主诉疾病的诊断依据。

(3)主诉疾病的鉴别诊断。

(4)主诉疾病的治疗。

表 5-18-1　任务评价表

评价内容		具体分值	得分	教师评价
诊断 (主诉疾病)	48慢性冠周炎			
	右侧面颊部皮瘘			
诊断 (非主诉疾病)	47远中颈部深龋			
诊断依据 (主诉疾病)	病史:牙龈反复肿胀、疼痛,颊部皮肤红肿、破溃、流脓			
	临床检查:48牙冠部分萌出,远中部分牙龈覆盖,暗红,触痛;皮肤见一窦道口,溢脓			
	X线片:48近中阻生			
鉴别诊断 (主诉疾病)	下颌第二磨牙根尖周炎伴皮瘘:检查下颌第二磨牙的牙髓活力			
	下颌第一磨牙牙槽脓肿或牙周脓肿:检查下颌第一磨牙病变程度和牙髓活力			
	下颌第三磨牙区牙龈的恶性肿瘤:持续增大的新生物			
治疗 (主诉疾病)	48拔除术			
	窦道切除术			

情境五 病例分析		任务十九 口腔颌面部间隙感染		日期	
姓名		班级		学号	

任务十九　口腔颌面部间隙感染

任务介绍

感染是指由各种生物性因子在宿主体内繁殖及侵袭,导致机体产生以防御为主的一系列全身及局部组织反应的疾患。口腔颌面部感染的途径包括牙源性、腺源性、医源性、损伤性和血源性,其中以牙源性感染最为常见。

颜面及颌骨周围存在较多互相通连的潜在性筋膜间隙,其间含疏松的结缔组织,感染波及该处,则引起相应的间隙感染,感染可通过相邻间隙蔓延。根据解剖结构和感染的位置不同,可划分为不同名称的间隙。

颜面部血液循环丰富,鼻唇部静脉又常无瓣膜,致使在鼻根向两侧口角区域内发生的感染易向颅内扩散,因此该区域被称为面部的"危险三角区"。面颈部具有丰富的淋巴结,口腔、颜面及上呼吸道感染可沿相应淋巴引流途径扩散,发生区域性淋巴结炎,特别是儿童淋巴结发育尚未完善,感染易穿破淋巴结被膜,引起结外蜂窝织炎。面颈部感染可通过颈深筋膜沿气管前间隙、内脏血管隙和内脏血管后隙向颈部和纵隔扩散,形成更为广泛和严重的颈部和纵隔脓肿。

口腔颌面部感染多以化脓性炎症为主。急性期局部症状表现为红、肿、热、痛、功能障碍、引流区淋巴结肿痛;全身症状包括畏寒、发热、头痛、全身不适、乏力、食欲减退、尿量减少、舌质红、苔黄、脉速等;化验检查白细胞总数增高,中性粒细胞比例上升。慢性期症状有所缓解,可反复发作。

口腔颌面部间隙感染的治疗要从全身和局部两个方面考虑。急性期全身应视情况给予抗炎和支持治疗,局部保持清洁,外敷中草药等。局部一旦形成脓肿则及时切开引流,待炎症控制后彻底清除病灶。

任务实施

一、眶下间隙感染

眶下间隙位于眼眶下方,上颌骨前壁与面部表情肌之间。上界为眶下缘,下界为上颌骨牙槽突,内界为鼻侧缘,外界为颧骨,内有眶下神经、内眦动脉、面前静脉等走行。

眶下间隙感染多见于上颌切牙至上颌第一前磨牙的根尖化脓性炎症或牙槽脓肿,此外,也因上颌骨骨髓炎的脓液穿破骨膜形成,或来自鼻侧及上唇底部的化脓感染。

(一)诊断

(1)部位描述清楚(左侧还是右侧)。

(2)眶下间隙感染可沿面静脉、内眦静脉、眼静脉向颅内扩散,若患者出现头部剧烈疼痛、眼球前凸、恶心呕吐,则应同时诊断为海绵窦血栓性静脉炎。

(二)诊断依据

(1)有牙痛的病史,可在上颌切牙至上颌第一前磨牙范围内找到病灶牙。

(2)眶下区或鼻旁区皮肤红肿,全身症状明显,实验室检查白细胞计数增加。

(3)肿胀导致鼻唇沟变浅或者消失,亦可因波及下睑,导致下睑水肿,睑裂变小,患者出现睁眼困难。感染期可激惹眶下神经,引起不同程度的疼痛。

(三)治疗

(1)全身给予抗炎和支持治疗。

(2)局部保持清洁,外敷中草药。

(3)一旦脓肿形成,及时切开引流。切口位置:上颌尖牙至上颌第一前磨牙口腔前庭黏膜转折处。

(4)炎症控制后及时处理病灶牙。

二、颞下间隙感染

颞下间隙邻近颅腔,处于颌面深部诸间隙的中央。前界为上颌骨的后面,后界为腮腺深叶,内界为蝶骨翼外板,外界为下颌支上份及颧弓,上界为蝶骨大翼的颞下面和颞下嵴,下界为翼外肌下缘平面。翼下颌间隙位于颞下间隙的正下方。

颞下间隙感染多为相邻间隙感染扩散引起,如翼下颌间隙,此外也可见于上牙槽后神经阻滞麻醉消毒不严引起的医源性感染或者上颌磨牙的根尖周感染。

(一)诊断

(1)部位描述清楚(左侧还是右侧)。

(2)颞下间隙感染可沿卵圆孔和棘孔向颅内扩散,若患者出现头部剧烈疼痛、眼球前凸、恶心呕吐,则应同时诊断为海绵窦血栓性静脉炎。

(二)诊断依据

(1)有牙痛的病史。

(2)颞下间隙位置深且隐蔽,感染后外观不明显,仔细检查可见颧弓上、下微肿,有深压痛,开口受限明显。全身症状明显,实验室检查白细胞计数增加。

(3)颞下间隙感染多为相邻间隙感染扩散所致,因此常表现为多间隙感染的症状,可伴有颞部、腮腺咬肌区、颊部和上颌结节区的肿胀。

(三)治疗

(1)全身积极应用大剂量抗菌药物治疗和支持治疗。

(2)局部保持清洁,外敷中草药。

(3)一旦脓肿形成,及时切开引流;若伴有相邻间隙感染,应与相邻间隙贯通,一并引流。切口位置:沿下颌角下作弧形切口。

(4)炎症控制后及时处理病灶牙。

三、咬肌间隙感染

咬肌间隙位于下颌升支外侧骨壁与咬肌之间。由于咬肌在下颌支及其角部附着宽广紧密,故潜在性咬肌间隙位于下颌支上段的外侧部位,前邻磨牙后区,后为腮腺。咬肌间隙感染是口腔颌面部最为常见的间隙感染之一。

咬肌间隙感染多来自下颌第三磨牙,最常见于下颌智齿冠周炎,其次为下颌磨牙的根尖周炎症,也可来源于磨牙后三角区黏膜的感染,偶见化脓性腮腺炎扩散所致。

(一)诊断

(1)部位描述清楚(左侧还是右侧)。

(2)咬肌间隙紧邻下颌升支的外侧骨壁,若检查时发现患者下颌升支外侧骨壁粗糙不平,或者X线片显示下颌升支外侧骨壁呈粗糙影像,则应同时诊断为下颌骨边缘性骨髓炎。

(二)诊断依据

(1)有牙痛的病史。

(2)下颌支和下颌角为中心的咬肌区肿胀、压痛,开口受限明显。全身症状明显,实验室检查白细胞计数增加。

(3)由于咬肌肥厚,即便脓肿形成,波动感常不典型。

(三)鉴别诊断

1.急性化脓性腮腺炎

此病多以耳垂为中心,可见腮腺乳头红肿,腮腺导管口有脓液溢出。

2.下颌升支外侧的边缘性骨髓炎

探查下颌升支外侧骨壁粗糙不平,X线片显示粗糙影像。

(四)治疗

(1)全身给予抗炎和支持治疗。

(2)局部采用物理疗法,保持清洁,外敷中草药。

(3)一旦脓肿形成,及时切开引流。切口位置:绕下颌角作弧形切口,距离下颌体下缘2 cm,切口长3~5 cm。

(4)炎症控制后及时处理病灶牙。

四、翼下颌间隙感染

翼下颌间隙位于下颌升支内侧骨壁与翼内肌之间。前界为颞肌、颊肌及翼下颌韧带,后界为下颌支后缘及腮腺,上界为翼外肌下缘,下界为翼内肌所附着,呈一个底在上、尖在下的三角形。该间隙内有下牙槽神经、舌神经及下牙槽动、静脉走行。

翼下颌间隙感染最常见于下颌智齿冠周炎,其次为下颌磨牙的根尖周炎症,也可见于下牙槽神经阻滞麻醉消毒不严引起的医源性感染,此外相邻间隙感染扩散亦可波及。

(一)诊断

(1)部位描述清楚(左侧还是右侧)。

(2)翼下颌间隙紧邻下颌升支的内侧骨壁,若检查时发现患者下颌升支内侧骨壁粗糙不平,或者X线片显示下颌升支内侧骨壁呈粗糙影像,则应同时诊断为下颌骨边缘性骨髓炎。

(二)诊断依据

(1)有牙痛的病史。

(2)开口受限明显,伴有咀嚼和吞咽疼痛。翼下颌皱襞处黏膜水肿,下颌升支后缘内侧轻度肿胀。全身症状明显,实验室检查白细胞计数增加。

(3)由于翼下颌间隙位置深在,很难触及波动感,故可因延误诊断而导致感染向相邻间隙扩散,如合并颞下间隙、咽旁间隙、下颌下间隙等,引起多间隙感染。

(三)治疗

(1)全身给予抗炎和支持治疗。

(2)局部采用物理疗法,保持清洁,外敷中草药。

(3)一旦脓肿形成,及时切开引流。切口位置:绕下颌角作弧形切口,距离下颌体下缘2 cm,切口长3~5 cm。

(4)炎症控制后及时处理病灶牙。

五、下颌下间隙感染

下颌下间隙位于下颌下三角内,由二腹肌前、后腹与下颌体下缘围成,下颌下间隙中包含下颌下腺、下颌下淋巴结,并有面动脉、面静脉、舌神经和舌下神经走行。下颌下间隙经下颌舌骨肌后缘与舌下间隙相续,向后内与翼下颌间隙、咽旁间隙相邻,向前与颏下间隙相连,向下与颈动脉三角相邻,可蔓延成口底多间隙感染。

下颌下间隙感染最常见于下颌智齿冠周炎、下颌后牙的根尖周炎症,其次为下颌下化脓性淋巴结炎,化脓性下颌下腺炎有时也可继发下颌下间隙感染。

(一)诊断

(1)部位描述清楚(左侧还是右侧)。

(2)下颌下间隙感染可向舌下间隙扩散,若检查时发现患者口底后份肿胀、舌运动疼痛,吞咽不适等症状,则应同时诊断为舌下间隙感染。

(二)诊断依据

(1)有牙痛的病史。

(2)下颌下区丰满,下颌体下缘轮廓消失、按压疼痛,有明显的凹陷性水肿。全身症状明显,实验室检查白细胞计数增加。

(3)下颌下间隙与舌下间隙相通,感染可相互扩散。

(三)鉴别诊断

1.下颌下化脓性淋巴结炎

下颌下化脓性淋巴结炎肿胀范围多局限。

2.下颌下腺炎

检查下颌下腺导管开口处红肿,可有脓性分泌物溢出。

(四)治疗

(1)全身给予抗炎和支持治疗。

(2)局部采用物理疗法,保持清洁,外敷中草药。

(3)一旦脓肿形成,及时切开引流。切口位置:距离下颌体下缘 2 cm 作与下颌体下缘平行的切口。

(4)炎症控制后及时处理病灶牙。

六、口底多间隙感染

口底多间隙感染又叫作口底蜂窝织炎,是指双侧下颌下间隙、舌下间隙及颏下间隙同时发生的广泛感染。感染可表现为以金黄色葡萄球菌为主引起的化脓性口底蜂窝织炎,也可表现为以厌氧菌或腐败坏死性细菌为主引起的腐败坏死性口底蜂窝织炎,后者又被称为卢德维希咽峡炎。

口底多间隙感染常来自下颌牙的根尖周炎、牙周脓肿、骨膜下脓肿、冠周炎、颌骨骨髓炎等牙源性途径,也可来自下颌下腺炎、淋巴结炎和急性扁桃体炎,还可见于口底软组织损伤和下颌骨的损伤。

口底蜂窝织炎无论是化脓性还是腐败坏死性,局部和全身反应均很严重,患者主要危险为呼吸梗阻和全身中毒反应。

(一)诊断

(1)化脓性口底蜂窝织炎。

(2)腐败坏死性口底蜂窝织炎(卢德维希咽峡炎)。

(二)诊断依据

腐败坏死性口底蜂窝织炎(卢德维希咽峡炎):

(1)有广泛的副性水肿,水肿范围上可及面部,下可至胸部。

(2)病变处皮肤呈紫红色,无弹性,红肿坚硬。

(3)皮下有气体产生,可扪及捻发音。

(4)内容物为咖啡色、稀薄、恶臭且混有气泡的液体。

(5)患者因呼吸梗阻出现"三凹征"。

(6)全身反应严重,出现中毒症状。

(三)治疗

(1)全身积极应用大剂量抗菌药物治疗和支持治疗。

(2)局部早期广泛切开,充分引流。切口位置:在双侧下颌下和颏下做与下颌骨平行的"衣领"状或倒"T"形切口。用3%过氧氢或1∶5000高锰酸钾溶液反复冲洗,每日冲洗4~6次。

(3)炎症控制后及时处理病灶牙。

任务实战

实战例题:请阅读例题,完成任务评价表(表5-19-1)。

患者,女,25岁。

主诉:右下牙疼痛2天伴右侧下颌下肿胀1天余。

现病史:2天前右下后牙疼痛,1天前右下颌下区肿胀,剧烈疼痛,口服消炎药无明显缓解,有发热病史。

既往史:否认全身高血压、心脏病、糖尿病等系统病史。

检查:右侧下颌下丰满,下颌下三角肿胀,下颌骨下缘轮廓消失,皮肤紧缩,凹陷性水肿。右侧下颌下触及肿大淋巴结,压痛。张口度1横指,48部分萌出,远中龈瓣覆盖,红肿,有脓液溢出。

X线片显示48呈近中阻生。

病例分析:

(1)主诉疾病的诊断。

(2)主诉疾病的诊断依据。

(3)主诉疾病的治疗。

表5-19-1 任务评价表

评价内容		具体分值	得分	教师评价
诊断 (主诉疾病)	右侧下颌下间隙感染			
	48急性冠周炎			
诊断依据 (主诉疾病)	病史:先出现右下后牙痛,后出现右下颌下三角区肿胀			
	临床检查:右侧下颌下丰满,下颌下三角肿胀,下颌骨下缘轮廓消失,皮肤紧缩,凹陷性水肿,口内见病灶牙			
	X线片:48近中阻生			
治疗 (主诉疾病)	全身抗感染治疗及支持治疗			
	局部保持清洁,外敷中草药			
	脓肿切开引流			
	炎症控制后拔除48			

情境五　病例分析		任务二十　口腔颌面部创伤		日期	
姓名		班级		学号	

任务二十　口腔颌面部创伤

任务介绍

口腔颌面部创伤最常由交通事故等意外伤害造成。随着汽车工业和交通事业的迅速发展,交通事故造成口腔颌面部创伤的占比继续提升,约占30%~40%。

口腔颌面部血运丰富,组织抗感染与再生修复能力较强,但伤后出血较多,易形成血肿;口腔颌面部创伤可伴有牙齿的移位和咬合关系的紊乱,这是颌骨骨折的重要诊断依据;口腔颌面部上接颅脑,外伤时易并发颅脑损伤;口腔颌面部下连颈部,外伤时可并发颈部损伤,出现大出血或高位截瘫;口腔颌面部在呼吸道始端,损伤时可因组织移位、肿胀、舌后坠、血凝块和分泌物的堵塞而影响呼吸或发生窒息;口腔颌面部损伤易引起腮腺、面神经及三叉神经受损,导致涎瘘、面瘫、受损三叉神经分布区域麻木感等;口腔颌面部受创伤,要注意保持口腔卫生,预防感染;口腔颌面部受损伤后,常有不同程度的面部畸形,应尽早恢复患者容貌,减轻患者心理负担。

口腔颌面部损伤时,可能同时伴发其他部位的损伤和危及生命的并发症。在诊治过程中,应做全面检查,并迅速判断伤情,根据伤情的轻重缓急,妥善决定救治的先后步骤。

任务实施

一、口腔颌面部软组织创伤

(一)诊断

(1)部位描述清楚。

(2)根据口腔颌面部软组织创伤特点,诊断为擦伤、挫伤、刺割伤、撕裂或撕脱伤和咬伤。

(3)口腔颌面部创伤易引起腮腺、面神经及三叉神经受损,若出现上述解剖结构损伤,应做出诊断。

(4)口腔颌面部创伤可能出现危及生命的并发症,如窒息、颅脑损伤等,治疗时应按照轻重缓急的救治原则。

(二)诊断依据

(1)外伤史。

(2) 各种类型软组织创伤的诊断：

1) 擦伤：皮肤表层破损，创面常附着泥沙或其他异物，有点、片状创面或少量点状出血。由于皮肤感觉神经末梢暴露，痛感明显。

2) 挫伤：皮下及深部组织遭受力的挤压损伤而无开放创口，伤处的小血管和淋巴管破裂，常有组织内渗血而形成瘀斑，甚至发生血肿。

3) 刺割伤：创缘整齐。刺伤的创口小而伤道深，多为非贯通伤；切割伤的创口大而伤道浅。

4) 撕裂或撕脱伤：为较大的机械力将组织撕裂或撕脱，或被大型动物撕扯，如长发被卷入机器中，可将大块头皮撕裂或撕脱，甚至整个头皮连同耳郭、眉毛及上睑被同时撕脱，出血多，疼痛剧烈，创缘多不整齐，呈锯齿状，皮下及肌组织均有挫伤，常有骨面裸露，伴开放性骨折。

5) 咬伤：可被动物或人咬伤，有齿痕。被大型动物咬伤可表现为撕裂或撕脱伤。

(三) 鉴别诊断

通过辅助检查，如 X 线片和 CT 等进行鉴别诊断。必要时应与其他专科医师进行会诊，评估患者的全面情况。

(四) 治疗

口腔颌面部软组织创伤的患者只要全身情况允许，或经过急救好转，条件具备，即应尽早对创口采用清创缝合术。清创术是预防创口感染和促进愈合的基本方法。一般原则是伤后越早进行越好，总的原则是 6~8 小时内进行。口腔颌面部由于血循环丰富、组织抗感染能力强，超出这个时间仍可做清创处理和早期缝合创口。

根据伤情，应给予抗生素治疗，预防感染；位置深在或不洁的伤口，应注射破伤风抗毒素；被动物咬伤应注射狂犬疫苗。

(1) 擦伤：清洁创面，去除附着的异物，无菌凡士林纱布覆盖，或任其干燥结痂自行愈合。

(2) 挫伤：止血、止痛、预防感染、促进血肿吸收和恢复功能。已形成血肿者，24 小时内冷敷，减轻肿胀，2 天后可用热敷，促进血肿吸收及消散；若血肿较大，可在无菌条件下，用粗针头将瘀血抽出并加压包扎；血肿若感染，及时切开引流，应用抗生素。

(3) 刺割伤：尽早行清创缝合术。应注意探查面神经主干、分支以及腮腺导管有无断裂，并做出相应处理。

(4) 撕裂或撕脱伤：及时清创，组织复位缝合；完全撕脱者立即行血管吻合组织再植；如无血管吻合，伤后 6 小时内，可将撕脱的皮肤在清创后切削成全厚或中厚层皮片做再植术；如撕脱的组织瓣损伤较重，伤后已超过 6 小时，则在清创后切取健康皮片游离移植消灭创面。

(5) 咬伤：根据伤情，尽早行清创缝合术。

二、颌面部骨折

（一）牙槽突骨折

1.诊断依据

（1）多见于上颌前部,牙槽突骨折可伴有牙外伤和邻近软组织的损伤,摇动损伤区某一牙时,可见邻近数牙及骨折片随之移动。骨折片移位可引起咬合关系紊乱。

（2）拍摄 X 线片辅助诊断。

2.治疗

局麻下将牙槽突和牙齿复位,恢复正常的咬合关系,然后利用牙弓夹板进行单颌固定。为稳定可靠,单颌固定应跨过骨折线至少 3 个正常牙位。

（二）下颌骨骨折

1.诊断

（1）位置描述清楚。

（2）根据骨折部位诊断为正中联合部骨折、颏孔区骨折、下颌角骨折和髁突颈部骨折。

2.诊断依据

（1）骨折段移位:影响下颌骨骨折后骨折段移位的主要因素为咀嚼肌的牵拉。

1）正中联合部骨折:单发骨折,常无明显移位;两侧双发骨折,正中骨折段因降颌肌群的作用而向下、后方退缩;粉碎性骨折或有骨质缺损,两侧骨折段受下颌舌骨肌的牵拉可向中线移位,下颌牙弓变窄,后两种骨折都可使舌后坠,可引起呼吸困难,甚至有窒息的危险。

2）颏孔区骨折:一侧颏孔区骨折,前骨折段因所附降颌肌群的牵拉而向下方移位,并稍偏向外侧;后骨折段则因升颌肌群的牵引,向上、前方移位,且稍偏向内侧;双侧颏孔区骨折时两侧后骨折段因升颌肌群牵拉而向上、前方移位;前骨折段则因降颌肌群的作用而向下、后方移位,致颏部后缩及舌后坠。

3）下颌角骨折:骨折线位于下颌角,骨折段可不发生移位;骨折线位于肌肉附着处之前,前骨折段因降颌肌群的牵拉而向下、内移位,而后骨折段则因升颌肌群的牵引而向上、前移位。

4）髁突颈部骨折:骨折线位于翼外肌附着下方,折断的髁突由于受翼外肌牵拉而向前、内移位。单侧髁突颈部骨折,患侧下颌向外侧及后方移位,不能做侧方运动,骨折端后牙早接触,前牙及对侧牙可出现开颌;双侧髁突颈部骨折,下颌不能做前伸运动,下颌升支向后、上移位,后牙早接触,前牙开颌更明显,侧方运动受限。

（2）咬合错乱:是颌骨骨折常见的体征,对颌骨骨折的诊断与治疗有重要意义。

（3）骨折段异常动度:正常情况下下颌骨运动是整体活动,骨折时出现异常活动。

（4）下唇麻木:下颌骨骨折伤及下牙槽神经时,会出现下唇麻木。

（5）开口受限:原因是疼痛和升颌肌群痉挛。

（6）牙龈撕裂:骨折处可见牙龈撕裂、变色和水肿。

（7）触诊:可明确骨折部位,如怀疑下颌骨骨折,可用手指放在可疑骨折线两侧的牙列上颌和下颌缘处,两手做反方向运动,以了解下颌骨有无异常动度和摩擦音。

(8)X线片检查:下颌骨骨折时,可拍摄全口曲面体层片、下颌骨侧位及前后位片;髁突骨折可用关节断层及薛氏位等。

3.治疗

(1)颌骨骨折若合并颅脑损伤、重要脏器或肢体严重损伤,全身情况不佳时,应按照轻重缓急的救治顺序,待全身情况稳定后,再进行骨折的处理。

(2)手术切开,坚强内固定。

(3)骨折线上的牙齿应当尽量保留。若骨折线上的牙出现松动、折断、龋坏、牙根裸露过多或有炎症,则予以拔除,以防骨创感染或并发颌骨骨髓炎。儿童颌骨骨折后,如恒牙胚已暴露并出现感染,也应拔除。

(三)上颌骨骨折

1.诊断

(1)位置描述清楚。

(2)根据骨折线位置诊断为 Le Fort Ⅰ 型骨折、Le Fort Ⅱ 型骨折或 Le Fort Ⅲ 型骨折。

2.诊断依据

(1)骨折线。

1)Le Fort Ⅰ 型骨折:又称上颌骨低位骨折或水平骨折。骨折线从梨状孔水平、牙槽突上方向两侧水平延伸至上颌翼突缝。

2)Le Fort Ⅱ 型骨折:又称上颌骨中位骨折或锥形骨折。骨折线自鼻额缝向两侧横过鼻梁、内侧壁、眶底、颧上颌缝,再沿上颌骨侧壁至翼突。有时可波及筛窦达颅前凹,出现脑脊液鼻漏。

3)Le Fort Ⅲ 型骨折:又称上颌骨高位骨折或颧弓上骨折。骨折线自鼻额缝向两侧横过鼻梁、眶部,经颧额缝向后达翼突,形成颅面分离,常使面中部凹陷、变长。此型骨折多伴有颅底骨折或颅脑损伤,出现耳、鼻出血或脑脊液漏。

(2)骨折块移位:影响上颌骨骨折后骨折段移位的主要因素是外力,其次是重力,骨折段在重力的影响下向下、后方移位,可能导致气道堵塞,引起窒息。

(3)咬合错乱:上颌骨骨折块移位必然引起咬合关系错乱。如一侧上颌骨向下移位较多,该侧就出现咬合早接触。如上颌骨与翼突同时骨折,因翼内肌向下牵拉,常使后牙早接触,而前牙开颌。

(4)眶及眶周变化:上颌骨骨折时眶内及眶周常伴有组织内出血水肿,形成特有的"眼镜症状",表现为眶周瘀斑、睑、球结膜下出血,或有眼球移位而出现复视等。

(5)颅脑损伤:上颌骨骨折时常伴发颅脑损伤或颅底骨折,出现脑脊液漏等。

(6)触诊:可明确骨折部位,如怀疑上颌骨或面中部骨折,应重点触摸眶下缘、颧牙槽嵴有无台阶感,颧额缝有无凹陷分离。以手指或器械捏住上颌前牙,摇动上颌骨有无浮动感等。

(7) X 线片检查:上颌骨骨折时,可拍摄华氏位、铁氏位、颧弓切线位、上颌咬合片等,必要时可加拍颅底位检查颅底。

3.治疗

(1)颌骨骨折若合并颅脑损伤、重要脏器或肢体严重损伤,全身情况不佳时,应按照轻重缓急的救治顺序,待全身情况稳定后,再进行骨折的处理。

(2)手术切开,坚强内固定。

(3)骨折线上的牙齿应当尽量保留。若骨折线上的牙出现松动、折断、龋坏、牙根裸露过多或有炎症,则予以拔除,以防骨创感染或并发颌骨骨髓炎。儿童颌骨骨折后,如恒牙胚已暴露并出现感染,也应拔除。

(四)颧骨及颧弓骨折

1.临床表现

(1)颧面部塌陷:颧骨及颧弓骨折多发生内陷移位,早期可见颧面部塌陷,随后由于局部肿胀,塌陷不明显,消肿后又出现塌陷。

(2)开口受限:骨折块发生内陷移位,压迫颞肌和咬肌,阻碍喙突运动,导致开口受限。

(3)复视:颧骨骨折移位后,可因眼球移位、外展肌渗血和局部水肿及撕裂的眼下斜肌嵌入骨折线中,限制眼球运动等原因而发生复视。

(4)瘀斑:眶周皮下、眼睑和结膜下可有出血性瘀斑。

(5)神经症状:若造成眶下神经损伤,眶下区有麻木感;若损伤面神经颧支,则发生眼睑闭合不全。

2.诊断依据

(1)视诊:结合临床表现。

(2)触诊:骨折局部有压痛,颧额缝、颧上颌缝及眶下缘可触及台阶感。若从口内沿前庭沟向后上方触诊,可检查颧骨与上颌骨、冠突之间的间隙是否变小。

(3) X 线片检查:常采用鼻颏位和颧弓切线位,颧弓骨折 X 线片显示呈"M"形或"V"形。

3.治疗

(1)保守治疗:不移位或者轻度移位,无开口受限,无明显畸形,无复视,无神经受压等功能障碍者,可采用保守治疗。

(2)手术治疗:凡有塌陷畸形、开口受限、复视者,均为手术的适应证。

任务实战

实战例题:请阅读例题,完成任务评价表(表5-20-1)。

患者,男,28岁。

主诉:左面部刀砍伤2小时。

现病史:2小时前,与人争执后被人用菜刀砍伤左侧面部,出血明显,来我院就诊。伤后患者无昏迷、恶心、呕吐等,一般情况可。

既往史：否认全身系统病史。

检查：左侧颧弓中份纵行向下达下颌骨下缘处可见约 15 cm×3 cm 的伤口，创缘齐，深达腮腺，无活动性出血，左侧鼻唇沟变浅，左侧眼睑闭合功能障碍，左侧腮腺导管口无分泌物。

病例分析：

(1)诊断。

(2)诊断依据。

(3)鉴别诊断。

(4)治疗设计。

表 5-20-1 任务评价表

评价内容		具体分值	得分	教师评价
诊断 （主诉疾病）	左面部割伤			
	左侧面神经颧支、颊支损伤			
	左侧腮腺导管损伤			
诊断依据 （主诉疾病）	外伤史			
	临床检查所见			
鉴别诊断 （主诉疾病）	擦伤：表浅			
	挫伤：无开放性创口			
	撕裂或撕脱伤：创缘不整齐			
	咬伤：有齿痕			
治疗设计 （主诉疾病）	全麻下清创缝合术			
	左侧面神经颧支显微外科吻合术			
	左侧面神经颊支显微外科吻合术			
	左侧腮腺导管吻合术			

情境五 病例分析	任务二十一 口腔颌面部囊性病变（助理不考）	日期	
姓名		班级		学号		

任务二十一　口腔颌面部囊性病变（助理不考）

任务介绍

口腔颌面部囊性病变中最常见的是囊肿，包括唾液腺黏液囊肿、软组织囊肿和骨组织囊肿。囊肿的生长特点类似良性肿瘤，往往生长缓慢且无明显自觉症状。唾液腺黏液囊肿常见于青少年,反复发作,有消长史;软组织囊肿在囊肿发生区域可以出现膨隆、肿胀以及相应的特征性表现;骨组织囊肿,即颌骨囊肿,在早期阶段由于没有明显的自觉症状,较难发现,随着囊肿不断地增大,可以出现牙齿松动、移位,甚至脱落,引起面部的膨隆畸形,甚至出现颌骨的病理性骨折。囊肿一旦出现继发感染,局部会表现出红、肿、热、痛等症状,全身会有发热反应,此时应该先控制感染,再进行囊肿的治疗。

口腔颌面部囊性病变还包括牙源性角化囊肿。它好发于下颌骨,临床特点与颌骨囊肿极为相似,但它不属于颌骨囊肿,而是一种牙源性肿瘤。

成釉细胞瘤如果囊性成分较多,可以通过穿刺与牙源性颌骨囊肿和牙源性角化囊肿进行鉴别诊断。

任务实施

一、唾液腺黏液囊肿

唾液腺黏液囊肿根据病因和病理表现不同,可以分为外渗性黏液囊肿和潴留性黏液囊肿。外渗性黏液囊肿更为常见,约占80%,多因创伤引起;潴留性黏液囊肿的发病原因主要是导管系统的部分堵塞。

(一)诊断

(1)黏液囊肿。

(2)舌下腺囊肿。

舌下腺囊肿临床上可分为三型:单纯型、口外型(潜突型)和哑铃型。

(二)诊断依据

1.黏液囊肿

黏液囊肿常见于青少年,是最常见的小唾液腺囊肿,好发于下唇和舌尖腹侧,主要由患者不自觉地咬下唇或舌体运动受到下前牙的摩擦使黏膜下腺体受伤,黏液外渗所致。囊肿呈半透明、浅蓝色的小泡,状似水包,大多为黄豆至樱桃大小,质软而有弹性。囊肿容易被咬破而破裂,流出蛋清样透明黏稠液体,囊肿消失,随后黏液充盈,再次形成囊肿。囊肿反复破损后表现为白色瘢痕状突起。

2.舌下腺囊肿

舌下腺囊肿常见于青少年,临床上可分为三型。

(1)单纯型:单纯型是舌下腺囊肿的典型表现,占大多数,又被称作"蛤蟆肿"。囊肿位于下颌舌骨肌以上的舌下区,呈浅紫蓝色,常位于口底的一侧,有时可扩展至对侧,较大的囊肿可将舌抬起,状似"重舌"。

(2)口外型(潜突型):表现为下颌下区肿物,而口底囊肿表现不明显,穿刺可抽出蛋清样黏稠液体。

(3)哑铃型:为单纯型和口外型的混合型,口内舌下区及口外下颌下区均可见囊性肿物。

（三）鉴别诊断

1.舌下腺囊肿（单纯型）与口底皮样囊肿鉴别

皮样囊肿呈面团样，穿刺可抽出白色豆渣样内容物。

2.舌下腺囊肿（口外型）与囊性水瘤鉴别

囊性水瘤是大囊型的淋巴管畸形，透光试验阳性，内容物为淡黄色水样液体。

（四）治疗

1.黏液囊肿

局部麻醉下，连同囊肿和周围相连的腺体一并切除。

2.舌下腺囊肿

（1）口内切开，摘除舌下腺。

（2）若囊肿潜突进入下颌下区，在舌下腺切除后，还应吸尽囊腔内的涎液，加压包扎。

二、软组织囊肿

口腔颌面部的软组织囊肿多为潴留性囊肿或者先天发育性囊肿。皮脂腺囊肿是口腔颌面部最常见的囊肿，为潴留性囊肿；皮样或表皮样囊肿、甲状舌管囊肿和鳃裂囊肿均为先天发育性囊肿。

（一）诊断

1.皮脂腺囊肿

中医称其为"粉瘤"，主要为皮脂腺排泄管阻塞，皮脂腺囊状上皮因逐渐增多的内容物膨胀而形成的潴留性囊肿。若伴发感染，则诊断为皮脂腺囊肿（伴感染）。

2.皮样或表皮样囊肿

皮样或表皮样囊肿为胚胎发育时期遗留于组织中的上皮细胞发展形成的囊肿；后者也可以由于损伤、手术使上皮细胞植入而形成。皮样囊肿囊壁较厚，由皮肤和皮肤附件构成。囊腔内有脱落的上皮细胞、皮脂腺、汗腺和毛发等结构，中医称为"发瘤"。表皮样囊肿囊壁中无皮肤附件。

3.甲状舌管囊肿

胚胎发育第4周时，第一对咽囊之间，咽腔腹侧壁的内胚层向下方陷入，形成一个憩室状结构，即甲状腺始基；以后逐渐向下面的间质内伸展，借甲状舌管和咽表面的上皮粘连。第6周时，甲状舌管自行消失，在起始点处仅留一浅凹，即舌盲孔。如甲状舌管不消失，残存上皮分泌物聚积可形成先天性甲状舌管囊肿。若甲状腺下移过程发生障碍，则可异位于此下降路线上的任何一点。

（二）诊断依据

1.皮脂腺囊肿

皮脂腺囊肿常见于面部，小的如豆，大则可至小柑橘样。囊肿位于皮内，并向皮肤表面突出。囊壁与皮肤紧密粘连，中央可有一"色素点"。囊内为白色凝乳状皮脂腺分泌物。

皮脂腺囊肿发生缓慢,呈圆形,与周围组织界线明显,质地软,无压痛,可以活动。一般无自觉症状,如继发感染时可有疼痛、化脓。

2. 皮样或表皮样囊肿

皮样或表皮样囊肿多见于儿童及青年。皮样囊肿好发于口底、颏下,表皮样囊肿好发于眼睑、额、鼻、眶外侧、耳下等部位。皮样或表皮样囊肿一般无自觉症状,生长缓慢,呈圆形,囊膜表面的黏膜或皮肤光滑,囊肿与周围组织、皮肤或黏膜均无粘连,触诊时囊肿坚韧而有弹性,似面团样。囊内为白色豆渣样分泌物。

位于口底正中,下颌舌骨肌、颏舌骨肌或颏舌肌以上的囊肿,体积增大时可以将舌推向上方,使舌体抬高,影响语言,甚至发生吞咽和呼吸功能障碍;位于下颌舌骨肌或颏舌骨肌以下者,则主要向颏部发展。

3. 甲状舌管囊肿

甲状舌管囊肿多见于1~10岁的儿童,亦可见于成年人。其可发生于颈正中线,自舌盲孔至胸骨切迹间的任何部位,但以舌骨上、下部为最常见。位于舌骨以下的囊肿,舌骨体与囊肿之间可能扪到坚韧的索条与舌骨体粘连,囊肿可随吞咽及伸舌等动作而移动。囊肿生长缓慢,呈圆形,临床上常见者多如胡桃大,位于颈正中部位,有时微偏一侧。质软,周界清晰,与表面皮肤及周围组织无粘连。穿刺检查可抽出透明、微混浊的黄色稀薄或黏稠性液体。

患者多无自觉症状。若囊肿发生于舌盲孔下面或前、后部,可使舌根部肿胀,发生吞咽、语言及呼吸功能障碍。囊肿可以经过舌盲孔与口腔相通而继发感染。囊肿感染自行破溃,或误诊为脓肿行切开引流,则形成甲状舌管瘘。亦可见出生后即存在的原发瘘。甲状舌管瘘如长期不治,还可以发生癌变。

(三) 鉴别诊断

1. 皮脂腺囊肿与表皮样囊肿

皮脂腺囊肿表面中央可有一"色素点",表皮样囊肿呈面团样。

2. 皮样囊肿与舌下腺囊肿

皮样囊肿呈面团样,穿刺可抽出白色豆渣样内容物;舌下腺囊肿常位于一侧舌下区,蓝紫色肿物,有反复发作的病史,穿刺可抽出蛋清样黏稠液体。

3. 甲状舌管囊肿与舌异位甲状腺

舌异位甲状腺可简称舌甲状腺。舌甲状腺常位于舌根部或舌盲孔的咽部,呈瘤状突起,表面紫蓝色,质地柔软,周围界线清楚。患者常有语音不清的症状,呈典型的"含橄榄"语音;较大时可出现吞咽困难和不同程度的入睡后呼吸困难等梗阻症状。在婴幼儿期,可由于巨大甲状腺异位导致呼吸困难;在成人还可发生舌甲状腺腺瘤。用核素^{131}I扫描时,可见异位甲状腺部位有核素浓聚。

(四) 治疗

1. 皮脂腺囊肿

局麻下手术切除。沿皮纹方向做梭形切口,切除囊肿以及与囊壁粘连的皮肤。若囊肿伴发感染,应先行抗感染治疗,及时切开排脓。

2.皮样或表皮样囊肿

手术摘除。

3.甲状舌管囊肿

彻底将囊肿或瘘管,连同舌骨中份一并切除。

三、骨组织囊肿(颌骨囊肿)

颌骨囊肿包括牙源性颌骨囊肿和非牙源性颌骨囊肿。牙源性颌骨囊肿更为常见,由成牙组织或牙的上皮或上皮剩余演变而来。

(一)诊断

1.根尖周囊肿

根尖周囊肿是由于根尖周肉芽肿受慢性炎症的刺激,引起牙周膜内的上皮残余增生,增生的上皮团中央发生变性与液化,周围组织液不断渗出,逐渐形成囊肿。如果根尖周肉芽肿在拔牙后未作适当处理,仍残留在颌骨内而发生的囊肿,则称为残余囊肿。

2.始基囊肿

始基囊肿发生于成釉器发育的早期阶段,牙釉质和牙本质形成之前。在炎症和损伤刺激后,成釉器的星形网状层发生变性,并有液体渗出,蓄积其中而形成囊肿。

3.含牙囊肿

含牙囊肿又称滤泡囊肿。牙冠或牙根形成之后,在缩余釉上皮与牙冠面之间出现液体渗出而形成含牙囊肿。含牙囊肿可来自1个牙胚(含1颗牙),也有来自多个牙胚(含多颗牙)者。

(二)诊断依据

根尖周囊肿多发生于前牙,可在口内发现深龋、残根或死髓牙。

始基囊肿好发于下颌第三磨牙区及下颌支部。

含牙囊肿好发于下颌第三磨牙区和上颌尖牙区,囊壁通常连于牙颈部,牙冠朝向囊腔。

始基囊肿和含牙囊肿均可伴有先天缺牙或有多余牙,可能转变为或同时伴有成釉细胞瘤存在。

1.临床表现

牙源性囊肿多发生于青壮年,生长缓慢,初期无自觉症状。若继续生长,骨质逐渐向周围膨胀,则形成面部畸形。如果囊肿发展到更大时,表面骨质变为极薄之骨板,扪诊时可有乒乓球样感觉,并发出所谓羊皮纸样脆裂声。最后,此层极薄的骨板也被吸收时,则可发生波动感。

由于颌骨的颊侧骨板一般较舌侧为薄,所以一般囊肿大多向颊侧膨胀。当下颌囊肿发展过大,骨质损坏过多时,可引起病理性骨折。上颌骨囊肿可侵入鼻腔及上颌窦,上推眶下缘,压迫眼球,引起视力减退和复视。颌骨囊肿如压迫邻牙,可使牙发生松动、移位或脱落。如继发感染,则出现炎症现象。

2.X线片

颌骨囊肿在X线片上显示为一清晰圆形或卵圆形的透明阴影,边缘整齐,周围呈现一明显的白色骨质反应线。

3.穿刺

颌骨囊肿穿刺可见草黄色或草绿色液体,在显微镜下可见到胆固醇晶体。

(三)鉴别诊断

1.残余囊肿

残余囊肿是根尖周肉芽肿在拔牙后未作适当处理,仍残留在颌骨内而发生的囊肿。

2.球上颌囊肿

球上颌囊肿位于上颌侧切牙与尖牙之间,呈倒梨状。

3.鼻腭囊肿

鼻腭囊肿位于上颌左、右中切牙牙根之间或后方,在鼻腭孔内或附近。

4.牙源性角化囊肿

牙源性角化囊肿属于牙源性肿瘤。囊内为黄白色的角化物或油脂样物质。

5.成釉细胞瘤

早期呈蜂房状,囊壁边缘不整齐,呈半月形切迹。囊内的牙根尖可见截根样吸收,穿刺可抽到褐色液体。

(四)治疗

手术摘除囊肿,消除无效腔。如伴有感染,须先用抗生素或其他抗菌药物控制炎症后再行手术治疗。囊腔内的牙齿要进行活力测试,无活力者术前要进行根管治疗。

四、牙源性角化囊肿

牙源性角化囊肿不属于颌骨囊肿,而是牙源性肿瘤的一种,来自原始的牙胚或牙板残余。其典型的病理表现:囊壁的上皮及纤维包膜均较薄。上皮为复层鳞状上皮,表面覆有完全或不完全的角化层,此层一般呈波浪状,上皮厚度常较一致。基底层缺少网钉,直接与纤维结缔组织相连。在囊壁的结缔纤维包膜内有时含有子囊(或称卫星囊腔)或上皮岛。上皮的基底层有时有突入于结缔组织内的增生的胚芽组织。囊壁很少有炎性细胞浸润(继发感染时除外)。

(一)诊断依据

临床表现与颌骨囊肿类似,但角化囊肿有1/3的病例向舌侧膨胀,并突破舌侧骨壁。X线片显示与颌骨囊肿相似,但角化囊肿有时边缘可不整齐。穿刺可抽到白色或黄色的角化物或油脂样物质。

(二)鉴别诊断

1.颌骨囊肿

穿刺可抽到草黄色或草绿色液体,在显微镜下可见到胆固醇晶体。

2.成釉细胞瘤

早期呈蜂房状,囊壁边缘不整齐,呈半月形切迹。囊内的牙根尖可见截根样吸收,穿刺可抽到褐色液体。

(三)治疗

手术刮除,彻底刮净囊肿,消灭子囊,防止复发。必要时可考虑在囊壁外围切除部分骨质。如病变范围太大或多次复发的角化囊肿,应考虑将颌骨连同病变组织一起切除,即刻植骨。

任务实战

实战例题:请阅读例题,完成任务评价表(表5-21-1)。

患者,男,21岁。

主诉:右侧口底和下颌下区肿胀2个月。

现病史:2个月前无意发现右侧口底和下颌下区出现肿胀,无明显不适,不影响进食。

既往史:否认全身系统病史。

检查:右侧舌下区及下颌下区囊性肿胀,口底黏膜表面呈浅蓝色,质软,无触痛,穿刺见淡黄色黏稠液体。

病例分析:

(1)诊断。

(2)诊断依据。

(3)鉴别诊断。

(4)治疗设计。

表5-21-1 任务评价表

评价内容		具体分值	得分	教师评价
诊断 (主诉疾病)	右侧舌下腺囊肿(哑铃型)			
诊断依据 (主诉疾病)	右侧口底和下颌下区肿胀2个月			
	右侧舌下区及下颌下区囊性肿胀,口底黏膜表面呈浅蓝色,质软,无触痛			
	穿刺见淡黄色黏稠液体			
鉴别诊断 (主诉疾病)	皮样囊肿:面团样,白色豆渣样内容物			
	囊性水瘤:透光试验阳性,淡黄色水样内容物			
治疗 (主诉疾病)	局麻下口内切开,切除舌下腺			
	吸尽囊腔内的涎液,加压包扎			

情境五 病例分析	任务二十二 口腔癌	日期
姓名	班级	学号	

任务二十二 口腔癌(助理不考)

任务介绍

我国口腔颌面部的恶性肿瘤以癌为最常见,肉瘤较少。在癌瘤中又以鳞状细胞癌为最多见。口腔颌面部鳞状细胞癌(简称鳞癌)多发生于40~60岁的成人,男性多于女性。部位以舌(第一)、颊、牙龈、腭、上颌窦为常见。

鳞癌常向区域淋巴结转移,晚期可发生远处转移。早期可表现为黏膜白斑,表面粗糙;以后发展为乳头状或溃疡型,或两者混合出现,其中又以溃疡型最多见;有时呈菜花状,边缘外翻。

早期发现、早期诊断、早期治疗是根治恶性肿瘤的关键,要求医生详细询问病史,全面进行检查,必要时辅助影像学检查和活体组织检查。

临床分期可作为选择治疗计划的参考。临床上根据癌瘤侵犯的范围,国际抗癌协会(UICC)设计了TNM分类法:T指的是原发肿瘤,N指的是区域性淋巴结,M指的是远处转移。

Tx:原发肿瘤不能评估。

T0:原发灶隐匿。

Tis:原位癌。

T1:肿瘤最大直径≤2 cm。

T2:肿瘤最大直径>2 cm,≤4 cm。

T3:肿瘤最大直径>4 cm。

N0:无区域性淋巴结转移。

N1:同侧单个淋巴结转移,最大直径≤3 cm。

N2:同侧或双侧淋巴结转移,最大直径>3 cm,≤6 cm。

N3:转移淋巴结最大直径>6 cm。

M0:无远处转移。

M1:有远处转移。

任务实施

一、诊断

(1) 要写清部位,诊断为临床细胞癌。
(2) 写清 TNM 分级,如:左侧舌缘鳞状细胞癌(T1N2M0)。

二、诊断依据

1. 舌癌

舌癌是最常见的口腔癌,男性多于女性,但近年来有女性增多及发病年龄更年轻化的趋势。多数为鳞癌。

舌癌多发生于舌缘,其次为舌尖、舌背;常为溃疡型或浸润型;一般恶性程度较高,生长快,浸润性较强,常波及舌肌,致舌运动受限;有时说话、进食及吞咽均发生困难。晚期舌癌可蔓延至口底及下颌骨,使全舌固定;向后发展可以侵犯腭舌弓及扁桃体。如有继发感染或侵犯舌根,常发生剧烈疼痛,疼痛可反射至耳颞部及整个同侧的头面部。

舌癌常发生早期颈淋巴结转移,且转移率最高。因舌体具有丰富的淋巴管和血液循环,加以舌的机械运动频繁,这些都是促使舌癌转移的因素。舌癌的颈淋巴结转移常在一侧,如发生于舌背或越过舌体中线的舌癌可以向对侧颈淋巴结转移;位于舌前部的癌多向下颌下及颈深淋巴结上、中群转移;舌尖部癌可以转移至颏下或直接至颈深中群淋巴结。此外,舌癌可发生远处转移,一般多转移至肺部。

活体组织检查可明确诊断。

2. 牙龈癌

牙龈癌在口腔鳞癌构成比中居第二或第三位。如将上牙龈与下牙龈分开计算,则下牙龈癌居第三位,上牙龈癌居第五位。下牙龈癌较上牙龈癌为多见。男性多于女性。

牙龈癌多为分化度较高的鳞状细胞癌,生长较慢,以溃疡型为最多见。早期向牙槽突及颌骨浸润,使骨质破坏,引起牙松动和疼痛。上牙龈癌可侵入上颌窦及腭部;下牙龈癌可侵及口底及颊部,如向后发展到磨牙后区及咽部时,可引起张口困难。下牙龈癌比上牙龈癌淋巴结转移早,同时也较多见。下牙龈癌多转移到患侧下颌下及颏下淋巴结,以后到颈深淋巴结;上牙龈癌则转移到患侧下颌下及颈深淋巴结。远处转移比较少见。

X 线片检查表现为溶骨性破坏,周围有骨密度增高的硬化表现。

活体组织检查可明确诊断。

3. 颊黏膜癌

颊黏膜癌也是常见的口腔癌之一,在口腔癌中居第二或第三位,多为分化中等的鳞状细胞癌,少数为腺癌及恶性多形性腺瘤。

颊黏膜癌常发生于磨牙区附近,呈溃疡型或外生型,生长较快,向深层浸润。穿过颊肌及皮肤,可发生溃破,亦可蔓延至上、下牙龈及颌骨。如向后发展可波及软腭及翼下颌韧带,引起张口困难。

颊黏膜鳞癌常转移至下颌下及颈深上淋巴结,有时也可转移至腮腺淋巴结,远处转移较少见。

活体组织检查可明确诊断。

4.唇癌

唇癌为发生于唇红缘黏膜的癌。唇癌主要为鳞癌,腺癌很少见。

唇癌多发生于下唇,常发生于下唇中外 1/3 间的唇红缘部黏膜。早期为疱疹状结痂的肿块,或局部黏膜增厚,随后出现火山口状溃疡或菜花状肿块。唇癌生长较慢,一般无自觉症状,以后肿瘤向周围皮肤及黏膜扩散,同时向深部肌组织浸润;晚期可波及口腔前庭及颌骨。下唇癌常向颏下及下颌下淋巴结转移;而上唇癌则向耳前、下颌下及颈淋巴结转移。上唇癌的转移较下唇早,并较多见。唇癌的转移一般较其他口腔癌为少见,且转移时间较迟。

活体组织检查可明确诊断。

5.中央性颌骨癌

中央性颌骨癌主要发生自牙胚成釉上皮的剩余细胞。这些上皮细胞可残存于牙周膜、囊肿衬里以及来自成釉细胞瘤恶变;在组织类型上可以是鳞癌,也可以是腺性上皮癌,且以后者为多见。

中央性颌骨癌好发于下颌骨,特别是下颌磨牙区。患者早期无自觉症状,以后可以出现牙痛、局部疼痛,并相继出现下唇麻木。肿瘤自骨髓内向骨密质浸润,穿破骨密质后,则在相应部位颊舌侧出现肿块,或侵犯牙槽突后出现多数牙松动、脱落,肿瘤自牙槽突穿出。肿瘤也可沿下牙槽神经管传播,甚至超越中线至对侧;或自下牙槽神经孔穿出而侵犯翼下颌间隙。晚期可浸润皮肤,影响咀嚼肌而致开口受限。

中央性颌骨癌可向区域性淋巴结(下颌下、颈深上群)及血液循环转移,预后较差。

与上颌窦癌一样,中央性颌骨癌的早期确诊较困难,临床上往往易与牙槽脓肿、下颌骨骨髓炎及神经炎相混淆,因此要求临床医师一定要高度警惕。

X 线片表现为溶骨性破坏,边缘不规则,呈虫蚀状。

三、鉴别诊断

(一)溃疡性鳞癌的鉴别诊断

(1)复发性口腔溃疡:表面红黄凹痛,多在一周内自愈。

(2)腺周口疮:弹坑状,有自限性。

(3)白塞病:眼部、外阴溃疡及皮肤病史。

(4)创伤性溃疡:有明显局部刺激。

(5)结核性溃疡:有全身结核病表现。

(6)梅毒性溃疡:有梅毒病史,血清学检查梅毒呈阳性。

(7)腺癌或肉瘤:常位于黏膜或其他组织中,原发腺癌生长缓慢的较少形成溃疡。

(二)中央性颌骨癌的鉴别诊断

(1)慢性骨髓炎:有炎症疾病史,X 线片除能显示骨质破坏,也有骨增生修复的表现,如骨膜增生等。如临床表现和 X 线片不能完全诊断,可在手术时进行冷冻活检。

(2)神经炎:少见,麻木时轻时重。X 线片无骨质破坏。

(3)囊肿或成釉细胞瘤恶变：X线片同时表现出囊肿与成釉细胞瘤的影像特点。

四、治疗

采用以手术为主的综合治疗，特别是三联疗法，即手术、放疗和化疗。在手术过程中严格遵循"无瘤"原则，对可能有淋巴转移的恶性肿瘤，还应将其所属区域的淋巴组织彻底清除，并施行根治性颈淋巴清扫术或肩胛舌骨上颈淋巴清扫术。

任务实战

实战例题：请阅读例题，完成任务评价表（表5-22-1）。

患者，男，71岁。

主诉：右侧舌缘溃疡伴疼痛3个月。

现病史：3个月前右侧舌缘溃疡伴疼痛，舌体运动不灵活，影响进食和吞咽。

既往史：否认全身系统病史。

检查：右侧舌缘中份有一"火山口"状溃疡，2.5 cm×3 cm大小。质地偏硬，深部有一浸润块，触痛明显，伸舌时偏向患侧。右侧颈上部触及一个1 cm×1 cm大小淋巴结，质地偏硬，活动，边界清楚。

其他未见明显异常。

病例分析：

(1)诊断。

(2)诊断依据。

(3)鉴别诊断。

(4)治疗设计。

表5-22-1 任务评价表

评价内容		具体分值	得分	教师评价
诊断（主诉疾病）	右侧舌缘鳞状细胞癌(T2N1M0)			
诊断依据（主诉疾病）	男,71岁,右侧舌缘溃疡伴疼痛3个月			
	右侧舌缘中份有一"火山口"状溃疡,2.5 cm×3 cm大小。质地偏硬,深部有一浸润块,触痛明显,伸舌时偏向患侧			
	右侧颈上部触及一个1 cm×1 cm大小淋巴结,质地偏硬,活动,边界清楚			
鉴别诊断（主诉疾病）	复发性口腔溃疡:表面红黄凹痛,多在一周内自愈			
	腺周口疮:弹坑状,有自限性			
	创伤性溃疡:有明显局部刺激			
	结核性溃疡:有全身结核病表现			
治疗设计	采用以手术为主的综合治疗			
	颈淋巴清扫术			

情境五　病例分析	任务二十三　三叉神经痛(助理不考)	日期
姓名　　　　　　班级　　　　　　学号		

任务二十三　三叉神经痛(助理不考)

任务介绍

三叉神经痛是指在三叉神经分布区域内出现阵发性电击样剧烈疼痛,历时数秒至数分钟,间歇期无症状。疼痛可由口腔或颜面的任何刺激引起。此病以中老年人多见,春季和冬季多见,多数为单侧性。

三叉神经痛分为原发性(真性或特发性)和继发性(症状性)两种。目前,原发性三叉神经痛的病因和发病机制尚不明确,对其的认识也不一致,主要有中枢病变学说和周围病变学说。

任务实施

一、诊断

(1)三叉神经痛多数为单侧性,写清左侧或右侧。

(2)诊断清楚原发性或继发性:原发性三叉神经痛无神经系统体征,未发现明显和发病有关的器质性病变;继发性三叉神经痛是由机体的其他病变压迫或侵犯三叉神经所致,一般尚有神经系统体征,包括伴有面部皮肤感觉减退、角膜反射减退、听力降低等神经系统阳性体征。

(3)准确无误地判断疼痛的分支:为了准确判断疼痛的分支和涉及的范围,查找"扳机点"具有重要的意义。在初步确定疼痛的分支后,用1%～2%的普鲁卡因在神经孔处进行阻滞麻醉,以切断相应的神经干,可以进一步对疼痛的分支进行明确诊断。

"扳机点"指三叉神经分支区域内某个固定的局限的小块皮肤或黏膜特别敏感,对此点稍加触碰,立即引起疼痛发作。各分支常见的"扳机点"部位如下。

眼支:眶上孔、上眼睑、眉、前额及颞部等部位。

上颌支:眶下孔、下眼睑、鼻唇沟、鼻翼、上唇、鼻孔下方或口角区、上颌结节或腭大孔等部位。

下颌支:颏孔、下唇、口角区、耳屏部、颊黏膜、颊脂垫尖、舌颌沟等部位。

应观察在开、闭口及舌运动时有无疼痛发作,对上述各分支的常见"扳机点"按顺序进行检查。

由于各"扳机点"痛阈高低不同,检查时的刺激强度也应由轻至重作适当的改变。检查方法有:

拂诊:以棉签或食指轻拂可疑之"扳机点"。

触诊:用食指触摸"扳机点"。

压诊:用较大的压力进行触诊。

揉诊:多用作眶下孔和颏孔区的检查。

二、诊断依据

本病的主要表现为三叉神经某分支区域内骤然出现电击样、针刺样剧烈疼痛,疼痛可自发,也可由轻微地刺激"扳机点"所引起。疼痛先从"扳机点"开始,然后迅速扩散至整个神经分支区域。

疼痛发作时间多在白天,每次发作时间一般持续数秒、数十秒或 1~2 min 后又骤然停止。两次发作之间的时间段称间歇期,无任何疼痛症状。随着疾病的发展,间歇期越来越短,疼痛发作越来越频繁。

病程呈周期性发作,每次发作期可持续数周或数月,然后有一段自动的暂时缓解期。部分病例的发作期与气候有关,一般春季和冬季容易发病。

由于疼痛剧烈,患者在疼痛发作时,一般会用力揉搓面部皮肤,导致皮肤粗糙、增厚、色素沉着、脱发、脱眉,有时甚至引起局部擦伤并继发感染。

有些患者疼痛牵扯到牙时,常疑为牙痛而坚持要求拔牙,因此不少三叉神经痛患者常有拔牙病史。

三、诊断依据

(1)舌咽神经痛:"扳机点"的位置一般在咽后壁、舌根部等。

(2)急性牙髓炎:多为夜晚疼痛。

(3)上颌窦炎:有感冒、鼻塞等上呼吸道感染症状。

(4)牙龈乳头炎:有明确局部刺激因素。

(5)干槽症:表现为拔牙 2~3 天之后的剧烈疼痛和拔牙创愈合障碍。

四、治疗

(一)原发性三叉神经痛

(1)药物治疗,首选药物为卡马西平。

(2)理疗。

(3)针刺疗法。

(4)封闭疗法。

(5)半月神经节射频温控热凝术。

(6)注射治疗。

(7)手术治疗。

(8)冻、激光等疗法。

(二)继发性三叉神经痛

针对病因治疗,如为肿瘤应作肿瘤切除。

任务实战

实战例题:请阅读例题,完成任务评价表(表5-23-1)。

患者,男,52岁。

主诉:右侧面部阵发性疼痛2年。

现病史:2年来右侧面部出现阵发性剧烈疼痛,有时疼痛出现在刷牙、洗脸时,有时无明显原因出现。疼痛每次持续1 min左右,触摸口角区可引起疼痛,并向面部放射。

既往史:否认全身系统病史。

检查:面部无肿胀,张口度4 cm,关节区无压痛,双侧面部对称,按压右侧口角区可诱发面部的剧烈疼痛,呈针刺状,1 min左右缓解,无冷、热刺激痛,其他未见明显异常。

病例分析:

(1)诊断。

(2)诊断依据。

(3)鉴别诊断。

(4)治疗设计。

表5-23-1 任务评价表

评价内容		具体分值	得分	教师评价
诊断 (主诉疾病)	右侧原发性三叉神经痛(第Ⅱ支)			
诊断依据 (主诉疾病)	男,52岁,疼痛为阵发性			
	有时疼痛出现在刷牙、洗脸时,有时无明显原因出现。疼痛每次持续1 min左右			
	按压右侧口角区可诱发面部的剧烈疼痛,呈针刺状			
鉴别诊断 (主诉疾病)	舌咽神经痛:"扳机点"的位置一般在咽后壁、舌根部等			
	急性牙髓炎:多为夜晚疼痛			
	上颌窦炎:有感冒、鼻塞等上呼吸道感染症状			
	牙龈乳头炎:有明确局部刺激因素			
	干槽症:表现为拔牙2~3天之后的剧烈疼痛和拔牙创愈合障碍			
治疗 (主诉疾病)	药物治疗,首选药物为卡马西平			
	理疗			
	针刺疗法			
	封闭疗法			
	半月神经节射频温控热凝术			
	注射治疗			
	手术治疗			

情境五 病例分析	任务二十四 牙体缺损、牙列缺损、牙列缺失		日期	
姓名		班级	学号	

任务二十四　牙体缺损、牙列缺损、牙列缺失

任务介绍

　　口腔修复临床常见的疾病有牙体缺损、牙列缺损和牙列缺失。牙体缺损是指龋病外伤磨损、酸蚀、发育异常等原因导致的牙体硬组织不同程度的外形和结构的破坏和异常。牙列缺损是指单颌或上、下颌牙列中部分天然牙缺失。牙列缺失是指单颌或上、下颌牙列天然牙全部缺失。

任务实施

一、诊断

（一）牙体缺损的诊断

（1）主要根据龋损、外伤、充填治疗等病史和口腔检查所见牙齿形态和结构不完整即可确定。

（2）牙体缺损的诊断应明确患牙牙位。

（二）牙列缺损和牙列缺失的诊断

（1）主要依据为牙齿脱落、拔牙、外伤等病史和口腔检查所见牙列不完整、存在缺隙，或无牙颌。

（2）有时还需根据缺隙部位的 X 线片，排除存在埋伏牙、潜没牙根的可能。

（3）诊断均应确定其为上颌或下颌，如上颌牙列缺损、上颌牙列缺失或上、下颌牙列缺失。

（4）单纯第三磨牙缺失而不需要修复者，不诊断为牙列缺损。

二、治疗

（一）牙体缺损的修复治疗原则

（1）保护患牙和相关周围组织的健康。

（2）正确地恢复缺损牙的形态与功能。

（3）符合抗力形与周位形的要求。

（4）正确选择修复方式与修复材料。

缺损范围小的患牙，可选择嵌体部分冠、贴面。缺损范围大者，应选择全冠或桩核冠。美观要求高的前牙，可选择瓷贴面、金属烤瓷冠、全瓷冠。对美观要求不高，临床冠短，修复空间小，咬合紧的后牙，可选择金属全冠。

（二）牙列缺损的修复治疗原则

（1）固定义齿修复。

(2)可摘局部义齿修复。

(3)种植义齿。

(三)牙体缺失修复治疗原则

(1)全口义齿修复。

(2)种植固定义齿修复和种植覆盖义齿修复。

任务实战

实战例题 1:请阅读例题,完成任务评价表(表 5-24-1)。

患者,男,60 岁。

主诉:右下后牙"根管充填"后 1 周,要求冠修复。

现病史:右下后牙因牙髓炎 1 周前完成"根管充填",现无明显不适。

既往史:否认全身系统性疾病及传染病史。

检查:46DOB 大面积白色充填体,叩痛(-),不松动,牙龈未见异常。47MO 和 45DO 深龋洞,可探入,质软,叩痛(-),45 冷试牙髓温度迟缓性痛,叩痛(+),47 冰水入洞一过性敏感,洞深达牙本质深层,冷试牙髓正常,X 线片显示 46 根充完善。

病例分析:

(1)主诉疾病的诊断。

(2)非主诉疾病的诊断。

(3)主诉疾病的诊断依据。

(4)非主诉疾病的诊断依据。

(5)主诉疾病的治疗。

(6)非主诉疾病的治疗设计。

表 5-24-1 任务评价表

评价内容		具体分值	得分	教师评价
诊断（主诉疾病）	46 牙体缺损			
诊断（非主诉疾病）	45 慢性牙髓炎、47 深龋			
诊断依据（主诉疾病）	46DOB 大面积白色充填体,叩痛(-),X 线片显示 46 根充完善			
诊断依据（非主诉疾病）	45DO 可探入,质软,叩痛(-),45 冷试牙髓温度迟缓性痛,叩痛(+)			
	47MO 深龋洞,冰水入洞一过性敏感,洞底在牙本质深层,冷试牙髓正常			
治疗（主诉疾病）	46 桩核冠			
治疗（非主诉疾病）	45 根管治疗、47 充填术			

实战例题2:请阅读例题,完成任务评价表(表5-24-2)。

患者,女,31岁。

主诉:左下后牙缺失3年,要求修复。

现病史:3年前拔除左下一后牙残根后可摘局部义齿修复,一直使用不便,近年来义齿松动,易嵌塞食物,左下后牙偶有冷、热刺激痛,无自发疼痛史。

既往史:否认全身系统性疾病及传染病史,否认药物过敏史。

检查:36缺失,牙槽嵴平整,黏膜正常。35DO龋洞深,探诊敏感,冷试正常,叩痛(-),不松动,牙龈无异常,X线片显示远中冠边缘透射影达牙本质中层。37DO银汞合金充填体,卡探针,叩痛(-),X线片显示窝洞周围低密度透射影,洞底达牙本质中层,温度测试同对照牙。

病例分析:

(1)主诉疾病的诊断。

(2)非主诉疾病的诊断。

(3)主诉疾病的诊断依据。

(4)非主诉疾病的诊断依据。

(5)主诉疾病的治疗。

(6)非主诉疾病的治疗设计。

表5-24-2 任务评价表

评价内容		具体分值	得分	教师评价
诊断 (主诉疾病)	下颌牙列缺损			
诊断 (非主诉疾病)	35深龋、37继发深龋			
诊断依据 (主诉疾病)	36缺失			
诊断依据 (非主诉疾病)	35DO龋洞深,探诊敏感,冷试正常,叩痛(-),不松动,牙龈无异常,X线片显示远中冠边缘透射影达牙本质中层			
	37DO银汞合金充填体,卡探针,叩痛(-),X线片显示窝洞周围低密度透射影,洞底达牙本质中层,温度测试同对照牙			
治疗 (主诉疾病)	5~7固定义齿/可摘局部义齿或种植义齿			
治疗 (非主诉疾病)	35、37充填术			

实战例题3:请阅读例题,完成任务评价表(表5-24-3)。

患者,男,75岁。

主诉:义齿松动、咀嚼无力1年,口干、进食刺激痛半年。

现病史:20年前拔除口内松动余留牙,曾经2次全口义齿修复。8年前第二副义齿修复,戴用至今。1年前自觉义齿松动,咀嚼无力。半年来自觉口干,上腭部发红,进食刺激性食物时疼痛,症状逐渐加重。

既往史:否认全身系统性疾病及传染病史,否认药物过敏史。

检查:上、下颌8-1-8缺失,上颌剩余牙槽骨丰满,下颌剩余牙槽嵴低平。上颌义齿中后部承托区腭黏膜呈亮红色,充血、水肿,可见凝乳状白色斑点,可擦去。上、下颌义齿固位差,颌面重度磨耗,息止颌间隙6 mm。义齿基托组织面大量软垢附着。实验室检查:涂片可见芽生孢子和假菌丝。

病例分析:

(1)主诉疾病的诊断。

(2)主诉疾病的诊断依据。

(3)旧义齿存在的主要问题。

(4)全口其他疾病的治疗设计。

表5-24-3 任务评价表

评价内容		具体分值	得分	教师评价
诊断 (主诉疾病)	上、下颌牙列缺失,义齿性口炎			
诊断依据 (主诉疾病)	上、下颌8-1-8缺失			
	病史:戴全口义齿			
	临床表现:义齿承托区黏膜红肿,可见凝乳状白色斑点,可擦去			
	涂片检查:可见芽生孢子和假菌丝			
旧义齿存在的主要问题	牙槽骨吸收,基托不密合			
	人工牙过度磨耗			
	垂直距离过低			
	咬合关系不良			
治疗 (其他疾病)	健康宣教:饭后清洁义齿,睡前清洗义齿,不戴义齿就寝,4%碳酸氢钠溶液浸泡义齿			
	病损局部抗真菌治疗			
	停戴旧义齿或旧义齿基托组织面重衬			
	待上腭黏膜恢复正常后重新进行全口义齿修复			

情境六 口腔健康教育

情境还原

本情境共计 3 分,时长 3 min,需要考生完成改良 Bass 刷牙法或者牙线使用指导,两个项目任选其一。

任务引领

项目名称	分值
项目一　刷牙指导	3 分
项目二　牙线使用指导	3 分

情境六　口腔健康教育		任务一　刷牙指导		日期	
姓名		班级		学号	

任务一　刷牙指导

学习情景介绍

Bass 刷牙法是一种有效去除龈缘附近及龈沟内菌斑的方法。改良 Bass 刷牙法是在 Bass 刷牙法的基础上,加入了竖旋转,又称水平颤动拂刷法,适用于所有的正常人以及牙周手术术后的病人。口腔医学从业人员必须掌握改良 Bass 刷牙法的基本知识和具体操作。

目的和要求

(1)掌握改良 Bass 刷牙法。
(2)具备有效沟通能力。

任务准备

改良 Bass 刷牙法是口腔执业(助理)医师考试必考项目,在刷牙前要进行物品准备。需要在操作前准备菌斑显示剂、模型、牙刷、牙膏、口杯、面镜;用菌斑显示剂记录刷牙前的口腔卫生状况。

任务实施

一、物品准备

需准备的物品有菌斑显示剂、模型、牙刷、牙膏、口杯、面镜。

二、教师示教刷牙的正确方法和步骤

按照教师示教步骤,观察每个刷牙步骤的图片,请同学们分组进行刷牙练习。

三、操作要点

(1)选择软毛牙刷,手持刷柄(图 6-1-1),将刷头置于牙颈部龈沟位置,刷毛与牙长轴呈 45°角,刷毛指向根尖方向(上颌牙向上,下颌牙向下),轻微加压(图 6-1-2),使刷毛部分进入龈沟,部分置于龈缘上。

(2)从后牙颊侧开始(图 6-1-3),以 2~3 颗牙为一组,以短距离(约 2 mm)水平颤动牙刷 8~10 次。然后将牙刷向牙冠方向转动,拂刷颊面。注意动作要轻柔。

(3)将牙刷移至下一组 2~3 颗牙的位置重新放置,注意放置时要与前一个放置部位有重叠。重复拂刷上、下颌牙弓的唇舌面的每个部位。

(4)将刷头竖放在前牙舌(腭)侧牙面(图 6-1-4,图 6-1-5),使刷毛进入龈沟进行清洁,自牙颈部向切端拂刷。

(5)刷咬合面时手持刷柄,刷毛指向颌面(图 6-1-6),稍用力使刷毛进入间隙,前后来回刷。

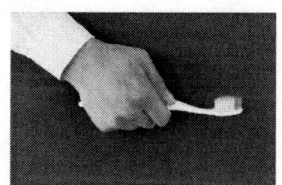
图 6-1-1　手持刷柄

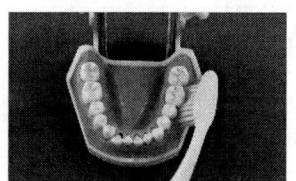
图 6-1-2　轻压刷毛

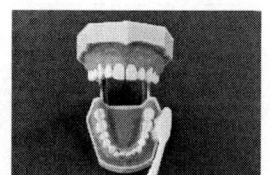
图 6-1-3　刷后牙颊面

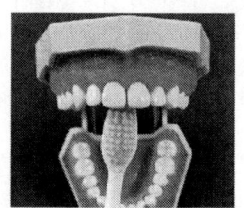
图 6-1-4　刷上前牙舌面

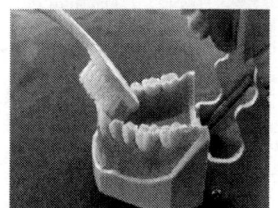
图 6-1-5　刷下前牙舌面

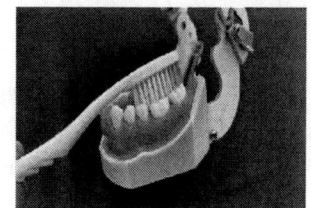
图 6-1-6　刷后牙牙合面

四、失分陷阱

(1) 牙刷持握方式。

(2) 遗漏牙面。

(3) 未重叠放置。

(4) 颤动次数过少。

五、任务评价(表6-2-1)

表6-2-1 任务评价表

评价内容		具体分值	得分	教师评价
刷牙方法	刷毛指向根尖方向,毛端放在龈沟位置,刷毛与牙体长轴呈45°,将刷头轻微加压			
	以2~3颗牙为一组,以短距离(约2 mm)水平颤动牙刷8~10次。然后将牙刷向牙冠方向转动,拂刷唇(颊)舌(腭)面			
	将牙刷移至下一组牙(2~3颗),注意与前一个放置部位重叠放置			
	刷上、下前牙舌(腭)面时将刷头竖放在牙面上,自牙颈部向切端拂刷			
	刷𬌗面时,刷毛指向𬌗面,稍用力前后来回刷			
	按一定顺序刷全口各个牙面,不要遗漏			
讲述效果	刷牙方法、刷牙时间、刷牙次数			

任务拓展

挑选牙刷

(1)刷头:小头的牙刷最合适。相对于欧洲人,亚洲人的口腔开合度比较小,刷头太大,好多位置够不到,还有可能会损伤口腔黏膜。小头并无严格的标准,一般指刷毛的有效长度在两个上颌切牙宽度的1~1.2倍,刷毛的高度跟切牙的高度基本相同。每个人的口腔和牙齿情况不一样,刷头大小自然也是因人而异。

（2）刷毛：首先把牙刷立起来，从侧面看牙列，如果很整齐且没有倒毛，说明牙刷不错，如果不够整齐或者有倒毛，则不要购买；其次看刷毛尖，不要选择刷毛太尖，特别是细毛的牙刷，太尖的毛刷容易损伤牙龈。

（3）刷毛的软硬：用手来感知一下刷毛的软硬。用刷头轻轻按压手背至微微见白，来回蹭一蹭，有感觉，说明硬度刚刚好。如果有刺痛感，说明刷毛太硬，会伤害牙龈；如果感觉甚微，说明刷毛太软，很难刷干净。这里要注意，如果你的牙齿很健康，可以选择正常硬度的牙刷。如果你的牙齿很敏感，遇冷热酸甜会疼痛，要选择偏软一点的牙刷。

情境六　口腔健康教育		任务二　牙线使用指导		日期	
姓名		班级		学号	

任务二　牙线使用指导

学习情景介绍

刷牙是机械性去除菌斑和软垢最常用的方法，但单纯的刷牙通常只能清洁口内50%左右的菌斑，难以消除邻面菌斑。因此，除了刷牙，还需采用一些特殊的牙间隙清洁工具，比如牙线，帮助去除牙间隙的菌斑和软垢。

目的和要求

(1) 掌握牙线的使用方法。
(2) 具备指导患者使用牙线清洁口腔的能力。
(3) 认识到牙线可以清洁邻面。

任务准备

牙线可用棉、麻、丝、尼龙或者涤纶制成，不宜选用过粗或过细的压线；牙周病患者在使用牙线前，应首先进行龈上洁治和根面平整，以免勾住牙线。

任务实施

一、物品准备

需准备的物品有牙线、模型。

二、教师示教牙线使用的正确方法和步骤

按照教师示教步骤,观察牙线使用的分步图片,请同学们分组进行牙线使用练习。

三、操作要点

(1)取一段长 20~25 cm 的牙线(图 6-2-1),将线的两端合拢打结形成一个线圈,或者取一段 30~40 cm 长的牙线,将其两端各绕在左右手的中指上。

(2)清洁右上后牙时(图 6-2-4),用右手拇指及左手食指指腹绷紧牙线,然后将牙线通过相邻两牙的接触点,同时拇指在该牙的颊侧协助将面颊牵开,以利操作。

(3)清洁左上后牙转为左手拇指及右手食指执线,方法同右上后牙。

(4)清洁右上前牙时,用右手拇指及左手食指指腹绷紧牙线;清洁左上前牙时,用左手拇指及右手食指执线。

(5)清洁所有下牙时可由两手食指执线(图 6-2-5),将牙线轻轻通过接触点。

(6)进行清洁操作时,两指间牙线长度为 1~1.5 cm(图 6-2-2)。牙线通过接触点时,手指轻轻加力(图 6-2-3),使牙线到达接触点以下的牙面,并进入龈沟底,以清洁龈沟区。

(7)将牙线贴近牙颈部牙面并呈"C"形包绕牙面,使牙线与牙面接触面较大,然后上下牵动,刮除邻面菌斑及软垢。每个牙面要上下剔刮 4~6 次,直至牙面清洁为止。再以上述同样方法进行另一牙面的清洁。将牙线从𬌗方取出,再以上述方法进入相邻牙间隙依次清洁邻面。

(8)医师可移动至适宜的位置,主要位于患者的右前方,有时也在右后方、正后方或左后方,即医生可在患者的 7 点位至 2 点位之间的位置。例如在洁治下前牙舌侧时可在右后方、正后方或左后方。

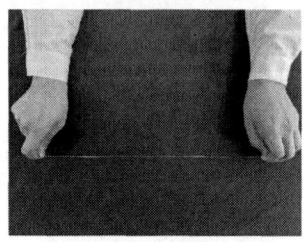
图 6-2-1　截取牙线

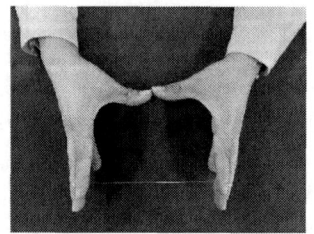
图 6-2-2　两指距离

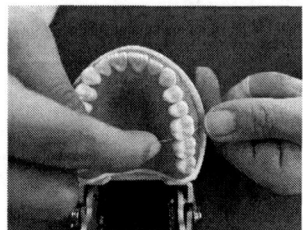
图 6-2-3　轻压牙线

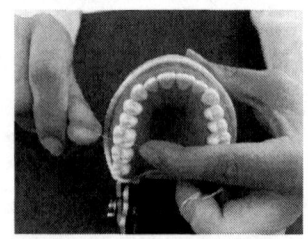
图 6-2-4　清理上颌

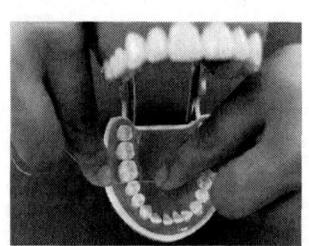
图 6-2-5　清理下颌

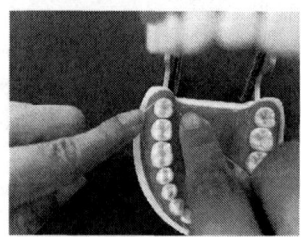
图 6-2-6　清理远中

四、失分陷阱

(1)牙线通过接触点时,用力过大,损伤牙周组织。
(2)遗漏最后一颗牙的远中面(图6-2-6)。

五、任务评价(表6-2-1)

表6-2-1 任务评价表

	评价内容	具体分值	得分	教师评价
牙线准备	取一段长20~25 cm的牙线,将线的两端合拢打结形成一个线圈,或者取一段30~40 cm长的牙线,将其两端各绕在左右手的中指上			
操作过程	清洁右上后牙时,用右手拇指及左手食指指腹绷紧牙线,拇指在牙的颊侧协助将面颊牵开			
	清洁左上后牙转为左手拇指及右手食指执线,方法同上			
	清洁右上前牙时,右手拇指及左手食指指腹绷紧牙线;清洁左上前牙时,左手拇指及右手食指指腹绷紧牙线			
	清洁所有下牙时可由两手食指执线,将牙线轻轻通过接触点			
	清洁时两指间牙线长度约为1.5 cm			
	牙线通过接触点时,手指轻轻加力,使牙线到达接触点以下的牙面,并进入龈沟底,以清洁龈沟区			
	将牙线贴近牙颈部牙面并呈"C"形包绕牙面,使牙线与牙面接触面较大,然后上下牵动。每个牙要上下牵动4~6次。			
	每清洁一个区域的菌斑后,用清水漱口			
注意事项	牙线通过接触点时,不要用力过大,以免损伤牙周组织			
	接触点较紧不易通过时,牵动牙线做拉锯动作,逐渐通过接触点			
	勿遗漏最后一颗牙的远中面			
讲述效果	边叙述,边操作,边演示,讲述牙线使用方法的同时介绍注意事项			

任务拓展

选择牙线

牙线有两种：

(1) 带棒状(棒的上方有一根牙线)：牙线可以清除牙齿的污垢，而棒的底部可以当牙签。

(2) 卷尺状：抽出牙线，拉到指定的长度(看你自己需要多长，一般在 30 cm 左右)。

参考文献

[1] 岳林.2022口腔执业医师资格考试医学综合指导用书[M].北京:人民卫生出版社,2021.
[2] 何三纲.口腔解剖生理学[M].8版.北京:人民卫生出版社,2020.
[3] 张志愿.口腔颌面外科学[M].8版.北京:人民卫生出版社,2020.
[4] 赵铱民.口腔修复学[M].8版.北京:人民卫生出版社,2020.
[5] 冯希平.口腔预防医学[M].7版.北京:人民卫生出版社,2020.
[6] 周学东.牙体牙髓病学[M].5版.北京:人民卫生出版社,2020.
[7] 陈谦明.口腔黏膜病学[M].5版.北京:人民卫生出版社,2020.
[8] 孟焕新.牙周病学[M].5版.北京:人民卫生出版社,2020.